Complex PTSD
From Surviving to Thriving

不原谅
也没关系

复杂性创伤后压力综合征自我疗愈圣经

[美] 皮特·沃克——著　　严菲菲——译

北京科学技术出版社

读者须知

心理学与精神医学是随着人类的科研成果与经验积累不断发展的。本书中所有的建议都由作者审慎提出。虽然如此，你在采纳之前还是应该考虑自身情况与专业人士的建议。如果你的心理健康出现了严重问题，本书是不能代替药物或心理治疗的，请寻求专业的帮助。因本书相关内容造成的直接或间接的不良影响，出版社和作者概不负责。

著作权合同登记号　图字：01-2022-4828

图书在版编目（CIP）数据

不原谅也没关系 / （美）皮特·沃克著 ；严菲菲译
. — 北京 ： 北京科学技术出版社，2023.1（2025.3 重印）

书名原文：Complex PTSD: From Surviving to Thriving

ISBN 978-7-5714-2551-7

Ⅰ. ①不… Ⅱ. ①皮… ②严… Ⅲ. ①创伤—心理应激—精神障碍—防治 Ⅳ. ① R749.05

中国版本图书馆 CIP 数据核字（2022）第 184819 号

策划编辑：周　浪	电　　话：0086-10-66135495（总编室）		
责任编辑：胡　诗	0086-10-66113227（发行部）		
责任校对：贾　荣	网　　址：www.bkydw.cn		
图文制作：品欣工作室	印　　刷：北京盛通印刷股份有限公司		
责任印制：李　茗	开　　本：710 mm × 1000 mm 1/16		
出 版 人：曾庆宇	字　　数：270 千字		
出版发行：北京科学技术出版社	印　　张：23.75		
社　　址：北京西直门南大街 16 号	版　　次：2023 年 1 月第 1 版		
邮政编码：100035	印　　次：2025 年 3 月第 16 次印刷		
ISBN 978-7-5714-2551-7			

定　价：89.00 元

推荐语

皮特·沃克的书对所有经历过童年创伤的人来说都是一份宝贵而丰富的疗愈资源。不论是来访者还是临床医生，都一定能从中受益良多。

——朱莉·沙因曼（Julie Scheinman，婚姻家庭咨询硕士）

我们希望将"管理闪回的13个步骤"纳入我们的资源手册。

——加拿大受虐幸存者康复协会（S.O.A.R.）

我在你的文字中找到了自己。你仿佛打开了我的心，走入了我饱受创伤的内心深处，在其中漫步，又回到外面，然后写下了你在我内心发现的东西。我现在50多岁了，你的文字让我生平第一次觉得自己没有缺陷，既不疯狂也不"怪异"，甚至开始由衷地认为自己值得被爱。

——D.M.

我坐在旧金山圣何塞机场的卫生间里颤抖着、哭泣着读了你的书，并找到了继续下一段旅程的勇气。单是知道你住在这个城市就给了我很大的鼓励。神奇的是，我甚至还没见过你就有了这种感受！你的著作对我来说是无价之宝。

——A.R.

我要特别感谢你对我所有的帮助（我读了你的书，还将它推荐给了其他人，我也替他们感谢你）。你对情绪闪回的解读深刻地影响了我，给我的生活带来了巨大的改变。以前的我只会被情绪的巨浪击垮，但现在的我仿佛有了冲浪板，能在一些情绪的波涛上冲浪，虽然有时还是会掉下来，但我知道不会一直如此。

——J.

感谢你提供的所有关于CPTSD[①]和遗弃抑郁的心理教育信息。我终于找到了多年来自己试图向心理治疗师解释的东西。你的每一句话都准确描述了我所体验到的CPTSD和遗弃抑郁。

——A.

我从个人层面和职业层面都非常感激你。你关于治愈CPTSD的文章让我兴奋，也使我的感受得到了验证。我会成为一名更好的心理治疗师，并在生活中进一步自我疗愈。

——D.

你的书将成为我例行发给来访者的资料之一。书中传达的信息对患

---

① CPTSD全称为Complex Post-Traumatic Stress Disorder，即复杂性创伤后应激障碍。

者来说无疑是一剂良药。

——L.P.

我曾被诊断出各种心理病症，也被贴上过各种标签：惊恐障碍、强迫障碍、依恋障碍、双相情感障碍、广泛性焦虑障碍等等。后来我找到了一位治疗师，他说我患上PTSD[①]是因为长期受到了父母的情绪虐待。那一刻我觉得一切都明晰了起来。你的书就像我在一直寻找的那最后一块拼图，给了我很多力量，让我得到了解脱。

——A.M.

我在疗愈之旅中已经走了很久，最近进入了想要回顾过往并庆祝已取得的康复成果的阶段。你的文字正是我此时所需要的。我觉得自己真正被看见、被理解和被欣赏了。这是一份多么美好的礼物啊。

——P.

尽管获得了心理学硕士学位、接受了心理咨询训练、经历了数十年的心理治疗，但这是我第一次读到能够准确描述我内心状态的书！

——F.K.

大约五年前，我在网上购买了你的这本书。后来我在一位出色的治疗师的帮助下对抗CPTSD，同时也反复看你的书。你的文字坚定、直

---

① PTSD全称为Post-Traumatic Stress Disorder，即创伤后应激障碍。

接、富有同情心。如今我又觉得人生是值得的。顺便要说的是，我的包里一直放着一份"管理闪回的13个步骤"。

——P.B.

我今天偶然读到了你的书，并感到这将是我人生中具有历史性意义的一天，过去十二年的痛苦治疗真是一场巨大的浪费。你的文章太好了。我向来反感心理学家聒噪地给各种症状冠以繁多的名目，但我现在改变了看法。"情绪闪回"这个词"正中要害"，能了解这个概念实在是太棒了。

——M.

我把你的书读了很多很多遍，特别是其中关于遗弃抑郁的内容，它们给了我希望，让我不至于走上绝路。感谢你花时间写下这本出色的书。我对你的感激之情难以言表。

——T.M.

我刚读完你的书，它是如此有力而温柔。我现在正在重读，并用荧光笔边读边做标记。你的文字邀请我进入了一段温暖的治疗关系。真是一本非常美妙的书！谢谢你。

——A.R.

我要感谢你的作品。它正是我走出人生困局所需要的。你的作品很有洞见，其中的建议都非常可行。最重要的是，它帮助我实现了一些温和的转变，这些转变对于改变我的人生来说至关重要。

——L.K.

对于我这样一个饱受CPTSD之苦的人来说，你的书为我的自我疗愈提供了最多的洞见和希望。我对此非常感激，并且想把这些知识分享给其他人。阅读你的文字让我感到拨云见日。我意识到自己没有发疯、并不愚蠢，也不会永远崩溃下去。我只是经历了情绪闪回，而这并不是我的错。

——M.L.

你的书让我获得了前所未有的自我洞察，让我对自己的生活体验有了清晰的认识。多年来我咨询过各种治疗师和咨询师，但一直无法精准地描述出内心经历的到底是什么。在阅读你的作品之前我从未明确地符合任何"框架"或诊断。读了你的文章，我意识到自己的痛苦源自过往艰辛的人生（尤其是童年）经历，这一点让我松了一口气。当我了解到能够通过一些方法来积极应对和处理这些问题时，我感到更加宽慰了。

——R.T.

我刚重读完这本书，几乎将全文都划成了重点。我之前从你的网站受益良多，现在又从这本书中收获满满。我虽然已经接受了三年多的心理治疗，并对自己的改变感到惊讶，但是在读到关于讨好类型人格的内容时，仍然会感到非常震撼，尽管我意识到自己已经不再是那样的了。

——A.

我在大学进行心理咨询教学已经超过十二年了，可以坦率地说，你书中提供的信息和理论几乎是前所未有的。

——C.M.

我想要感谢你提供的所有关于CPTSD的信息。它们无疑是最好的自助疗愈资源。

——J.C.

对于我，和千千万万像我一样努力寻找着痛苦根源、渴求获得心灵成长的人来说，你的作品就像一份礼物。我正在重建自己，并重新抚育自己。

——L.K.

献给我的妻子莎拉·温伯格（Sara Weinberg）和儿子杰登·迈克尔·沃克（Jaden Michael Walker）。

你们的存在每天都提醒着我，自己已经逃离了父母的蔑视，远离了过往的伤害，并且有能力用爱和善意滋养我们的家庭。我每天都沐浴在你们慷慨的爱和善意里，并从中得到了治愈。

我还要将本书献给那些经常在饭桌上遭受言语和情绪虐待的人们。希望这本书能帮助你们治愈所有伤痛，并修复你们与食物的关系。

这一天到来了：

躲在紧闭的花蕾里

远比尽情绽放

更加痛苦。

——阿娜伊斯·宁（Anaïs Nin）

当内心的柔软

找到那隐秘的伤痛，

痛苦自己会击碎岩石

然后，啊！让灵魂浮现。

——鲁米（Rumi）

我们都是极为复杂的物种，认清自己的复杂性对我们是有益的，否则我们就会活在一个虚幻的"梦境"中。"梦"里那些简单且非黑即白的观念并不适用于我们的人生。

——西奥多·鲁宾（Theodore Rubin）

一部关于复杂性创伤后应激障碍（CPTSD）识别与治疗的图谱

当出版社将这本有关如何疗愈复杂性创伤后应激障碍的大众读物寄给我时，我真是很惊讶！直到2018年，世界卫生组织（WHO）才在《国际疾病分类第十一次修订本（ICD-11）》中将CPTSD作为一种新的精神疾病首次纳入了国际精神疾病诊断系统。尽管在中国，学习精神分析式心理治疗以及其他心理疗法的专业人员对这个疾病并不陌生，相关的专业人员也在对这个最新版本的精神疾病诊断标准做更深入的研究，但是关于CPTSD的诊断和治疗，实际上还未正式应用于临床。也就是说，中国尚有众多精神科医生对此病缺乏足够的了解，在具体的诊断和治疗中，也就更缺乏足够的实践经验了。

因此，我惊讶于出版社这么敏锐地组织翻译了这本通俗地讲解这种新的心理疾病、并提供切实可行的疗愈方法的书。特别是在经历了近三年的新冠疫情创伤的当下，这本书该是多么的重要。它的出版体现出大众读者对心理健康问题的关注度在逐日攀升，我相信在全社会共同的努力下，大众心理健康水平将进一步提升。

回到源头，让我们来看看CPTSD在ICD-11中是如何被定义的。要说清楚CPTSD，我们还是需要先谈谈创伤后应激障碍（PTSD）。

ICD-11定义如下：

创伤后应激障碍（Post-Traumatic Stress Disorder, PTSD）：创伤后

应激障碍是一种暴露于单个或一系列极端威胁或恐怖的事件后可能发生的障碍。表现为以下特征：①创伤经历的再体验，即创伤事件以栩栩如生的侵入性记忆、闪回或梦魇等形式在当下再现，通常伴有强烈的、压倒性的情感，多为恐惧或恐怖，以及强烈的躯体感觉；②回避行为，回避对创伤事件的想法或记忆，或回避使人想起创伤事件的活动、情境或人物；③对目前威胁的持续性高水平觉察，如可表现为高度警觉，或在遇到刺激（如突发的响声）时出现强烈的惊跳反应。这些症状至少持续数周，并在个人、家庭、社会、教育、职业或其他重要功能领域造成严重损害。

PTSD包括：创伤性神经症（Traumatic Neurosis）。

复杂性创伤后应激障碍（Complex Post-Traumatic Stress Disorder, CPTSD）：复杂性创伤后应激障碍是一种暴露于单个或一系列极端威胁或恐怖的事件后可能发生的障碍。这些创伤性应激事件通常是长期或反复的，从这些事件中逃脱是极其困难或不可能的（例如奴役、种族灭绝活动、长期的家庭暴力、儿童的反复性虐待或躯体虐待）。必须首先满足PTSD的所有诊断需求，同时存在以下特征：①情绪调节上的异常；②存在一些信念，认为自己是渺小的、失败的、无价值的，对创伤性事件有愧疚感、自责自罪或失败感；③难以与他人保持亲密的人际关系。这些症状在个人、家庭、社会、教育、职业或其他重要功能领域造成严重损害。

CPTSD不包括：创伤后应激障碍。

我们可以清楚地看出，CPTSD不仅必须包括PTSD的核心特征，即创伤的再体验、回避行为和高激惹，还包括CPTSD特有的情绪调节障碍、自我贬低、人际交往困难。这些症状会明显损害个人在几乎所有人生重要领域的功能。此外，我想要强调的是，绝大多数的CPTSD患者所经历的创伤是自童年时代起就反复遭遇的创伤。

医学诊断往往非常严格，只有当所有特征性症状缺一不可时，患者才能够被确诊。本书所介绍的CPTSD案例，其症状都十分复杂，但有些案例的患者可能缺乏某个精神科诊断所必需的特征性症状，因此，书中描述的某些CPTSD案例，依据其症状，在精神科临床上只能被诊断为有部分CPTSD特征的创伤性障碍。即便如此，我也完全同意作者将其当作CPTSD来理解和处理。我在这里写下这段话是希望我们的精神卫生同行也能读读这本书，既理解临床诊断CPTSD的严谨，也理解在处理CPTSD时我们所需要考察的症状背后的心理社会因素，不完全物化患者，而是尊重人性。

本书的作者开宗明义地告知读者他是一名"经过多年的治疗，症状已经大幅减轻的CPTSD患者"，这本书也是他从自身经历的角度来写的。这其实是作者的自谦。作者除了是CPTSD患者以外，同时也是一名训练有素的心理创伤治疗师。作者的这两个特点让本书更加能够引起读者深刻的共鸣。作者承认自己曾经是名CPTSD患者，这极大地降低了这类患者特征性的羞耻感，也无疑激励了这些被形形色色的创伤侵害了的人们。

客观地讲，作者对CPTSD的认识也是非常深刻的。书中明确地表明了CPTSD是由心理社会性的成因（即各种虐待）造成的，而不是先天基因的问题。近来学界的共识是CPTSD与创伤在代际的传递高度相关，但实际上，这种相关所指的不是基因的DNA有问题，而是创伤经历导致基因的表达出现了问题，不是与我们通常说的遗传相关，而是与表观遗传有关。

作者还对CPTSD的特征性症状做了详细的解析。让我印象深刻的是作者提到的CPTSD最明显、最典型的症状——情绪闪回，这种情绪闪回与PTSD中的闪回不同，通常不会涉及视觉上的重现。我非常同意作者的这种细致的观察，或者说包含了他自己体验的观察。我在此想强调的是，这种情绪闪回通常由患者熟悉的一个具有创伤特征的事件引起，比如书中提到的作者的第一任伴侣的突然的怒吼，这种怒吼像极了作者童年时父母对其无缘无故的怒骂，这种怒吼就作为一个扳机激活了作者早年的各种恐惧、愤怒、羞耻等情绪，这就是作者提到的情绪闪回。精神科医生对创伤的扳机作用是熟悉的，但是如果与诊断标准对号入座的话，只会套用视觉上的闪回而忽视情绪闪回，而对于CPTSD患者来说，负性情绪的激活再现，或者如作者所说的情绪闪回是非常常见的。

作者在书中提到的毒性羞耻感、被动自杀意念等概念无疑都是具有创造性和启发性的。作者认为被动自杀意念往往意味着闪回到了幼年时期的感受，患者再次沉浸在深刻的被遗弃感中……训练有素的精神卫生从业人员能够区分主动和被动自杀意念，因此在遇到被动自杀意念时不会惊慌失措。希望每个读到这本书的读者也可以学习区分这两种意念，从而实现自助。

这本书还提到CPTSD会被误诊为各种精神障碍，作者并不认为被误诊的人没有与之相似或相关的症状，问题的关键是，对于这些创伤后幸存者的实际困扰而言，这些标签式的诊断是片面的，而且会增加他们的羞耻感。更重要的是，误诊在患者的心理上增加了一种暗示：你之所以患病与你遭受的那些不公没有关系或者关系不大，主要是因为你的先天素质出了问题。这可能会与患者内心深处的那些诸如"就是因为我不好，我才被虐待"的全能幻想相遇，增加患者的羞耻感。

新冠肺炎在全世界大流行已经三年，这种大型的持续经年的社会性创伤会激活许多社会性、个人性的创伤。尽管CPTSD患者在人群中是少数，但是我们每个人都是有缺口的，因而这本书对大众而言是有帮助的。本书呈现的各种自助方法都可以给大众读者提供帮助。

我个人认为，如果你真的符合书中所描述的CPTSD的诊断，那么这本书就可以作为一部很好的指南，不仅可以用于自助，更重要的是，还可以指导你去寻求专业人员的帮助，去学习建立一种你从早年就缺失的、有建设性的人际关系。就像作者本人一样，与专业人员建立一段良好的关系，将对你大有裨益。

对精神卫生从业者来说，毋庸置疑，这也是一本很好的参考书。

华中科技大学同济医学院附属武汉精神卫生中心教授、主任医师，

国际精神分析协会（IPA）中国学组首任主席

童俊

2022年10月于湖北武汉

创伤不是你的错，但复原是你自己的责任

在我的心理咨询工作中，来访者通常都经历过童年创伤：躯体虐待、情绪虐待与忽视、性侵害、自恋型父母，或父母有药物、酒精成瘾问题，等等。在与来访者进行咨询时，我也理解到提供与创伤相关的心理教育非常重要——我一直相信知识就是力量，当我们可以了解创伤（尤其是那些童年时期不断重复的受创事件）如何影响人，就能够理解到："这不是我有问题！"

所以，我非常兴奋地看到皮特·沃克这本谈论复杂性创伤后应激障碍（CPTSD）的书被翻译成中文，让更多的人可以接受这些创伤心理教育。

我常常会跟来访者说，你现在很多的"问题行为"，其实都是过去的你为了在受创环境下求生而发展出的"生存机制"。这本书中提到的CPTSD症状，像是内在批判、毒性羞耻感等，其实也都是"为了保护你"。譬如，小时候的你需要这个内在批判者不断批判你，让你时时警醒自己把事情做好，这样才不会因为又做错了事情被妈妈羞辱；又或者，羞耻这种情绪会使你全身缩起来，使你保持安静，不反抗暴怒的父

亲，其实是要保护你，让你更安全（如果反抗，你可能会被打得更惨）。这些"症状"，其实都是过去的你为了求生存所发展出来的保卫机制，是一个人所展现的复原力和韧性。

　　我相信，你受到的创伤都不是你的错，但复原是你自己的责任。这本书可以带着你去好好理解创伤，陪伴你走上疗愈之路。

心理学博士、美国执业心理咨询师

留佩萱

译者序

创伤这个心理学概念如今已经为人们所熟知，PTSD 这一词汇甚至常见于人们的日常交流之中。但相较而言，CPTSD（复杂性的PTSD）这一概念对中文读者而言还相对陌生。我在接触到本书之前，也只偶然听几位具有较多心理咨询经验的朋友提到过。当我与周围人聊起PTSD时，大家通常想到的是由战争或重大灾难所引起的创伤，而不太能意识到在更宽泛和日常的范畴中，创伤会以一种更不为人所觉察、却更普遍的方式存在着。如皮特在书中所说，这正是复杂性创伤的复杂之处。

皮特的这本书是少数专门针对CPTSD的心理学著作之一，更是一本将普通大众作为目标受众的自助类图书。它对CPTSD的讲述非常详尽，从定义、症状、类型到疗愈的方法和疗愈的不同阶段都有所涉及，并且建构了一个清晰简明的4F反应模型帮助读者进行自我评估，甚至提供了一系列非常实用的自我救助步骤和工具。

在初读这本书时，我的第一个感受就是，皮特将自己的这本书称作"地图"实在是再贴切不过了。它虽然含有很多专业信息和讲解，但它并不是艰深的理论著作，而真的宛若一份文字地图，循序渐进地指引着读者去了解、探索、疗愈创伤。而最令我感动的是，这份文字地图在提供指引的同时，还囊括了皮特本人及大量读者或来访者的真挚分享。书中提到的CPTSD的源头有很多种，包括原生家庭中的虐待和忽视、亲密关系中的暴力、邪教和种种其他长期迫害，而这本书主要着墨于原生家庭所造成的创伤，我认为原因之一便是皮特自身的经历。在书中，皮特亲自示范，摆脱了高高在上的权威说教姿态（这类姿态往往会再次伤害到创伤幸存者），也让这种讲述和分享显得更为诚挚、更能与读者共情。

在皮特引述的诸多案例和分享中，时常闪耀着非常动人的治愈瞬间。令我印象非常深刻的，是一位读者给皮特的信中描绘的被自然治愈的一刻。那种自然之美与感官及精神世界之间的联结，就和那段文字一样平静又充满力量，使得未曾有过类似灵性体验的读者仿佛置身其中，同时也见证了一种治愈的可能。这种体验的分享本身就是一种莫大的安慰。这本书不乏这样的时刻——无论是在面谈时经历的剧烈闪回，还是在口头宣泄后流下的治愈泪水，无不能够成为读者对自身感受和疗愈历程的启发和验证。

翻译这本书的过程对我而言也是一趟奇妙的旅程。我本人虽然没有CPTSD的困扰，但也像很多人一样，持续面对着许多自己心理上的困境，也尝试过各种求索，包括修习一些心理学的课程，并尝试过许多正念和冥想练习。非常巧的是，在翻译这本书的过程中，我自己也在接受心理咨询。因此，我在阅读和翻译的同时，也将这本书当作自助手册来学习和实践，其中的很多概念和工具与我当时的自身体验形成了呼应和对照。比如，我虽然没有严重的情绪闪回，但当我陷入自身的心理泥潭时，我会尝试着使用皮特列举的步骤来进行"思维纠正"，练习对抗"内在批判者"的极端化和灾难化思维，学着更多地自我关怀。随着全书章节一点点推进，我也感受到了自己的一些细微转化。这样的阅读体验让我意识到，这本书不仅对许多CPTSD患者而言是一份宝贵的资源，也有着心理学层面的普世意义，能为更广大的读者提供支持和帮助。而这也正是我在翻译这本书时的忐忑之余所感受到的巨大动力和召唤。

从翻译层面来说，这本书对我而言是一个不小的挑战。其中的一些心理学术语和概念很难找到完全对应或公认的中文译法，需要查阅相关资料和书籍，以求不偏离专业的同时，在中文语境中做到清晰合理。我在翻译时的优先原则是尽量真实准确地还原作者的原意，在此基础上使得语句通顺自然，让读者更容易理解。皮特的原文中有不少刻意的重复，旨在强调和重申一些重点内容，我也有意保留了这样的语言风格。当然，在斟词酌句的过程中总免不了感受到自己语言和知识的局限，充满了自我怀疑和批判，如果不限时间，我甚至想无休止地修改下去。而有意思的是，每当我的"内在批判者"冒头时，我就会想起皮特在书中所说的"足够好"的概念，提醒自己放下自我批评，接受有缺失但还过得去的自己——这恐怕是对书中的内容最即时、最直接的实践了吧。

最后希望拙译能帮助读者跨越语言的障碍，让这本书像帮助我一样，帮助更多的读者。当然也非常欢迎和感谢大家批评指正。

严菲菲

2022年夏于美国加利福尼亚州湾区

中文版序

亲爱的读者，感谢你购买、阅读这本书。很抱歉，或许你和我一样，在生命早期遭受过创伤。

复杂性创伤后应激障碍（CPTSD）在美国是很普遍的问题，我相信它在世界的其他地方也很常见，因为我时常会收到来自世界各地（几乎每个国家）的深受CPTSD困扰的人的电子邮件。这个情况令人难过，尤其是想到CPTSD可以对一个人的一辈子产生那么多种残害幸福的影响时。

我很庆幸自己能有机会与中国读者分享我关于CPTSD的知识、经验和疗愈旅途。我或许对中国的文化不甚熟悉，但我相信，我们人类都有相同的心理发展。有毒的东西，不会因为不同文化有不同的诠释，而变得无害。文化差异或许是需要被考察的重要变量，但疗愈未化解的创伤无论在哪里都是重要的。

编辑告诉我，CPTSD也许在中国不太被知晓，甚至很少有人听说过。能够通过出版这本书，在中文社会中唤起对CPTSD的觉知，是我的荣幸。这本书已经被翻译成了40多种语言，如果它也能帮助疗愈使用中文的CPTSD幸存者，那会是我特别的荣光。

如果你成长的环境使你觉得自己不重要、不被爱、没价值、不安全或不被倾听，让你深深地觉得自己"不够好"，那么你便有很大的可能性有CPTSD。在不安全的环境中成长，你可能会发展出持续的草木皆兵心态，这些深刻的感受会发展出各种不健康的补偿策略，而你可能不知道，你自己或许一辈子都在用不健康的方式去应对。你有时候会怀疑人生为何如此疲惫、孤单、令人失望或没有意义，甚至可能怀疑这人生到底值不值得活下去。

　　我希望这本书能帮助你发现人生中不尽如人意的根源，并且带领你踏上更幸福、"足够好"的人生之旅。我们无法改变过往的历史，但我们可以通过疗愈获得更好的未来。你受过伤，但你不必继续痛！

　　我诚挚地希望你通过阅读这本书，能够渐渐化解不必要的焦虑、羞耻和忧郁。我希望、也祈祷你的自尊会成长，你会在人生中找到有爱且支持你的人，而且你终将从求生模式蜕变为茁壮模式。

皮特·沃克

前　言

如果你此刻正陷于痛苦中，请翻到第八章，阅读减轻CPTSD恐惧感和应激的13个步骤。

40年前，我坐着印度的一列火车，从德里前往加尔各答。当时，我在印度为期一年的精神求索之旅已接近尾声。这次旅程以失败告终：我并没有从任何精神启迪中完成自己的"救赎梦想"，反而更绝望了，甚至还患上了阿米巴肠病——这让我的体重掉了将近15千克，使我看起来像个瘦弱的和尚。

更糟的是，我在阅读沃尔特·惠特曼（Walt Whitman）的《大路之歌》(Song of The Open Road)时燃起的希望，在当时已消失殆尽——那种希望曾在我被无情地逐出家门后支撑我度过了5年的全球游历生活。

说回火车上。我同贫民、鸡和羊一起，挤在逼仄的二等座上，读着一份英文版的印度报纸。报纸上说，我的目的地加尔各答涌入了大约10万名孟加拉国难民，这些人刚刚逃离被洪水淹没的家乡，都露宿于加尔各答市中心的街头，睡在沿街骑楼的底层。

深夜抵达加尔各答后，我果然看到人们身裹被单，一个个肩并着肩，睡满了整条街道。我入住了一位旅友介绍的20美分一晚的旅店。那晚我睡得很不踏实，担忧着自己的境遇，以及第二天一早将要看到的悲惨景象。（我本想着去澳大利亚或许能赚点钱，但现在恐怕连去那儿的钱都不够了。）我在什么忙都帮不上的时候，该如何面对街头上那么多绝望的人？

第二天一早，我好不容易催促自己下了楼，而眼前街道上的变化让我惊呆了：人们把被单像野餐垫一样摊开，每张垫子上都围坐着一个幸福的家庭；便携式的小炉子中烹煮着餐食和茶饮，人们带着惊人的活力和热情有说有笑……让我印象最为深刻的是那些孩子们，他们亲密地在父母身上乱爬、玩闹，特别是在父亲身上，而这些父亲看起来和孩子们一样享受。

那一刻，一种从未体验过的复杂感受向我涌来，那是一种融合了释怀、愉悦和焦虑的奇妙感受。直到10年之后，我才理解了自己当时的那种焦虑：原来那是从我潜意识中渗透出的嫉妒。

我深深地嫉妒着那份幸福洋溢的亲情，那是一种我从未体验过，甚至从未目睹过的感情。在我成长过程中看过的那些甜蜜的家庭情景喜剧中都没有如此真挚动人的关系联结和情感依恋。

多年后，作为一名人类学和社会工作专业的学生，我理解了这种感情。我回想起在其他非工业化国家或地区，也曾目睹过类似的场景（虽然规模没有这么大）：摩洛哥、泰国、印度尼西亚的巴厘岛，以及澳大利亚的一个原住民保留地。

这些回忆让我由衷地了解了一种我在自己和朋友的家庭中从未见过的关系之爱。多年来，我回味着这些经历，用它来克服我对自己童年缺失的否定，并开始了长达数十年的探索——正是这种探索指引我写下了本书。

我希望本书能成为一张"地图"，让读者可以跟随它的指引来治愈由童年缺爱造成的伤痛。我有时会重复谈及缩减批判者和哀悼童年损失这类话题，这是因为我想通过多种方式反复强调这些主题在疗愈旅程中的重要性。如果你发现自己迷失了方向，不知道如何回到地图中，这些主题将是重新进入地图的关键入口。

——

你会发现本书的目录非常详细，可以指引你深入了解每章的主题。

我有时会建议读者先浏览目录，然后从最有共鸣的章节开始阅读。虽然本书总体是以线性方式编排的，但每个人的疗愈之旅都是不同的，开启旅程的方式也可能多种多样。

疗愈的旅程可能始于许多不同的情境：可能是由死亡或重大损失引起的情感风暴打开了潜藏于你记忆中的童年痛苦之匣；也可能是某个朋友分享的疗愈过程引发了你的共鸣；或是某本书、某个电视节目诱发你认真地思考童年究竟发生了什么；或是你在一次心理咨询中打开了心扉；或是你经历了惊恐发作或精神崩溃这类危机，需要外界的帮助；又或是你当时治疗抑郁和焦虑的药物治疗方案开始失控，从而需要外界的帮助。

本书会对疗愈过程中所需完成的各项**关键**（Key）任务进行深入的分析。你可以将本书看作一个钥匙串（Key），其中串着各种视角和方法，助你打开心理学家爱丽丝·米勒（Alice Miller）所说的"童年的牢笼"。

我希望读者能将本书作为疗愈教材，并反复阅读某些章节，因为随着时间的推移和治疗工作的有效推进，某些主题会体现出越来越深刻的含义。

此外，本书提供的并不是一个放之四海而皆准的疗愈公式。有些建议可能不太适用于某些特定的童年创伤模式，甚至会完全失效。如果你遇到这种情况，那么请选择性地采纳那些对你适用且对你有帮助的建议。

我还希望这张"地图"在指引你疗愈自己的同时，能够坚定地为你带来善意和同情，也希望在这段疗愈之旅中，你能至少找到一个人，用同样的方式好好爱你。

本书描述了很多真实的生活案例。为了保护当事人的隐私，我对所有人名和身份信息都做了处理。

目　录

第一部分　疗愈概述

第二部分　疗愈的细节

第三部分　疗愈的方法

PART

ONE

第一部分

疗愈概述

第一章

CPTSD的疗愈之旅

　　我是基于自身经历来写这本书的：我是一名复杂性创伤后应激障碍（Complex Post-Traumatic Stress Disorder，简称为CPTSD）[①]幸存者[②]，经过多年的治疗，症状已大幅减轻。在漫长而坎坷的疗愈旅途中，我也在黑暗中看到了曙光。不仅如此，我还观察到我的一些朋友和许多长期来访者也有了类似的疗愈经历。

　　首先要告诉大家一个关于CPTSD的好消息。CPTSD是一系列习得的反应，它意味着幸存者未能完成人生中许多重要的发展任务[③]。这表示

---

①　复杂性创伤后应激障碍指一个人在经历长期、反复的人为创伤事件后形成的一种精神障碍，其症状表现不仅包括PTSD的核心症状（反复体验创伤内容、逃避和创伤相关的刺激物、身体过分紧张警惕），还包括情绪失调、人际关系困难、自我负性认知等。2018年，世界卫生组织发布了《国际疾病分类》第11版（ICD-11），将CPTSD正式确立为一种独立的精神障碍诊断。在本书中，作者将CPTSD的一系列症状统称为"复杂性创伤后压力综合征"。——编者注

②　作者将所有CPTSD患者统称为幸存者（Survivors），与本书的原文书名"From Surviving To Thriving"相呼应。——编者注

③　在心理学中，发展任务指一个人在人生的每一个阶段，在其心理、社会、生理等因素的影响下，发展出该阶段所应该有的品质。——编者注

CPTSD是受外部环境影响而产生的，不是基因导致的。换句话说，不同于其他大多数容易与之混淆的病症，它既不是先天的，也非性格所致。它是幸存者在后天习得的，并没有被刻在幸存者的基因里。

这是个特别好的消息，因为后天习得的东西既可以被抛弃，也可以通过努力得来。父母没能给予你的东西，现在可以由你自己获得或由其他人来提供。

CPTSD的疗愈过程通常包括自助疗愈和关系型疗愈。关系型疗愈可以来自书籍作者、朋友、伴侣、老师、治疗师、咨询小组，或以上这些人群的任意组合。我喜欢将关系型疗愈称为**代表团的再抚育**（Reparenting by Committee）。然而必须强调的是，一些在创伤性家庭中成长的幸存者由于遭到了父母的彻底背叛，可能需要相当长的时间才能再次信任他人，并与他人建立起疗愈型的关系。在这种情况下，宠物、书籍和在线治疗网站也能对他们进行颇为有效的疗愈。

——

我认为创伤性家庭是普遍存在的。联合国的数据显示，全球每年有多达10亿的儿童遭受着不同形式的暴力，包括躯体虐待、情感虐待、性虐待、忽视和欺凌等。金氏基金会（The Kim Foundation）近期的统计数据显示，18岁以上的美国人中有26%被诊断出患有心理障碍。

创伤性虐待与遗弃行为可能发生于言语、情绪、精神或躯体层面。在足够严重时，任何类型的虐待和遗弃行为都有可能导致儿童患上CPTSD，性虐待尤其会对受害者的精神和身体造成严重的创伤。而如果父母双方都存在对孩子的情感忽视行为，那么仅受到情感忽视就能导致孩子患上CPTSD（具体见第五章）。若孩子受到多层面的虐待和遗弃，其CPTSD的程度则会相应加重。

本书介绍了一种多层面的综合性CPTSD治疗方法，它针对的是最常见的CPTSD类型，这类CPTSD源于个体在成长过程中遭受到了家庭成员的严重虐待或忽视。所以，本书所提及的疗法可以帮这类CPTSD幸存者从被虐待或遗弃的创伤中复原。

CPTSD 的主要症状

CPTSD是一种更为严重的创伤后应激障碍（PTSD）。它与后者这种较著名的创伤综合征的区别，在于CPTSD最常见、最棘手的五个主要症状：情绪闪回（Emotional Flashbacks）[①]、毒性羞耻感（Toxic Shame）、自我遗弃（Self-abandonment）、恶性内在批判（Vicious Inner Critic，或称内在批判者）[②]和社交焦虑（Social Anxiety）。

情绪闪回：CPTSD最典型的症状

情绪闪回可能是CPTSD最明显、最典型的症状。遭受创伤性遗弃的幸存者极易发生痛苦的情绪闪回。情绪闪回与PTSD的闪回不同，通常

---

① 本书中的"闪回"，如非特指，则均代表情绪闪回。——编者注

② "Critic"指内心中批判的人格和声音，作者全文使用"Critic"这一形容人的名词将这一概念拟人化，故全书中统一译为"批判者"。——译者注

不会涉及**视觉重现**（Visual Component）。

情绪闪回是一种突然发生且通常持续时间较长的**退行**（Regression）[①]，幸存者会退行至童年遭受虐待或遗弃时所产生的强烈的情绪状态。这种情绪状态可能包括强烈的恐惧、羞耻、疏离、愤怒、悲伤和抑郁，甚至出现不必要的战或逃（Fight or Flight）反应。

在此必须指出，情绪闪回和生活中的大多数事情一样，并不是"全或无"的。也就是说，并非所有闪回都能被归为退行。闪回程度或轻微，或严重，持续时间也可能从片刻到数周不等，只有达到一定的程度和持续时间，才会被心理治疗师判定为退行。

——

写到这里，我想起了印象中自己第一次出现情绪闪回的情境，直到十年后，我才知道当时的现象是什么。

当时，我正和我的第一任伴侣在一起生活。那天，她因为某件我已经记不清的事突然对我怒吼，我们感情的蜜月期在那一刻戛然而止。我记忆中最清晰的就是那种怒吼带给我的感受：它就像一阵猛烈的热风，我感觉自己快要被它刮走了；我内心的火光也仿佛要被熄灭，如同快被吹熄的烛火。

后来，当我第一次听说灵光（Aura）[②]这个概念的时候，我闪回到了

[①] 退行指人们在应激状态下，放弃已经习得的适应技巧，而退回到早期生活阶段，使用原始、幼稚的方式来应对当下的焦虑。退行是一种不成熟的心理防御机制。——作者注

[②] "Aura"在本书中被译为灵光，最早可追溯到希腊语，意思是微风、空气，后引申为呼吸，是生命的象征。——编者注

当时的情境，感觉自己的灵光被彻底夺走了。在情绪闪回发作的时刻，我感到自己完全迷失了方向，无法说话和做出回应，甚至无法思考。我非常害怕，浑身颤抖，觉得自己特别渺小。不知怎么地，最后我跟跄地走到门口，离开了那房子，情绪才慢慢平复了下来。

如前文所说，我花了十年的时间才意识到，这种令我困惑不安的现象其实是一种情绪闪回。又过了几年，我逐渐明白了这种退行的本质其实是我童年情绪的闪回——我的母亲曾无数次凶神恶煞地对我发泄怒火，使我陷入惊恐、羞耻、解离①与无助中。

———

情绪闪回会激发强烈的战或逃反应，这种反应是人类的本能，也会使交感神经系统过度兴奋。交感神经系统占据整个神经系统的一半，负责控制神经的反应和激活。比如，当恐惧是闪回中的主导情绪时，人会感到极度焦虑、恐慌，甚至出现自杀倾向；而当绝望是主导情绪时，则会引发深度麻木、麻痹，使人迫切地想要逃避。

在情绪闪回中，常见的体验还包括：感到渺小、年幼、脆弱、无力和无助。这些症状通常还会叠加，从而使人感到屈辱，并且让人产生具有精神毁灭性的毒性羞耻感。

---

① 解离是一种心理防御机制，表现为在面对重大压力时产生的感觉抽离、情绪麻木、自我认同混乱、失去现实感、失忆等反应，这时幸存者看自己就像是在看另一个人。——编者注

毒性羞耻感①：情绪闪回的表象

约翰·布雷萧（John Bradshaw）在《治愈束缚你的羞耻感》（*Healing The Shame That Binds You*）中开创性地探讨了毒性羞耻感。毒性羞耻感会让CPTSD幸存者觉得自己惹人厌、丑陋、愚蠢或有致命缺陷，这种强烈的感受会摧毁幸存者的自尊，触发情绪闪回，使幸存者重新体验被父母蔑视、打击、忽视和拒绝的感受。

我刚从事心理咨询工作时，曾遇到一位名叫戴维的来访者，他是一位帅气聪明的职业演员。有一次，戴维在试镜失败之后前来面谈。他情绪激动，大喊道："虽然我从来没有告诉过别人，但我知道自己真的特别丑。像我这么其貌不扬的人居然还想当演员，真是太蠢了。"我永远也不会忘记自己听到这话时内心的震惊和难以置信：这么帅的人居然会觉得自己丑！但在进一步的探究中，我理解了他的心理。

戴维在童年经历了各种虐待和忽视。他是一个大家庭里最不受欢迎的老幺。他酗酒的父亲一直不停地攻击他，用厌恶的眼光盯着他。更糟的是，其他的家庭成员也都效仿他的父亲，经常对他表示深深的蔑视，以此来羞辱他。他的哥哥最喜欢一边做呕吐状的鬼脸一边嘲笑他："我一见到你就想吐。"

---

① 毒性羞耻感是一种无法感知自己的个人价值的心理状态。——编者注

——

毒性羞耻感**能够**在顷刻间摧毁人的自尊。家人过去对你造成的创伤可能会让你在当下的情绪闪回中立刻退行至一种"自己没有价值、必被鄙夷"的感受和想法中。当你困于其中，毒性羞耻感就会发展为极度痛苦的自我疏离，让你陷入**混杂的被遗弃感**（Abandonment Mélange）中——仿佛身处被全世界抛弃的绝望的深渊。

"混杂的被遗弃感"是一种混杂着恐惧、焦虑和毒性羞耻感的痛苦感受，这种感受还会与**遗弃抑郁**（Abandonment Depression）相互作用。遗弃抑郁充满着犹如走入死巷的无助感和无望感，这种感觉深深折磨着遭受创伤的孩子。

毒性羞耻感还会阻碍我们寻求他人的慰藉和支持。当童年被遗弃的经历在闪回中重现时，我们常常会孤立自己，无助地向强烈的羞辱感投降。

——

如果你深陷于自己毫无价值、有缺陷或自卑的感受中而无法自拔，或是迷失在自我厌恶和恶性的自我批判中，那么你可能正处于一次情绪闪回中。针对情绪闪回的解决措施，可以参见第八章列出的解决情绪闪回的 13 个实用步骤。

许多幸存者和在我网站上留言的网友都告诉我，情绪闪回这一概念给了他们很大的安慰，使他们对自己充满困扰的生活多了一些理解。一类常见的评论是："现在我明白了，为什么我尝试过的那些心理和精神治疗方法都收效甚微。"还有许多人提到，他们从自己或他人给出的一系列羞辱性误诊中解脱了出来。这也相应地帮助他们摆脱了一种自毁式的习惯，即收集证据来证明自己是有缺陷的或有精神问题的。许多人还获得了更大的动力去改掉自我憎恨和自我厌恶的习惯。

CPTSD 的其他症状

创伤幸存者不一定出现CPTSD的所有症状，并且他们的症状有许多不同的组合方式。影响具体症状的因素包括幸存者的4F反应①类型及其童年遭受虐待或忽视的形式。

CPTSD 的其他常见症状

绝望的孤独感和被遗弃感

脆弱的自尊

依恋障碍

发展停滞

人际关系困难

极端的情绪波动（例如假性环性心境②障碍，详见第十二章）

---

① 4F反应即4种创伤反应，分别是战（Fight）、逃（Flight）、僵（Freeze）、讨好（Fawn），因为4种反应的英文单词的首字母都是F，所以它们合称为4F反应。——作者注

② 环性心境是一种心境持续不稳定的现象。该现象持续时间至少为2年，其间抑郁期和轻躁狂期交错且反复出现，但相应时期的病情严重程度和持续时长均未达到确诊为抑郁症或双相障碍的标准。——编者注

发生解离——在行为活动和精神状态层面分散注意力

极易触发战或逃反应

对应激情境的过度敏感

自杀意念

自杀意念

自杀意念（Suicidal Ideation）是 CPTSD 的一种常见症状，经常出现在剧烈而长时间的闪回期间。自杀意念是一种求死的抑郁思维或幻想，它可以在主动自杀意念和被动自杀意念之间转化。主动自杀意念会让人主动采取结束生命的行动，而被动自杀意念则不同，它会因患者没有主动的自杀意图而逐渐停止。

在我认识的 CPTSD 幸存者表现出的症状中，**被动自杀意念**远比主动自杀意念更常见。从希望自己死去，到幻想结束生命的方式，这些都属于被动自杀意念。深陷其中时，幸存者甚至会祈祷自己从此生此世中解脱出来，或幻想自己被某种灾难夺去生命。他们甚至可能会产生冲到行驶的车前或从高楼跳下的想法或强迫观念，但并不会真的付诸实践。

如果幸存者没有强烈主动的自杀意图，这种幻想通常会停止。而主动自杀意念则不同，它会让人主动采取结束生命的行动。

训练有素的心理医生和救助人员能够区分主动和被动自杀意念，并且在遇到第二种情况时不会惊慌失措、小题大做。心理治疗师会和来访者一起来探索后者的自杀念头和感受，因为他们知道，在大多数情况下，来访者通过口头宣泄来排解自杀意念背后的痛苦有助于消除自杀意念。对于不常见的主动自杀意念，口头宣泄也能帮助心理治疗师判断来访者是否确实存在自杀风险，以及是否需要采取行动来保护来访者。

我在本书中主要探讨被动自杀意念，是因为它不像主动自杀意念那样引人警惕。被动自杀意念往往意味着幸存者闪回到了幼年时期的感受，再次沉浸在强烈的被遗弃感之中，以致幸存者很自然地希望老天爷或某人某事能结束这一切。对幸存者而言，意识到自己正陷入自杀意念是很有帮助的——他可以借此察觉到自己的痛苦有多深，也可以把这种意念看作一次特别强烈的闪回信号，然后使用第八章的闪回管理步骤来应对。

CPTSD 的成因

那些因为被虐待或遗弃而遭受创伤的儿童是如何发展出 CPTSD 的呢？

尽管 CPTSD 的成因通常与童年长期遭受躯体虐待或性虐待有关，但我的观察使我相信，持续的言语虐待或情绪虐待也会引起 CPTSD。当婴幼儿为了寻求联结和依附而悲伤地哭唤时，许多病态的父母会做出轻蔑的回应。这种蔑视对婴幼儿来说极具伤害性，即便对成人来说也极为有害。

有特别严重的虐待行为的父母会将体罚与蔑视结合，这样做会加重孩子的遗弃创伤。打个不恰当却十分贴切的比方：在奴隶社会，奴隶主通常会使用蔑视和鄙视来摧毁奴隶的自尊，这样的行为会让奴隶感到自己没有价值、没有力量，并陷入习得性无助。于是，奴隶主之后只需投入很少的精力和注意力就能对奴隶加以控制了。再打个比方，邪教头目在用短暂、虚假、"无条件"的爱哄骗信徒入教之后，也常通过蔑视来打压信徒，直至其陷入彻底的服从。

　　蔑视如同一杯掺杂了言语虐待和情绪虐待的有毒鸡尾酒，是一种汇集了诋毁、愤怒和厌恶的致命混合物。父母对孩子发泄愤怒会在孩子心中制造恐惧，而被厌恶则会让孩子产生羞耻感，于是孩子很快就会学会压抑哭泣，并不再寻求关注。用不了多久，孩子就会完全放弃向他人寻求帮助或联结。在此后的生活中，一旦孩子想要亲近他人或获得接纳的尝试受到挫败，他便只能忍受由被遗弃带来的惊慌绝望。

——

　　除了受到言语和情绪层面的双重虐待之外，单是情感忽视也可能使孩子患上 CPTSD。第五章中我会详细讨论这一重要主题。如果你因为自己受到的创伤看起来不如别人的严重而谴责自己小题大做，那么请先阅读第五章，读完之后再回到此处继续阅读。

　　大多数创伤的表象之下通常都潜藏着情感忽视。当孩子呼唤关注、联结和帮助时，父母如果经常予以忽视或不加理睬，就会将孩子遗弃在无边的恐惧中，使其最终放弃努力，并被无助与无望所带来的死一般的消沉感受压垮。

　　父母的这种拒绝行为会放大孩子的恐惧，并最终为这种感觉"镀"上一层羞耻感。长此以往，这种恐惧和羞耻感会演变为有毒的内在批判，这种内在批判会让孩子始终将父母的遗弃归咎于自己的行为，直至他们将自己变成了可怕的敌人，并陷入 CPTSD 的深渊。

可能出现的误诊

著名的创伤学专家约翰·布里埃（John Briere）曾讽刺道，如果CPTSD能够得到应有的重视，那么所有心理健康专业人士遵循的《精神疾病诊断与统计手册》（ *The Diagnostic and Statistical Manual of Mental Disorders*，简称为DSM），将会从现在的字典般的厚度缩减到像一本小册子那么薄。换句话说，大多数成人的心理障碍在极大程度上都受到了童年创伤的影响。

我曾目睹许多CPTSD幸存者被误诊患有各种类型的心理疾病，包括焦虑症和抑郁症。许多人还被不公平、不准确地贴上双相情感障碍、自恋型人格障碍、依赖型人格障碍、自闭症谱系障碍及边缘型人格障碍的标签（但我并不否认CPTSD有时会与这些病症共存）。

CPTSD还会与注意缺陷多动障碍和强迫症相混淆。我认为，对后两者更准确的诊断应该是"对创伤的固着逃反应"（请见后文关于4F反应的讨论）。同样，对抑郁障碍和解离障碍更准确的诊断应该是"对创伤的固着僵反应"。

这并不代表被误诊患有上述这些疾病的人没有与之相似或相关的症状，问题的关键是，对幸存者实际的困扰而言，这些疾病的标签是片面的，而且会让幸存者感到不必要的羞耻。把CPTSD简单归结为"焦虑症"，就好比把食物过敏视为"长期眼睛发痒"一样。如果在治疗CPTSD时过于关注焦虑症状，就如同在治疗食物过敏时只治疗眼睛发痒，都属于治标不治本。焦虑和眼睛发痒的症状能够暂时通过药物抑制，但引发此症状的根源却没有得到解决。

上述大多数病症通常都被视作先天的性格缺陷，而非后天习得的不健康的应激适应模式（即幸存者在遭受童年创伤时被迫习得的适应方式）。这往往对治疗造成了阻碍。只有当我们认识到这些适应方式是后天习得的，它们才能够被大幅减轻或消除，并被更健康、有效的应激适应方式取代。

此外，我认为许多物质成瘾和行为成瘾也都始于幸存者对父母的虐待或遗弃行为的不适感，是幸存者为了减轻和转移由 CPTSD 引起的精神、情绪和身体痛苦而尝试的适应方式。

更多关于创伤的信息

如果攻击或遗弃行为激发了过于强烈的战或逃反应，以致在威胁消失后这个反应还无法平息，就会造成创伤。此时，受到创伤的人会被困在一种肾上腺素高亢的状态，其交感神经系统也持续被锁定在"开启"状态，使其无法激活副交感神经系统的放松功能。

一个常见的例子是：如果孩子在学校遭受过霸凌者的攻击和伤害，那么他可能会持续处于过度警觉、恐惧的状态，直到有人采取措施，保证他不会再次受到攻击和伤害，他才能放松过度活跃的交感神经系统。

如果孩子根据以往的经验知道，在受伤、害怕或需要帮助时，他至少能获得父母其中一方的帮助，他就会把这类遭遇告诉自己的爸爸或妈妈。在父母的帮助下，他能够通过口头宣泄、哭泣或发泄愤怒，来哀悼自己暂时丧失的安全感（第十一章将具体讨论哀悼的方式）。此外，如果他的父母能举报霸凌者，并采取行动确保这类事件不再发生，那么这个孩子通常就能从创伤中解脱出来。他会自然地放松下来，回到副交感神经系统正常运行的状态，重获安全感。

如果孩子经历了"单纯"①的单次创伤事件，但是尚未出现CPTSD的症状，那么让他的心理状态回到正轨通常比较容易。但如果霸凌事件多次发生，而孩子却没有寻求帮助；或者孩子生活的环境太过危险，致使父母也无力保障他的安全，他就会被"冻结"在创伤中，开始出现一些创伤的症状。这时，只靠父母的安抚可能也不足以让孩子摆脱创伤了。不过，创伤如果不是在很长一段时间内持续存在的，那么孩子可能只需要短期的治疗就能被治愈——当然，前提是环境中的危险因素能被有效地消除。

然而，如果孩子在遭受外界霸凌的同时，还持续遭受着来自家庭内部的躯体虐待或情感遗弃，那么他的创伤就会发展为特别严重的情绪闪回，因为他已经患上了CPTSD。

4F反应：战、逃、僵、讨好

前文提到的战或逃反应是所有人在面临危险时与生俱来的本能反应。对这种本能更为全面和准确的描述应该是战、逃、僵、讨好反应。战反应指人在面临威胁时突然做出攻击性反应。逃反应指人通过逃离来应对威胁，或象征性地开启过度活跃的状态来逃避。僵反应指人在意识

---

① 作者在这里是将"单纯"的PTSD与"复杂性"的PTSD，即与CPTSD做对比。——译者注

到抵抗无用时放弃抵抗，麻木地陷入解离或崩溃状态，仿佛接受了注定会受伤。讨好反应指人在应对威胁时，试图通过讨好或协助来预先阻止和安抚攻击者。这4种反应合称为"4F反应"，它们具有复杂的神经机制，使人以4种不同的方式应对危险。

遭受创伤的孩子为了生存，通常会过度使用这4种反应中的一种。而随着时间的推移，这4种反应会分别发展成根深蒂固的防御模式，包括自恋型（战反应）、强迫①型（逃反应）、解离型（僵反应）或关系依赖②型（讨好反应）防御。这些防御模式能帮助孩子从可怕的童年中幸存下来，却也会导致他们应对生活的方式变得受限而狭窄。更糟的是，尽管他们在成年后已无须严重依赖如此"原始"的防御模式，但他们仍然被卡在这些模式中。

很多因素都会影响人们所倾向的4F反应类型，包括童年遭受虐待或忽视的形式、出生排行、遗传因素等。在第六章和第七章，我会详细探讨每种类型的4F反应以及相应的防御模式。这两章会帮助你判断自己的4F反应类型和防御模式，并针对你的4F反应类型来解决特定的问题。不过接下来，我将先介绍几个案例，以此探讨父母造成的创伤是如何导致孩子产生这些防御模式的。案例中的四个孩子正好分别符合创伤幸存者的四种基本类型：

---

① 本书以"强迫"一词描述某些症状或倾向时，指类似于强迫症般的想法或行为，不指勉强他人、逼迫他人的行为。强迫症是一组以强迫思维或行为为主要临床表现的神经精神疾病，其特点为有意识的强迫和反强迫并存，一些无意义甚至违背自己意愿的想法或冲动反复侵入患者的日常生活。——编者注

② 关系依赖表现为缺乏独立性，感到自己无助、无能，深怕被遗弃；不断地给予和付出，习惯或希望被对方需要，将自己的需求依附于别人。——译者注

鲍勃：战—自恋型

卡罗尔：逃—强迫型

莫德：僵—解离型

肖恩：讨好—关系依赖型

诱发CPTSD的家庭中的4F反应类型

卡罗尔是家中的替罪羊。通常来说，自恋型或边缘型人格的父母会选择至少一个孩子作为家里的替罪羊。指定替罪羊的过程便是霸凌者通过攻击弱者，从而卸除和外化自身的痛苦、压力和挫败感的过程。通常来说，替罪羊能给霸凌者带来短暂的安慰，却不能有效地消除或释放他们的痛苦，因此，当霸凌者内心的不适再度出现时，他们就会再度攻击替罪羊。

威尔海姆·赖希（Wilhelm Reich）在他卓越的著作《法西斯主义大众心理学》（*The Mass Psychology of Fascism*）中解释了替罪羊现象是如何发生的。从霸道的父母对某个特定孩子的迫害，到纳粹将犹太人作为替罪羊的可怕行径，这些行为都是这一现象的例子。在类似卡罗尔家这种创伤性家庭中，爱找替罪羊的父母通常会联合其他家庭成员一起来对付替罪羊。

卡罗尔是通过看家庭录像对自己的童年有了更深的了解。她的父母非常自恋且毫不自知，因此毫不遮掩地录下了他们对卡罗尔进行言语和情绪虐待的许多事件。这些事件通常是在他们拍摄自己最偏爱的孩子（卡罗尔的哥哥）时，顺便录到影像背景中的。极度自恋的父母很少会为自己的攻击行为感到尴尬，他们自认有权力因为任何不快而惩罚孩子，不论这种行为在旁人看来有多么不合理。

卡罗尔的父母很早就开始对她进行攻击了。在她还未满一岁时，他们就用轻蔑的态度责备她弄脏了尿布。到她三岁时，她经常会因为在说话或玩耍时发出声响而遭到惩罚，这使她时常处于恐惧中，并最终产生了类似多动症的症状。

于是，家里宽敞的后院成了卡罗尔的避难所，她会在那儿尽情地玩耍——攀爬、奔跑、跳跃，或用玩具、树叶、杂草、木棍和石头建造村庄，再将其捣毁。她能一直从早饭时间玩到晚饭时间，常常忘记进屋吃午饭。她后来回想起来，觉得自己这么做能让母亲轻松一点儿，因为母亲从来不会唤她进屋吃饭。

卡罗尔一度不承认自己在家中受到虐待的事实，但这些家庭录像成了压垮她的最后一根稻草。在录像中，她会经常玩一种"游戏"：她晃晃悠悠地走在客厅里，触摸各种小物件，但之后又立马反复用力抽打自己的手掌，并称自己为"坏女孩"。有相当多的镜头捕捉到，当她这么做时，她的父母和兄弟姐妹就在一旁发出嘲笑她的欢闹声。

在孩子年幼时，如果轻蔑取代了人性善意的滋养，孩子就会感到被羞辱且不堪重负。年幼的孩子因为太过无助又无法抗议，甚至无法理解被虐待的不公，最终就会相信自己是有问题的、有致命缺陷的。因此，他们常常认为自己应该受到父母的迫害。

在卡罗尔四岁时，她"不小心"从二楼的窗户跌落。几年之后，她又在街上被一辆车撞倒在地。成年后，她认为是这两次受伤导致了令她疼痛不堪的早发性脊柱侧凸，并认为自己因此太过痛苦而不自觉地想要结束生命。

幸运的是，校园生活给了卡罗尔一丝喘息的机会。在她三年级时，一位友善的老师发现了她的聪明才智，并给予了她充分的肯定，于是她很快成了一名优等生。但不幸的是，她每时每刻都生活在严重的焦虑中，这种焦虑很快就演变为对学习成绩的强迫倾向，后来又让她成了完美主义者和工作狂，这些都严重影响了她的生活。

在卡罗尔的青春期，她周围的人都夸赞她哥哥的成绩，并和她的家人一起将她贬低为"坏胚子"，这加重了卡罗尔的创伤，并使她感到更加痛苦。

最为不幸的是，在卡罗尔成年后，尽管她看似已经逃离了家庭，但是情况还是进一步恶化：她总会被自恋的人吸引，这些人像她的父母一样虐待和蔑视她，所以她其实仍然生活在原生家庭的阴影中。这种著名的心理现象被称为**强迫性重复**（Repetition Compulsion）或**重演**（Reenactment），创伤幸存者极易出现这种现象。因此本书会用很大的篇幅讨论这一现象。

——

卡罗尔的哥哥鲍勃是父母最宠爱的孩子，也是父母心中的英雄。他不像卡罗尔一样童年被恐惧和拒绝支配。但鲍勃受到了父母自恋式的期待：如果他做出为父母争光的行为，父母就会给予他些许表扬；但如果他的表现稍有不完美，父母就会收回对他的认可。于是，鲍勃被塑造成了一个"全才"。他还被父母"收编"，一起把卡罗尔当作替罪羊，久而久之，相比于父母对卡罗尔的折磨，他对卡罗尔的折磨有过之而无不及。

我认为在不健全家庭中，手足虐待现象是非常普遍的。在这类家庭中，兄弟姐妹对受害者（替罪羊）造成的创伤与父母对其造成的创伤一样严重。事实上，在那些父母疏离冷漠的家庭中，兄弟姐妹也可能是创伤的主要制造者。特别是在我们的社会文化中，对孩子的情绪虐待随处可见。在孩子发生争执时，旁人常常忠告父母让孩子"自己解决"。但是，一个力气只有哥哥姐姐一半的孩子如何在没有更强大的同盟下解决问题，阻止哥哥姐姐对自己的折磨呢？

鲍勃自己也没能逃出父母的病态影响。寻找替罪羊成了他的一种习惯，并且使他发展出一种自恋者的"第六感"——他能够探测出其他为家庭所害的受害者，并把这些人作为自己施虐的目标。

父母对他的利用和完美主义标准深深伤害了他，致使他成长为一个彻底的"自恋狂"和"控制狂"。他强势地试图去塑造他"爱"的人，就像他的父母塑造他那样。卡罗尔在接受治疗时曾告诉我，他的哥哥鲍勃平日里还会严厉地鞭挞他的第四任妻子。

———

这个家庭中的第三个孩子叫莫德，比卡罗尔小两岁。在她出生时，父母已经为塑造鲍勃和卡罗尔的角色而心力交瘁。他们把鲍勃和卡罗尔分别塑造为"英雄"和"替罪羊"后，已经没有足够的精力和兴趣再去管莫德了。

于是莫德成了典型的"迷失的孩子"，全靠自己照顾自己。她很快发现，食物和白日梦是她仅有的慰藉。而且由于鲍勃也喜欢欺负她，所以她总是尽可能地待在自己的房间里。久而久之，莫德麻木地陷入了一种轻度的解离性抑郁，并且一到社交场合就会感到极度的焦虑和排斥。卡罗尔后来回想起来，鲍勃当时对莫德可能还有猥亵行为。她猜测这就是莫德难以适应托儿所和学前班的原因。

在莫德四岁时，一位性格古怪的姨妈送了她一台电视，这台电视被放在她的房间里，她立刻着了迷。渐渐地，她陷入了一种依恋障碍，与电视产生了一种比人更亲密的关系。可悲的是，她如今仍然迷失在这种关系中，住在堆满废物的杂乱公寓里，靠残疾补助为生。

和许多因为原生家庭问题而患上CPTSD的孩子一样，莫德无法从兄弟姐妹那里得到安慰，因为她的父母无意间奉行了"分而治之"的原则，用不同的方式养育孩子，并在孩子之间示范并鼓励各种挖苦和找碴的行为。不仅如此，合作或温暖的互动往往会遭到嘲笑。

在不健全家庭中，每个孩子都只能得到极少的滋养，也没有更多的资源可以相互给予。而对父母微乎其微的爱的争夺，也导致了病态的手足竞争的进一步加剧。

——

在莫德出生两年后，肖恩出生了。一开始，他似乎注定要和莫德一样，步上迷失、解离的命运，但随着他日渐成熟，他变成了爱丽丝·米勒（Alice Miller）在《天才儿童的悲剧》（*The Drama of The Gifted Child*）一书中所描述的"天才儿童"。

肖恩与生俱来的天赋是他的同情心和感受力，他能敏锐地感觉到母亲内心的需求，并想办法满足她。这样做有时能让母亲平静下来，使她变得不那么可怕和尖酸刻薄。

多年来，肖恩不断磨炼这项技能，最终他像是练就了透视眼一样，几乎能洞悉母亲所有的需求、心情和喜好。有时，他似乎能比母亲自己更先知道她需要什么。他变得非常善于平息她的怒火，有时甚至能得到她的些许认可。

与此同时，他的母亲意识到自己日渐衰老，也知道她那酗酒的丈夫很可能会先她一步去世。她不想孤独终老，便开始利用肖恩富有同情心的天性，诱导他成为任自己差遣的保姆。于是，肖恩一直住在家里，直到母亲去世后，29 岁的他才从情感的牢笼中解脱出来。这种情况就是关系依赖型奴役，我们会在第七章中详细探讨。

肖恩一位认识他每位哥哥姐姐的朋友曾惊奇地感叹，这家的兄弟姐妹好像都有着不同的父母似的。

最后，我还必须提醒，替罪羊并不都像卡罗尔这样，只会出现逃反应。在不同家庭中，这一角色可能引发 4F 反应中的任何一种，也可能随着时间的推移从一个人转移到另一个人身上。此外，父母双方或兄弟姐妹也可能选择不同的替罪羊。

第二章

康复的各个层面

从CPTSD中康复的过程无疑是**复杂**的。我之所以强调这一点，是因为有很多针对单一层面的创伤疗法声称能够使所有症状消失。在我看来，CPTSD是由多层面的伤害共同导致的，单一的治疗方式无法治愈所有层面的伤害。比如，虐待型和遗弃型的父母会从很多层面伤害孩子，这些层面包括认知层面、情绪层面、精神层面、身体层面和人际关系层面。

此外，幸存者如果使用了过度简化的疗法，却没有取得其宣称的疗效，便可能会被毒性羞耻感束缚。我之所以撰写本书，很大一部分原因就是我自己曾多次因为"最新的万能疗法"未能使我康复而陷入更深的自卑。

幸存者想要康复，就要学会自我支持，以满足自己因童年创伤而未被满足的各个层面的发展需求。

本章简要概述了CPTSD疗愈过程中涉及的许多任务，我将在第二部分更全面地探讨这些任务。

CPTSD中关键的发展停滞

小说家大卫·米切尔（David Mitchell）有一佳句：火是太阳在木头中释放自己[①]。我觉得这是一种看待发展停滞有益的视角——有效的疗愈就是在无意识中释放出自己的潜力。你的潜力与生俱来，只是由于童年创伤而未被开发。

我在下面列出了CPTSD中最常见的发展停滞。你会发现自己缺乏或完全不具备这些健康人所拥有的关键特质。通常而言，不同的创伤幸存者会出现不同类型和数量的发展停滞，其影响因素有：4F反应类型、童年虐待或忽视的形式、幸存者的天性，以及已完成的疗愈任务。

自我接纳

清晰的身份认同

自我同情

自我保护

从关系中获得慰藉的能力

放松的能力

充分表达自我的能力

意志力和行动力

平和的心境

[①]　该句出自大卫·米切尔的长篇小说《绿野黑天鹅》（*Black Swan Green*）。——编者注

自我关怀

相信生命可贵

自尊

自信

因为我在早期的疗愈过程中带着怨恨，所以尽管我努力在这些发展停滞的领域培养自己，却收效甚微。"为什么我必须做这些呢？"我的内心总是重复这个问题。那些本应针对父母的怨恨常常回弹到我自己身上，从而破坏或阻碍我对自己的关爱。好在持续的疗愈工作帮我逐渐消除了这种怨恨，让我学会了像对待一个需要帮助且真正值得帮助的孩子那样，进行自我关怀。

———

有一种特别可悲的发展停滞困扰着许多幸存者，那就是意志力和自驱力的丧失。许多病态的父母对孩子正在萌芽的进取心做出了具有破坏性的反应。如果这种情况贯穿孩子的整个童年，他就会感到人生迷茫且毫无意义，甚至可能一生都会漫无目的地漂泊，如同没有马达的小船。即使他成功确定了自己的目标，可能也很难持续且专注地付出努力来实现目标。治疗这项发展停滞至关重要，因为许多心理学研究表明，相较于智力和天赋，**毅力**（Persistence）这种心理特性对实现自我价值、获得人生满足感更为关键。

激发意志力的能力似乎与恰当地表达愤怒的能力有关。我治疗过的很多来访者都被困于失去意志力这种成年人的无助感中。那些从中康复的人通常都多次参与了针对哀悼和表达愤怒的治疗，本书会不断提及这些疗法。当疗愈取得了足够的进展时，你将会形成自己的意志力。一开始你可以先假装自己能做到，直到能够真正做到。这就是斯蒂芬·约翰逊（Stephen Johnson）所说的"努力的奇迹"。

——

一些发展停滞的幸存者有自信却无自尊。童年时，我的逃反应转化为了对学习成绩的追求，因为成绩好能使我获得外界的奖励。但这些奖励始终无法消除我的毒性羞耻感，无法让我感到自己是个有价值的人。

与此同时，由恶性内在批判演化来的内在批判者就像我的父母一样，总能在我身上找到缺陷来否定我得到的正面反馈。考试得99分从来不能让我感到骄傲，那丢了的1分反而会刺激我进行深刻的自我批判。就像我治疗过的许多幸存者一样，我患上了**冒充者综合征**（Imposter's Syndrome）[①]。这种病症否定了我从外界收到的正面反馈，并且让我坚信，如果大家真的了解我，就会发现我是个失败者。后来，我终于变得对自己的才能有了自信，尽管我的自尊还是低到尘埃里。

[①]　冒充者综合征又称"自我能力否定倾向"，指个体按照客观标准评价已经获得了成功或取得了成就，但是其主观上却否定自己的成功或成就，认为自己没有能力取得成功，感觉是在欺骗他人，并且害怕被他人发现自己的不足。——编者注

认知疗愈

由于CPTSD对我们关于自身的想法和信念造成了伤害，所以康复的第一个层面通常涉及修复这些伤害。

认知疗愈的目标是让大脑变得对自己更友好，其重点在于识别并消除童年时被灌输的破坏性想法和思维。此外，我们还需要学会选择健康且更准确的方式来看待和谈论自己。笼统而言，就是要改进我们向自己讲述自身痛苦的方式。

我们需要了解，糟糕的养育方式是如何造成我们心中难以磨灭的创伤的。为了做到这一点，我们可以学着摆脱不公允的自责，转而指责父母糟糕的养育方式；还可以激励自己摆脱父母的影响，自由地规划自己的疗愈之旅，并为此建立对自己的绝对忠诚。这种忠诚会推动我们的认知疗愈进程，将我们的大脑解放出来，进而停止对自己许多正常特质的攻击。

幸存者的内心被父母植入了自我憎恨的内在批判，而认知疗愈对摆脱这种内在批判起到了关键作用。当我写到这里时，我儿子的朋友正在对他说："我搭的这个乐高模型会传播脑部疾病，然后把人吃掉。"我惊异于这样的巧合，心想：这多么形象地刻画了那些给孩子造成创伤的父母啊。

缩减批判者

早年的虐待或遗弃经历会迫使孩子将自己的身份认同[①]与超我[②]（Superego）融合。在孩子大脑中，超我负责学习家长订立的规则，以求获得并维持他人的接纳。然而，由于孩子在创伤性家庭中无法获得接纳，超我只能"加班加点"地工作，试图完成这项不可能完成的任务。超我不屈不挠地想要找到讨好父母的方式，最终会选择完美主义策略，试图以此使父母变得更可亲一些，而不再那么可怕。孩子唯一的希望是，如果自己变得足够聪明、有用、漂亮和完美无瑕，父母最终可能就会在乎他。

可悲的是，一直无法得到父母的关爱会迫使孩子相信自己是有致命缺陷的。他会认为，自己之所以得不到爱，不是因为他犯了错误，而是因为他本身就是个错误。他在自己身上只能看到错误或缺陷。他所做、所说、所思考、所想象或所感受到的一切，都有可能将他卷入充满恐惧和毒性羞耻感的抑郁深渊。随着时间的推移，他的超我会逐渐演变为彻底的、尖刻的、导致创伤的内在批判者。

从此，孩子会不停地进行自我批判，极力规避任何错误，以免遭到否定。同时，灾难化的想象成为他的一种强迫行为，因为这有助于他预见后果，从而避免受到惩罚和更严重的遗弃。他的脑海中会持续充斥着

---

① 身份认同指人对自身的认知，表现在与他人的互动中。——编者注
② 超我由弗洛伊德提出，他将人的精神分为三个部分：本我、自我和超我。本我代表潜意识中的思想；自我代表自己的意识；超我则代表道德判断。——编者注

灾难性的情节和画面。

幸存者仿佛被一个事事都要求完美的狱卒关进了牢笼。在人生的每个岔路口，他又仿佛被一个满眼都是危险的疯狂司机拉着走。在第九章和第十章我会详细介绍一些缩减批判者的实用工具。

发展停滞的健康自我

这里所说的**自我**（Ego）[1]有别于日常普遍的用法，并非形容一个人自私，它并不是一个贬义词。在心理学中，自我（Ego）一词代表"自我意识"或"我的身份认同"。健康的自我（Ego）是一个对自身友好的心灵管理者。不幸的是，导致孩子患上CPTSD的父母会破坏孩子自我同情和自我保护意识的形成过程，而这些关键的自我过程[2]若无法正常发展，则会阻碍自我（Ego）的成长。

每当孩子自然而然地想要同情自己或为自己挺身而出时，那些病态的父母便会对孩子进行羞辱和恐吓。于是，孩子照顾自己和保护自己免遭不公的天性就会被迫休眠。久而久之，孩子会愈发认同自己内在批判的声音，其超我则会蜕变成一个专横的内在批判者，凌驾于健康自我（Ego）之上。

---

[1] 英文Self和Ego在中文中都翻译为"自我"，可是两者在心理学中各有不同的意义。在本书中，若作者所述是Ego，文中便会特别标明原文；若是Self，则不另做说明。Self通常指"自己"，即有别于他人的个人自我。Ego根据不同的理论学说有不同的意义，但通常与自尊、自重、自我价值、自我认同相关。——编者注

[2] 自我过程是指影响自我意识的形成、方向或目标的心理加工过程。——编者注

心理教育[①]与认知疗愈

若要消除那些被父母灌输的不利于自我（Ego）健康发展的毒性思想，第一步就是接受关于CPTSD的心理教育。在你准确理解了父母对你的健康自我（Ego）所造成的伤害后，你就更有动力帮助自己修复这些伤害。你能识别出的伤害越多，就越能知道需要修复的内容。

这一点至关重要，因为如果自我（Ego）没有正常发展，你就没有做出健康选择和决定的主心骨。很多时候，你的决定都是基于对陷入困境或遭到抛弃的恐惧，而非基于与世界进行有意义且合理的互动。

作为一名成年人，你可以学着逐渐用一种自我支持的视角来取代内在批判者的毒性视角，以停止不必要的自我伤害。你可以自由地培养内心的宁静，与自己建立友善的关系，以自我支持的姿态从生存的挣扎中解脱出来，并逐渐走向茁壮发展。你还可以即刻唤醒自我同情和自我保护的天性，让它们在你的人生中尽情绽放。

———

你的认知疗愈可能在阅读前文时就已经开始了。希望在读到此处时，你已经对引发自己痛苦的核心原因有所顿悟。

有些读者可能多年来一直想在认知层面寻找答案，并且已经通过阅

---

① 心理教育指根据人的生理、心理发展特点，运用心理学的方法对人施加积极的影响，以促进人的心理发展，维护人的心理健康。——编者注

读和治疗建立了扎实的基础。但有些仅尝试过认知行为疗法（Cognitive-Behavioral Therapy，CBT）来治疗创伤的人，在听到认知层面的治疗很重要时，可能会感到非常抗拒。这或许是因为他们之前在接触这种疗法时，被允诺会收到超出实际作用的效果。认知行为疗法在治疗认知问题时确实具有难以替代的价值，但它们也的确不能解决所有层面的创伤——在解决情绪层面的问题时它们的效果尤其有限（后文我会再分析）。

在疗愈过程的早期，心理教育通常来自他人，如老师、作家、朋友或咨询师的智慧，因为他们比我们更了解这一主题。而当心理教育达到最大效果时，它就会开始升华为正念。

正念

在心理学中，**正念**指用一段专注的时间，充分觉察自己的想法和感受，不做任何判断、分析和反应，从而训练自己用更多、更从容的方式来应对它们：我是真的赞成这种想法，还是迫于压力才相信它的？我要如何应对这种感觉——是分散自己的注意力，还是压制它，或者只是继续体会它，直到它有所变化？

正念结合了自我观察与自我同情，可以让你从客观和自我接纳的视角观察自己。它是健康的自我所具有的重要功能，有时会被描述为**观察性自我**（Observing Ego）或**见证性自我**（Witnessing Self）。

正念是对自己内在体验的良性好奇心，是一种内省。培养这种有益的内省，会极大地增强疗愈效果。随着正念的发展，它可以被用来识别和摆脱那些从创伤性家庭中习得的不健康的观念和观点。

觉察内心的自我评估非常重要，其重要性再怎么强调也不为过。通过充分练习，正念最终会使你能够准确评估自己，并唤醒你的斗志，去突破童年虐待经历带给你的束缚，并将其替换为自我支持的积极想法。正念还能帮你培养一种洞察力，引导你努力地疗愈自己。

第十二章包含关于加强正念的详细方法。关于这一话题还可参见史蒂芬·拉维（Steven Levine）、杰克·康菲尔德（Jack Kornfield）和乔·卡巴金（Jon Kabat-Zinn）的著作。最后，我还要强调，正念会以一种渐进的方式发展，并扩张至体验、认知、情绪、身体和人际关系的所有层面。它可以在康复的各个层面中指引我们，并具有至关重要的作用，我们会在后文更具体地讨论这一点。

情绪疗愈

导致创伤的父母对我们造成的情绪伤害并不亚于对我们造成的思想伤害，因此，我们也需要在情绪层面上进行大量的疗愈工作。同时，由于我们所处的社会文化有时也会伤害我们的**情绪天性**（Emotional Nature），所以情绪层面的康复需要我们特别重视。

情绪层面的康复

创伤幸存者在试图与自身情绪建立良好关系时，会努力接受这样一个客观事实：人类的感受往往自相矛盾，并经常在两种相反的极端情感之间摇摆。因此，情绪在各种极端情感之间发生不可预知的变化是非常正常的。也就是说，人的情绪会在快乐与悲伤、热情与沮丧、爱与恨、信任与怀疑、勇敢与恐惧、宽容与责备等极端情感之间变化，这是非常正常的，也是非常健康的。

不幸的是，在我们的社会文化中，只有"积极"的情绪体验才会被认可和允许。然而，如果人们只接受积极的情绪，就会出现至少以下两种令人痛苦的情况。

第一种情况：人会强迫性地试图避免那些被否定的情绪。这实际上既会伤害自己又会让自己精疲力竭，还会使人更加沉溺其中。这就像一个小丑在表演，他疯狂地想要从一张捕蝇纸中挣脱出来，结果反而更加动弹不得、纠缠不清。

第二种情况：压制情绪光谱的某一端，往往也会导致对所有情绪的压制，于是人就会变得麻木。我们可以把积极的情绪能量比作一个在泡澡的婴儿，而泡澡水就相当于那些不被接受的情绪。当人倒掉泡澡水时，婴儿也会随着水流被倒掉。

排斥人类的基本情绪会导致很多不必要的损失，就好像没有黑夜就没有白昼，没有工作就没有玩乐，没有饥饿就没有饱足，没有恐惧就没有勇气，没有泪水就没有欢愉，没有恨就没有真正的爱一样。那些主动或被迫选择只认同积极情绪的人通常会变得死气沉沉、乏味、麻木，犹如在没有情感的"无人之境"离群索居。此外，当一个人试图过度地保持一种他偏好的情绪时，他通常会表现得造作而不自然，就像塑料花一般。而如果一个人学会心甘情愿地接受人类自然的情绪，理解情绪总会潮起潮落，那他最终将获得成长的能力，在情绪灵活性这一重要领域中提升自己。

对所谓消极情绪的压制会导致很多不必要的痛苦，也会让人丧失很多必要的情绪天性。事实上，困扰现代社会人类的孤独、疏离、分心成瘾（Addictive Distraction），很大程度上是因为人们被迫学会了去拒绝、去病态化，甚至因许多正常的情绪状态而惩罚自己与他人。无论是在自我内心的最深处，还是在最亲近的朋友面前，人们都不被允许探索和拥有正常的消极情绪。愤怒、抑郁、嫉妒、悲伤、恐惧等情绪都是正常生活的组成部分，就像面包、鲜花和街道的存在一样自然，然而，它们现在却成了人们避之不及的"可耻的"人性体验。

——

人们对消极情绪的排斥和压制导致了情绪的贫瘠。情绪的贫瘠是一种普遍的病症，它对健康的影响通常被委婉地称为"压力"。而就像情绪一样，压力也常常被当作某种必须被清除的无用废品。这是何等的悲哀，因为在一个完整健全的心智中，所有的情绪及与之相关的感受都具有极其重要的功能，尤其是在健康的自我保护方面。我们如果无法体会不自在或痛苦的感受，就是被剥夺了一种最基本的能力，无法注意到周遭的不公、虐待和忽视。那些无法感到悲伤的人通常无法意识到自己遭到了不公的排挤，而那些无法对虐待感到愤怒和恐惧的人，往往会不加抗议地忍受，并不断将自己置于危险之中。也许人类在过往的时间里从来没有像在21世纪这样，与这么多正常的情绪状态如此疏离，也从未有这么多人在情绪上如此麻木和贫乏。

人只有无差别地接受（这里的"接受"并非指不负责任或胡乱地倾

泻情绪）所有的情绪，才会有完整健全的心智，才能拥有坚定的自尊并享受真正的幸福。因此，尽管在出现爱意、幸福和宁静这样的感觉时，人很容易喜欢自己，但只有当你在生活中遭遇了不可避免的失落、孤独和困惑，无法控制的不公和意外的错误，并因此受到了情绪伤害时还能保持自爱和自尊，才表明你的心理在更深的层面上是健康的。

人类的情绪就像天气，总是变化多端，难以预测。不管认知行为疗法如何指导我们，都无法激发一种可以永远持续下去的积极情绪。尽管这听起来让我们颇为失望，尽管我们可能很想否认这一点，尽管这给我们带来了持续的人生挫败感，尽管这让我们在成长过程中对控制、选择自己情绪的欲望愈发强烈，但这就是事实——产生情绪总归是一种人类的天性，大多数情况下不受我们意志的支配。

情绪智力

丹尼尔·戈尔曼（Daniel Goleman）将**情绪智力**（Emotional Intelligence）定义为"成功地识别和管理自身情绪并恰当地回应他人情绪的能力"。如前文所述，我认为情绪智力的高低体现在我们接纳所有情绪（而不是自动脱离它们，或以一种伤害自己或他人的方式表达它们）的程度上。当我们的情绪智力足够高时，这种接纳将延伸至我们的亲密对象。我的一个来访者将其视为"高品质关系"的特点。

换言之，情绪智力高意味着一个人有足够强大的自尊，这足以支持他在所有情绪状态下都能对自己敞开心扉。而且当他和朋友为彼此提供这种情绪接纳时，双方都会获得亲密感。再次强调，这并不包括破坏式的泄愤，这种表达情绪的行为对建立、维护信任和亲密关系来说显然会起到负面作用。

———

导致孩子患上CPTSD的父母通常会虚伪地以双重模式来损害孩子的情绪智力。他们会因孩子表达了情绪而虐待孩子，同时又会用自己毒性的情绪表达方式来虐待孩子。他们对孩子表达出的痛苦情绪特别蔑视，这种蔑视会使孩子的一种非常重要的能力——恰当地表达悲痛的能力陷入发展停滞。

一个典型的例子是，父母的伤害使孩子痛哭流涕，而这时父母居然还说："别哭了，再哭我就让你好看！"有一个来访者告诉我，他经常幻想自己愤怒地回答父亲："你在说什么？不就是你让我哭成这样的吗？"但他却没有说出口，因为他早就知道愤怒的反击是一项"禁忌"，只会招致更凶残的"报复"，父母会杀气腾腾地说："看我不打死你！"

在上述例子中，父母对孩子情绪智力的"屠戮"是非常明显而露骨的，而同样常见的还有对情绪智力的阴险的被动型攻击。这类攻击表现为父母在孩子表达情绪时的逃避行为。在情感上遗弃孩子的父母会在孩子哭泣时采取隔离惩罚，或习惯性地躲开哭泣的孩子，比如回到自己的房间。

以上两种对情绪智力的攻击都属于情绪虐待。还有一种特别令人难以忍受的情绪虐待是在制造创伤的家庭中，孩子甚至会因为显露出愉快的情绪而遭到攻击。写到这里，我闪回到了童年时的一个场景——我的母亲对着我的妹妹冷笑并吼叫道："你在开心什么！"而我的父亲经常说："你在笑什么？快把你那副笑脸收起来！"

最糟糕、最具伤害性的是，这些情绪攻击还会被用在不会说话、只能用情绪来表达自己的婴幼儿身上。要知道，他们还太过幼小，根本无法完成2～3岁的发展任务，即用语言来表达需求和感受。

——

情绪虐待几乎总是伴随着情感遗弃。情感遗弃，简单来说，就是父母持续无情地缺乏温暖和爱意。对此最令人心酸的描述就是"不被父母喜欢"，这种说法戳穿了很多父母的谎言。因为很多制造创伤的父母都声称爱自己的孩子，但是实际上却通过无数的方式体现出他们根本不喜欢孩子。在我的成长过程中，"看到你就恶心"是我的父母很爱说的话。

直到现在，我回想起以下一幕时还会流泪。我那遭到情感遗弃的妹妹躲在房子的角落里求我们家的狗："喜欢我吧，金杰，喜欢我吧！"

毒性羞耻感与"灵魂谋杀"

父母在我们表达情绪时做出的排斥性回应会使我们与自己的感受疏离，让我们在害怕自己情绪的同时也对他人的情绪感到恐惧。约翰·布雷萧将这种对孩子情绪天性的破坏描述为"灵魂谋杀"。他将其解释为这样的过程：孩子的情绪表达（也是孩子自我表达的第一种语言）遭到了父母强烈的厌恶性攻击，以致孩子所有的情绪体验都立刻转化为了毒性羞耻感。

我认为毒性羞耻感是内在批判者的情感，而内在批判者的思维是对羞耻感的认知——我们最初的被遗弃经历导致了这个糟糕的阴阳过程[①]。

——

家庭和社会对我们的"情绪天性"打出了一套致命的组合拳，因此我们需要恢复自己与生俱来的情绪智力。卡尔·荣格（Carl Jung）认为这一点非常重要，因为情绪能告诉我们什么才是对自己真正重要的。当我们的情绪智力受到限制时，我们常常不知道自己真正想要的是什么，所以即使是做很小的决定都会非常纠结、不断挣扎。

随着情绪智力的逐渐恢复，前文提到的正念便开始延伸至我们的情绪层面中，这有助于我们不再自动地从自己的感觉中解离。然后，我们开始学会识别自己的感觉，并选择以健康的方式来应对它们。这样的情绪发展会让我们发现自己内心真正的喜好，进而帮助我们更轻松、更好地做决定。

一位男性来访者在他的长程治疗即将结束时对我说："昨天，我在思考自己在这些年的治疗中有什么收获时，惊喜地意识到，我的价值观已经在很大程度上摆脱了自己从小浸淫其中的强调男子气概的家庭和社会文化的影响。我现在觉得自己更喜欢艺术而不是科学，更喜欢小说而不是科普作品，更喜欢园艺而不是高尔夫，更喜欢和伴侣待在家里，而

---

① 作者借阴阳的概念来表达毒性羞耻感和内在批判二者的关系，二者相辅相成，互为因果，近似一体。——编者注

不是去酒吧聚会。"

哀悼是一种情绪智力

哀悼是我们与被压抑的情绪智力重新联结的关键过程。哀悼会将我们与自己完整的情感重新联结起来，这有助于我们释放由童年的可怕损失带来的痛苦。这些损失就如同我们某些部分的"死亡"，而哀悼往往能让它们重生。

哀悼能帮助我们恢复十分关键却处于发展停滞的口头宣泄能力。第十一章会介绍四种哀悼方式，**口头宣泄**是其中的倒数第二种，它以通过释放和化解情绪困扰的方式来抒发情感。

我认为下面对一组六格漫画的描述能非常直观地展现口头宣泄的巨大力量：

在第一格漫画中，一个女人头顶有一片乌云，她正在和一个头顶阳光灿烂的朋友说话。在第二格漫画中，当女人做出抱怨的手势时，那片乌云遮住了她朋友的太阳。在第三格漫画中，随着她发泄愤怒，头顶的乌云放出了一道闪电，她和朋友都气得满脸通红。在第四格漫画中，乌云开始下雨，她们抱在一起，泪水交融，相互安慰。在第五格漫画中，她们面容舒展，乌云已经不再遮蔽太阳。在第六格漫画中，阳光照耀着两人，她们微笑着开始愉快地交谈。

这组漫画展示了口头宣泄的效果。这种哀悼方式对增进亲密关系非常关键，同时也是CPTSD治疗中关键的疗愈过程。下面是口头宣泄在治疗中使用的一个实例。

一位来访者前来面谈时正处于情绪闪回状态，他退行到了受伤的童年，感觉非常糟糕，既难过又愤怒，并再次迷失于最初被遗弃时的痛苦中。这种状态就像死亡一样，令他非常痛苦，于是他开始对此进行口头宣泄。

他让自己的情绪随着话语倾泻而出，通过诉说、哭泣和发怒，将痛苦表达了出来。在这种处理痛苦的过程中，他逐渐从闪回的情境里走了出来，恢复到日常的正常状态，不再陷于受到创伤的童年。这种解脱使他恢复了正常的应对能力。并且，当他将悲伤表达得足够彻底时，他更觉得生活充满希望，也更轻松。他的幽默感也会常常重现，即使是在口头宣泄时也伴随着爽朗的笑声。这种笑声与他在刚开始接受治疗时的"幽默"大不相同——那时的"幽默"是源于内在批判者的讽刺和霸凌。

——

内在批判者有时对哀悼充满敌意，因此缩减内在批判者可能是疗愈过程中的首要任务。不过，在内在批判者被充分"驯服"之前，哀悼可能会让闪回恶化，从而无法发挥原本的复原功效。

我治疗过的许多来访者受伤至深，以致我们必须花上好几个月的时间在认知层面进行治疗，才能让他们在哀悼时能够摆脱恶毒的内在批判者的破坏性影响。本书第十一章提供了很多关于恢复哀悼能力的实用指导。

灵性疗愈①

精神信仰无疑是非常个人化的话题，是每个人的私事。我所写的内容无意干涉他人的信仰，而是想介绍一些心理学概念，这些概念属于非宗教性质的灵性领域。然而，我知道一些创伤幸存者在童年遭受过痛苦的心灵（Spiritual）虐待，如果"灵性"（Spiritual）这个词让你觉得被冒犯或勾起了你的任何不快，请跳过这一部分内容。本书的工具箱中还有很多其他有用的工具。

通过更高层次的归属感来缓解被遗弃的痛苦

由CPTSD引发的遗弃抑郁有一个重要的表现，那就是幸存者缺乏对人类群体、生活、任何个体或事物的归属感。我遇到的许多幸存者，他们的第一丝"归属感"都萌生于灵性探索。他们在人世间只能看到背叛，于是转为向灵性层面求助。

灵性追求有时是被寻找归属感的无意识期待推动的。对一个孩子来说，最糟糕的事情莫过于在原生家庭中不被喜爱，永远无法融入其中。此外，许多幸存者几乎没有或完全没有体验过让他们感到安全和受欢迎的人际关系。

很多幸存者也无法在传统的宗教组织中找到归属感。他们觉得传统

① 灵性疗愈指通过鼓励患者主动注意身心状况、深入探索内在的精神生活，进而发现自己积极的潜力，以恢复精神健康的疗愈方式。——编者注

宗教和自己不健全家庭太过相似，因此会寻找更多遗世的灵性疗愈方法。他们有时会通过阅读灵修书籍或参加冥想练习找到归属感，觉得自己归属于一个更广阔且更能慰藉人心的事物，这也让他们避免了直接与人接触的风险。

还有一些幸存者则通过置身于自然、聆听音乐或欣赏艺术获得了归属于某种更宏大、更有价值事物的灵性体验。曾经有一本书给我留下了很深的印象，但书的名字我已经记不清了，那是一本名人语录，其中的一些名人通过直接感受自然之美而获得了**神性**（Numinous）体验。

神性体验是一种有力而动人的精神感受，它能让人感到在宇宙背后和自己内心之中都存在着一股积极、正面的力量。这股感受有时会让人体会到恩典，并深深地感到自己是有价值的，生活可期，生命可贵。

感恩

不管灵性或神性体验源于何处，它们都能为幸存者提供归属感，使其感觉自己归属于某种更宏大、本质上更美好的事物。这种体验可能会指引幸存者找到与自己有同样感受的作者、演讲者或其他的人生旅途中的旅伴，然后为其打开一扇新的大门，让幸存者从其他人身上找到安慰。最终，幸存者甚至能感受到，这世上还有足够美好、安全，并值得与之交往的人。

有一位读者曾在我的网站上留言，讲述了她的一段感恩体验。她名叫玛丽·奎因（Mary Quinn），来自爱尔兰。我询问她是否可以转载她所写的内容，她说："可以，就当是为了纪念我心中的那个小孩，和那些她的声音不被听到的岁月。"下面的内容转自她的讲述。

"几天前的一个清晨，我去海边看日出。忽然，我有了难以置信的体验，感到了纯粹的通透。我坐在海滩上，看着鸟儿在海面上低空飞翔，月亮还依稀可见，太阳正在升起。我意识到自己正凝视着三颗星球，而周围空无一人。

"那一刻美得令人窒息，那种深刻的感受使我的泪水顺着脸颊滑落。在此之前的很长一段时间里，我一直处于麻木的状态。但现在，我环抱住自己，强烈地感受到心中那个小孩的存在，这种感受几近痛苦，但很治愈。我意识到，是我之前的所有生命体验带我来到了这一刻，并使我有了能够欣赏这份感动的深度。一种平静的感觉像温柔的海浪一样洗透了我。我体会到一种联结，感到万事万物都是生命的一部分，它们的美丽令人叹为观止。我感觉自己正在用所有的感官体验这一刻，我从未意识到自己的情感能如此丰富。

"我感受到一种深刻的感恩之情，那种感觉就好像在最深的层次上与生命本身有了联结。所有的生活际遇和我认为的问题在那一刻都显得苍白与无足轻重，我的心中只留下了最纯粹的爱。那种感觉真像是一种恩典，尽管转瞬即逝，但它给予了我足够的养分和希望，让我可以继续前行。"

足够好的抚育

若孩子在发展阶段得到了足够好的抚育，他们便会觉得人生是一份礼物，尽管生活中他们偶尔也会有艰难和痛苦。

足够好的抚育一词源于著名的成人与儿童心理学家唐纳德·温尼科

特（Donald Winnicott）。他创造了"足够好的母亲"一词来描述他所观察到的现象，即孩子不需要完美的父母也能健康成长。他在漫长的职业生涯中注意到，只要父母的行为具有合理的一致性，并且给予的爱和支持较为稳定，孩子就会在成长过程中具备获得强大自尊和建立亲密关系的能力。

如今许多治疗师会将"足够好"一词用于形容朋友、伴侣、父母等。这通常是为了解构人们对关系的完美期望，这样的期望非常不切实际，甚至会破坏本质上有价值的关系。当将"足够好"这一概念应用在人身上时，一般指一个人本质上心地善良，努力做到公正，并且大多数时候都能履行自己的承诺。我还喜欢把"足够好"应用到更多的事物上，如"足够好的工作""足够好的尝试""足够好的旅行""足够好的一天"或"足够好的生活"。我广泛地运用这一概念来对抗非黑即白（Black and White）、"全或无"（All or None）的内在批判者思维，这种思维习惯性地将所有不完美的人和事都判定为有缺陷的。

——

足够好的父母会给予孩子充分的支持、保护和宽慰。他们还会引导孩子建设性地应对反复出现的生活难题，诸如损失、真正的恶人、糟糕的时事，以及对家人和朋友正常的失望。最重要的是，他们会示范如何修复亲密关系中的失望，关键方式就是愿意原谅孩子正常的错误和缺点。

孩子在一个足够安全和充满爱的家庭中长大，会自然而然地加强注意并享受生活馈赠的能力，他们会懂得生活中的美好大大超过了那些必然的损失和艰辛。因此，孩子若能得到足够好的抚育，便能轻松识别霸凌和剥削行为，并保护自己不受伤害，因为他们认为自己本就值得被善待，不必适应那些不公平的对待。

然而，在一个创伤性家庭中，几乎或完全没有什么是足够好的，因此也没有什么可感恩的。孩子的内在批判者在一次次的伤害中被过度开发，并开始过度关注自己和他人的不完美之处。这有时能帮助孩子隐藏那些会招致惩罚的特质，也会帮助他们进一步避开那些可能会惩罚他们的人。

不幸的是，长期下来，孩子会习惯于**只用**消极的眼光看待自己、他人和生活。因此，当他们长大成人并脱离了真正有害的家庭后，他们也看不到生活给予自己的很多新的可能性。他们的发展停滞导致他们无法看见自己美好的一面，也无法看见其他那些足够安全的人。

身体疗愈

创伤会以多种方式对人体造成伤害，所以我们需要了解CPTSD对我们身体层面造成的伤害，从而激励自己采取措施，帮助自己实现在身体层面的疗愈。

长期创伤造成的生理伤害，大多数都是因为我们被迫长期处于过度觉醒状态，被困于战、逃、僵或讨好的反应模式中。当我们长期处于紧张状态（即交感神经系统活跃）时，有害的生理变化便会根植于我们的身体。以下是CPTSD对身体造成的一些常见影响。

过度警觉

呼吸浅，节奏杂乱

肾上腺素持续分泌

盔甲化（Armoring），如慢性肌肉紧张

冲刺和防御反应对身体造成的损伤

身体无法放松，感觉不踏实

过度活跃而导致的睡眠问题

消化道紧张，从而引发消化系统疾病

过度使用酒精、食物或药物进行自我药疗[①]而造成的生理损伤

此外，如果受到躯体虐待或性虐待，幸存者就会缺乏或丧失通过触摸身体来安抚自己的能力；如果受到言语或情绪虐待，那么幸存者就很难发展出被眼神接触或人声抚慰的能力。

自助躯体疗法

好消息是，当我们通过更有效的闪回管理来减轻生理压力时，身体会在一定程度上自行修复。例如，在练习哀悼时，我们就可以通过自我同情的哭泣和自我保护性地表达愤怒来放松盔甲化的身体，促进**具身化**

---

① 自我药疗是指在没有医生或其他医务人员的指导下，个体使用某种物质来试图治疗自己身体或心理上的疾病。物质不限于药物，食物、酒精或其他物质都可能是自我药疗的"药"。这种治疗不一定有效，而且使用不当会对身体造成损伤。有人指出自我药疗可能是一种暂时的逃避或麻痹。——编者注

（Embodiment）①、改善睡眠、减少过度警觉，并激发更深、更有节奏的呼吸。

然而，要想完全放松身体，我们就需要进一步的躯体治疗。有一些自助方式就可用于治疗CPTSD造成的生理伤害，瑜伽、按摩、冥想和放松训练都可以帮助身体放松，缓解不必要的紧张。本书第八章"管理情绪闪回"第七步包含的五种自助躯体练习方法，可以用来缓解闪回中身体的过度觉醒；第十二章的"身体的正念"和"自省式的身体练习"两节介绍的一些方法能帮助我们减少肾上腺素的分泌，进行深度放松，并改善消化系统功能。

———

拉伸也是一种非常有效的躯体治疗方法。定期对身体的主要肌群进行系统化的拉伸，可以帮助身体缓解由于长期进行4F反应而引起的盔甲化。身体盔甲化的成因是，当4F反应被激活时，身体会收紧或收缩，以应对预期中必须进行的反击、逃跑、使自己不被注意或讨好他人。

学习拉伸对于我来说是一种很大的折磨，因为我的身体处于极度盔甲化的状态。我非常抵触这种自我滋养的任务，因此我花了很长的时间才把拉伸培养为一种习惯。雪上加霜的是，我总是练习小组中柔韧性最差的那一个，为此我不得不经受许多毒性羞耻感的打击。此外，当大家谈论拉伸的感觉有多好时，我既感到困惑，又觉得羞耻，因为我从拉伸

① 具身化指生理体验与心理状态之间的强烈联系，人体可以通过生理体验来激活心理状态，反之亦然。——编者注

中感受不到丝毫的愉悦。

不过值得庆幸的是，我在阅读相关文献后意识到了拉伸的重要性，通过坚持不懈的练习，我终于取得了明显的效果，解决了持续数十年的背痛问题。尽管我现在还是不太喜欢拉伸，但我坚信，我之所以在60多岁时还能跑步、游泳和打篮球，拉伸练习功不可没。对我来说，拉伸练习已成为爱和自我滋养的活动。

僵类型及其亚型的幸存者也能受益于不同类型的运动疗法和有氧训练方案。此外，自信训练（Assertiveness Training）和愤怒释放练习（Anger Release Work），对于缺乏自信果敢或自我保护意识的幸存者来说特别有帮助。

CPTSD和躯体疗法

很多躯体疗法都可以用于身体层面的疗愈。不过，如前文在介绍认知行为疗法时提到的，如果有一种躯体疗法声称可以跨过认知和情绪层面的治疗，直接治愈CPTSD，那么，我建议大家对其保持谨慎。事实上，有些躯体疗法全盘否定认知疗法，并去除了缩减内在批判者这个关键过程。有些躯体疗法还否认其他方法的重要意义，认为没有必要哀悼童年的损伤，也无须了解父母的虐待与忽视是问题的根源所在。虽然如此，如果一些躯体疗法治疗师不主动否定或阻碍幸存者在认知和情绪层面的治疗，那么他们依然可以帮助幸存者有效地治疗生理创伤。

比如，我认为眼动疗法（Eye Movement Desensitization Reprocessing，简称为EMDR）和躯体经验创伤疗法（Somatic Experiencing）是非常有效

的减压方法。它们对治疗单纯型的PTSD尤为有效。然而，在治疗CPTSD时，它们所包含的措施却不全面，除非治疗师能够兼收并蓄，将针对缩减内在批判者和哀悼童年损伤的疗法也纳入治疗方案。

其他躯体治疗方法，如罗森疗法（Rosen Work）、罗尔夫按摩疗法（Rolfing）、再生疗法（Rebirthing）和赖希式疗法（Reichian）也都有助于幸存者恢复哀悼和表达愤怒的能力。

我认为罗森疗法对治疗躯体虐待或性虐待的幸存者格外有效。这种疗法强调轻柔地触摸，可以帮助幸存者平息由身体触碰和靠近带来的**惊吓反应**（Startle Response）和焦虑反应。惊吓反应指幸存者在听到巨大的声音或遇到意料之外的身体接触时突发的全身闪躲反应。这通常是一种回到过去虐待经历的躯体性闪回。以我为例，我的惊吓反应是由于父母在我小时候频繁地扇我耳光导致的。我喜欢在公共泳池游泳，可是周围人挥动手臂却常常会触发我的惊吓反应，我花了很长的时间才将其克服。

我寻觅了很久，才找到一位愿意接受我在治疗过程中加入口头宣泄的罗森派治疗师。一些治疗师更喜欢安静地治疗，而对大部分幸存者来说，这可能会影响他们的治疗效果。另外，有一些幸存者能在特别温柔、安全的伴侣的帮助下减轻躯体的症状，而无须治疗师的介入。

自我药疗

作为一名心理治疗师，我没有资格提供用药建议，但我观察到SSRI（5-羟色胺选择性重摄取抑制剂）类抗抑郁药物似乎对那些需要服用药物的幸存者帮助很大。只要服用的剂量适当，SSRI类药物通常不会使情绪钝化、阻碍悲伤的表达。此外，如果你持续努力地缩减内在批判者却收效甚微，SSRI类药物通常能帮助你减少内在批判者的出现次数并减轻其刻薄程度，使你可以更有效地缩减内在批判者。一旦内在批判者得到了足够的缩减，你就可以停止用药了。但需要注意的是，如果你没有做大量的缩减内在批判者的工作，停药之后，它又会变得和之前一样强烈。

加博尔·马泰（Gabor Mate）[①]关于减少药物伤害的研究可能会对那些一直无法停止或减少使用非治疗性药物和物质的幸存者有所帮助。但如何解决药物和酒精的滥用问题超出了本书的讨论范围，如果你无法摆脱自我药疗的习惯，而它又妨碍了你的CPTSD疗愈进程的话，我建议你寻求相关戒瘾机构的帮助。

解决饮食问题

让我们来谈谈身体疗愈的最后一个方面：关于饮食问题的自我治疗。我同意约翰·布雷萧的观点：几乎所有在不健全家庭中长大的人，都患有进食障碍（Eating Disorders）[②]。进食障碍是导致消化道问题的关键因素，而消化道问题是CPTSD幸存者的常见症状。

---

① 加拿大心理医生，研究领域包括压力与疾病、成瘾研究，著有《饥饿幽灵的王国》（*In The Realm of Hungry Ghosts*）等书。——编者注

② 进食障碍是指以进食行为异常，对食物、体重、体形过度关注为特征的一组疾病，包括神经性厌食和神经性贪食。——编者注

改变饮食习惯是极其困难的。一位来访者在我的候诊室布告栏上留下了这样一句话："治疗酒精和药物成瘾就像对付笼中的老虎，而治疗食物成瘾却如同每天把这只老虎从笼子里放出来三次，然后带着它散步。"

克服食物成瘾是一项艰巨的任务，你需要循序渐进，还需对自己怀有同情之心。这是因为，遭到创伤性遗弃的孩子会自然地向食物寻求安慰。食物为人类提供了第一份来自外部的慰藉，当一个孩子渴望爱时，他往往会把食物作为他爱的对象。长此以往，他很可能会将食物"升级"为药物。此外，越来越多的科学证据表明，含有大量糖、盐和脂肪的加工食品特别容易使人上瘾。

食物成瘾在我们学会说话之前就开始了。那时食物能有效地帮助我们挺过难熬的"混杂的被遗弃感"。不幸的是，我们往往不得不长期依赖食物的抚慰，因此这种过度依赖很难被克服。我不建议任何处于疗愈初期的人将食物成瘾作为主要关注点，除非进食问题威胁到了生命安全。如果你想缓解食物成瘾的情况，我更推荐加博尔·马泰提出的"减少伤害"（Harm Reduction）的取向。此外，吉宁·罗斯（Geneen Roth）的著作《摆脱强迫性饮食》（*Breaking Free from Compulsive Eating*）也提供了一种适度、合理的饮食改善方法。

有不少创伤幸存者可能没有意识到自己的进食习惯有害，但也有很多人走向了另一个极端：他们着魔般地过度关注饮食问题，以为找到完美的饮食方案就能摆脱所有的痛苦，而我也曾经是这些人中的一员。许多人为了这个目标，会对所有被过度吹捧的新型营养补充剂趋之若鹜，还有一些人在运动健身时也有这样的执念。

这些举动虽然可以理解，却都是一种过于简化的治愈幻想，而且有这类行为的幸存者通常忽略了疗愈过程中更为核心的问题。几乎每个人对健康饮食和运动都有自己的想法，我的建议是，尽可能在一个适度、可行的范围内尝试调整饮食。

第三章

改善关系

预先警告

有些幸存者遭到了父母极其严重的背叛，因此要求他们立刻再次信任他人是不公平、不合理的。本章建议幸存者试着接受他人的帮助，但如果这些建议让你感到沮丧或难以接受，那么请跳过这一章。本书中还有大量其他的内容能帮你减轻CPTSD的许多症状。康复是相对的，并不存在完全彻底的康复，因此你无须采纳书中的所有建议，只需选择最适合你的。

此外，我网站上的留言者、我的许多来访者以及我个人的经验都表明，真正的关系型疗愈可以来自人际关系以外的关系。哺乳类宠物就是特别好的疗愈型关系对象，它们的依恋需求①和依恋方式与人类非常相似，因此能够与人类发展出疗愈型关系。卡尔·罗杰斯（Carl Rogers）②

---

① 依恋需求是指个体寻求并力图保持与特定对象的情感与身体联系的基本社会性需要。——编者注

② 美国心理学家，人本主义心理学的主要代表人物之一。——编者注

指出，年幼的孩子必须拥有无条件的积极关注才能茁壮成长，而狗和猫可以成为这种关注的绝佳来源。

自然、音乐和艺术也能提供关系型疗愈。此外，对一些幸存者来说，藏身于一本好书之后的作者也可以在安全距离中帮助他们推进疗愈进程。

即使幸存者经历了最令人发指的背叛，有时奇迹也会出现，使幸存者找到一段与他人的治愈性联结，尤其是在疗愈的后期阶段。

CPTSD 是一种依恋障碍

许多治疗师认为 CPTSD 是一种**依恋障碍**。这指的是，幸存者在童年阶段找不到一个可以与之发展健康的亲密关系的安全可靠的成人，因此也就无法向他人学到建立亲密关系的关键技巧。当与照料者建立健康关系的发展需求没有得到满足时，幸存者在成年后通常就很难找到并维系健康的支持性关系。

社交焦虑的成因

若在成长过程中没有可靠的人给予爱、支持和保护，孩子通常会对社交活动感到非常不安。他自然而然地变得不愿意向任何人寻求支持，并且不得不把"靠自己"当作生存的策略。

幸存者会觉得对别人有需求是特别危险的。从关系中获得安慰和支持是人与生俱来的能力，但幸存者的这种能力受到了很大的限制，甚至完全丧失。许多高功能的幸存者尽管有足够的社交能力，但仍会对社交感到焦虑。

在结构化的社交情境①中，大家的预期很明确，共同的目标使人们不再关注对话，而聚焦任务的完成情况。然而，在非结构化的社交情境中，如派对或朋友小聚，则更有可能触发社交焦虑。在后面这些场合中，幸存者不得不进行随性的自我表达，他会感觉仿佛闪回到了童年时的灾难场景。

无论是结构化的还是非结构化的社交情境，幸存者在建立人际关系时往往都需要隐藏很多焦虑和不适。我的一位来访者是位非常成功的商人，他告诉我："我在会议上非常冷静、沉着和镇定，是名副其实的语言艺术家，像迈克尔·凯恩（Michael Caine）一样临危不乱。我表现得像个国王，但内心却非常纠结抓狂，我对自己说过的每一句话、做过的每一件事都感到怀疑和羞耻，这让我痛苦不堪。"

大量的童年虐待经历会给幸存者的大脑植入一种"他人即危险"的强大"程序"。在长时间的闪回中，幸存者严重的社交焦虑可能会演变为社交恐惧症。

在我状态最低迷的阶段，处于情绪闪回中的我甚至无法出门倒垃圾。我担心我的邻居（她很友善，总是肯定我）会从窗户往外看，发现我是多么地可悲可怜。更糟糕的是，我害怕她会出来与我交谈。

---

① 结构化的社交情境指有硬性或柔性制度的情境，如上班、上学、在超市购物等情境，人们有规则可循，知道自己和别人该如何扮演角色。而作者所提到的派对、朋友聚会等情境——没有明确规则、人们可以自由发挥、实现与他人互动，就属于非结构化的社会情境。——编者注

尽管如此，这几十年来，不管内在批判者对我的评价多么不堪，我还是参加了必要的社交活动，而且似乎还表现得相当不错。当我没有处在闪回状态时，我甚至还感觉到有很多人真的喜欢我。

然而不幸的是，我几乎无法从这种体验中得到任何满足或安慰，因为在我伪装的平静外表下，我的内心涌动着不安，我常常在盘算的，就是什么时候才能以最不引人注意的方式逃离社交场合。

我的关系型疗愈之旅

我经历了漫长而渐进的疗愈之旅，才逐渐敞开心扉接纳了真正的亲密关系。接下来的故事是我在这段旅程中迈出一大步的重要标志。

我曾经有一条名叫"乔治"的狗，它是唯一能让我真正放松的存在。有一天，我和它一起坐在我家的门廊上。突然间，乔治挣脱了缰绳，冲向了马路对面，去追赶一只猫。猫还没追到，一辆飞驰而来的车就把它撞倒了，车的前后轮先后从它身上碾过。那是我成年以来经历过的最悲痛的事。当冲击（解离）消退后，我就被"混杂的被遗弃感"淹没了。

悲痛之余，我还感到惊慌失措、紧张不安。就像我在童年感到不知所措时一样，我在房间里躲了36个小时，害怕与我那些酒肉之交的室友接触。我当时28岁，仍然极其害怕展现自己脆弱的一面。我所有的人际关系都建立在我讨好他人的行为以及伪装出来的幽默感之上，而在当时的状态下，我什么笑话也想不出来。所以，我绝不会让别人看到我这种令人反感的状态。

我无法入睡，睡眠状况的不断恶化让我不得不担忧自己真的快要疯了。就在这时，"奇迹"装扮成以往我厌恶的形式飘然而至，那是一种深深地臣服于哭泣中的奇迹——由漫长的抽泣带来的释放，给了我从未体验过的抚慰。

那是我贯穿全书所谈及的释放。当眼泪倾泻而出时，我知道自己会好起来的，也知道自己不会疯掉，我可以用最真实的（也许是我第一次感受到的）自尊感来面对我的室友。从那一刻起，我知道自己还需要更多这种治愈的眼泪。

疗愈消解了孤独的羞耻感

然而，我很快发现自己的眼泪被卡住了，就像以前一样，或者说至少从六岁开始就是那样——那是我印象中童年时期的最后一次哭泣。进一步的阅读和研究引导我开始寻求帮助，于是我接受了心理治疗。幸运的是，我在第一次治疗时就遇到了一位足够好的治疗师。

这对我来说是一项里程碑式的成就，它开启了一段漫长而曲折的疗愈之旅。旅途中的我与治疗师、治疗团体建立了深刻的友谊。在这段旅途中，有些体验对我非常有帮助，有些体验却对治疗起了反作用，但随着时间的推移，它们都变得越发有益。

真正有效的关系型疗愈的核心是约翰·布雷萧所说的"治愈束缚你的羞耻感"。在那种毒性羞耻感的束缚下，我只要无法做出完美的伪装，就会选择躲起来。我认为，如果没有疗愈型关系的帮助，毒性羞耻感是无法被治愈的。治疗师和治疗团体给了我极大的帮助，让我能够摆脱毒性羞耻感的束缚。同时我了解到，真正的亲密关系取决于我分享了多少自己的脆弱。随着我越来越多地练习表达真实情绪，困扰我前半生的孤独感像冰川融化般一点点消失了。

需要注意的是，对于毒性羞耻感的治疗，团体治疗比个人治疗更为有效。这是因为与个人治疗相比，团体治疗通常更能让幸存者体会到更多人共同的脆弱。此外，我们会对与我们有类似遭遇的人产生同情，这种同情有时会自然地延伸为对自己的同情。于我而言，疗愈型的关系体验强化了我的自我同情，其效果远超仅靠我自己所能取得的效果。

就像前文所说的那样，我认为，缺乏自我同情是最糟糕的发展停滞，而恢复自我同情的能力是一切有效治疗的关键。回顾治疗历程，我可以清楚地看到，随着自我同情的增强，我的毒性羞耻感在减少。神经科学的研究表明，我们与生俱来的情绪调节和自我抚慰能力是有限的，而越来越多的其他研究显示，与那些让自己感到足够安全的人交流能够增强我们化解痛苦情绪的能力。

寻找足够好的关系型帮助

我认识一些幸存者，他们很幸运地可以从伴侣或朋友身上获得关系型疗愈，而这些伴侣或朋友通常有足够好的父母，或者是自己已经完成了治愈之旅，并得到了显著的康复。

此外，依恋理论研究者提出了**赢得的安全型依恋**（Earned Secure Attachment）的概念，来描述CPTSD幸存者**足够康复的状态**（Recovered Enough State），即幸存者的依恋障碍得到充分治愈的状态。这种状态的标志通常是幸存者形成了至少一段足够可靠的支持性关系。

当幸存者在治疗关系之外还建立起了赢得的安全型依恋关系，就标志着治疗的成功结束。这种关系的对象通常是幸存者的伴侣或最好的朋友，与他们在一起时，幸存者可以真正地做自己。

———

许多在我网站上留言的人都热情洋溢地分享了他们通过线上康复团体或论坛，得到他人帮助的故事。对那些仍然难以在人前表现自身脆弱的人来说，线上康复团体或论坛特别有帮助。有时线上的距离感和相对的匿名性可以减少幸存者对自我表露的恐惧，同时又能加强疗愈型的关系。基于这一原因，似乎有越来越多的治疗师开始提供电话咨询了。

在第十三章中，我介绍了如何寻找一位足够好的治疗师的方法，也更深入地探讨了**治疗性关系型疗愈**的原则，以帮助你明确对治疗师的合理期待。此外，关系型疗愈也可能来自**相互咨询**（Co-counseling）[①]关系。关于建立相互咨询关系的指南也请见第十三章。

切断与父母的联系

我的许多来访者在开始接受治疗时，仍然被致其受创的父母过度控制，包括控制其外在行为和内心世界。有时他们的父母仅仅通过每周一通电话就能实施这种控制。同时，这些来访者也常常处于虐待性和/或忽

[①] 相互咨询又被称为"互助咨询"，它是一种同伴之间轮流担任患者和咨询师的咨询形式。——译者注

视性伴侣关系中，被压制或被遗弃——这种关系和他们与父母的关系如出一辙。这是最具破坏性的强迫性重复，它迫使幸存者经历了两种最糟糕的关系。

通过深入探索童年创伤，许多来访者终于摆脱了父母的过度控制，平生第一次实现了心理自由。他们尽管已经独自生活了几十年，却并没有真正获得过这样的自由。这些来访者自我抚育能力的提升，往往和大幅减少或完全断绝与父母的关系有关。

我的来访者乔之前遭遇过各种误诊：精神分裂症、阿斯伯格综合征①、妄想症。在开始接受我的治疗时，他过着独居生活。他极为封闭，在生活中自给自足，但通过阅读我网站上的文章，他意识到自己属于僵类型。

刚开始治疗时，让他开口说话就像拔牙一样困难，过了一段时间后，我发现他每天都会与他那自恋、爱打击人的母亲通电话。通过治疗并随着他个人勇气的逐渐增强，他慢慢减少了与母亲的通话：起初是每周一次，然后是每月一次，再后来只在重大节日才联系，几年后他就几乎不再与她联络了。

随着逐渐摆脱令人窒息的母爱而持续地获得外部自由，乔也得到了越来越多的内心自由。就在这时，他在一个ACA②团体（这个团体多年来为他提供了大量积极的陪伴和关系型疗愈）中第一次体验到了生命中有意义的关系。乔与团体中的一位成员建立了健康的亲密关系，在这段关系建

①　阿斯伯格综合征属于孤独症谱系障碍，具有与孤独症同样的社会交往障碍，局限的兴趣和重复、刻板的活动方式，但不同于孤独症的是，此病没有明显的语言和智力障碍。——编者注

②　Adult Children of Alcoholics，酗酒者成年子女康复协会。——译者注

立后的第二年，他结束了在我这里的治疗。

如果父母无情地释放"毒素"，那么即使是父母的只言片语也会触发幸存者强烈的情绪闪回。我的许多来访者在与他们有毒的父母保持联系时，康复便进展得非常缓慢，因此他们通常需要切断与父母的联系才能取得一定的康复进展。罗伯特·霍夫曼（Robert Hoffman）有一本关于这一主题的经典著作，名为《脱离父母》（*Getting Divorced from Mother & Dad*）。

学会处理关系中的冲突

若要恢复真实做自己的能力，有一点需要注意：不能期待别人在你肆意表达愤怒或蔑视时也能够接受你，这样的期待是不合理、不公平的。一些创伤幸存者会在情绪闪回时肆意地、不停地对外界事物或他人进行批判。你如果也会如此，可以参考第十章的内容来避免这种破坏亲密关系的行为。

我们需要注意，亲密关系并不意味着无条件的爱。约翰·戈特曼（John Gottman）的学术研究表明，产生一定程度的分歧、不满和失望是亲密关系中的正常现象。成功伴侣关系的关键特征是，双方能够以建设性的方式文明地处理愤怒和应对伤害。戈特曼的研究发现，在一起超过10年还仍然真心喜欢彼此的情侣都具有这一关键特征。

第十六章的四号工具箱"有爱地化解冲突"列举了一些实用的技巧和视角，它们可以帮助情侣解决相互磨合过程中的冲突。此外，戈特曼夫妇和苏·约翰逊（Sue Johnson）的著作也提供了大量实用的方法，丹尼尔·比弗（Daniel Beaver）的《超越婚姻幻想》(*Beyond The Marriage Fantasy*)则对男性解决与伴侣的冲突特别有帮助。

再抚育

再抚育（Reparenting）是关系型疗愈的关键。受创伤的孩子有许多发展需求未得到满足，而再抚育的主要目标是满足这些需求。在本书中，我们将反复提及这些需求中最基本的两个：爱与保护。

第十六章的一号工具箱"康复意图建议"，将CPTSD幸存者可能尚未解决的各种处于停滞状态的发展需求转化成了具体的目标，从而为疗愈工作指明了方向。

当自己的父母

再抚育需要幸存者平衡地做自己的母亲（Self-mothering，即自我母育）和自己的父亲（Self-fathering，即自我父育）。当孩子对母爱的需求得到充分满足时，他就会发自内心地建立起自我同情；而当孩子得到充足的父爱时，自我保护意识就会深植于心中。

自我同情与自我保护协同共生，如果自我同情是康复的归宿，自我保护就是这一归宿的基础。而当自我同情作为一个可供避难的"大本营"被建造起来时，自我保护的冲动也会应运而生。如果无法获得这两种原始的生存本能，那么生活在这个世界上真的非常可怕。

当我们致力于重新做自己的父母时，我们的疗愈过程就会快速取得进展。我想鼓励各位读者现在就下定决心，成为你自己不可动摇的同情与保护的来源。

自我母育与"无条件的爱"

自我母育最根本的任务是在内心建立一种"我们可爱且值得被爱"的深刻感受。自我母育意味着要在精神、情绪和身体等所有层面去接受和爱自己的**内在小孩**（Inner Child，如果你难以理解"爱自己的内在小孩子"的含义，那么可以将其理解为培养自己发展停滞的部分）。

自我母育基于一个基本原则：获得无条件的爱是每个孩子与生俱来的权利。如果失去了无条件的爱，要从这种失去中康复是很困难的。在童年未能得到足够的爱是我们最大的损失，更遗憾的是，这种损失永远无法完全弥补，因为孩子只有在出生后的前两年左右享有无条件的爱，才有助于他们的发展。

两岁以后，孩子必须开始学习理解人类的爱是有条件的。虽然孩子此时仍需要充足的爱，但父母必须温和地告诉孩子，打人、咬人和砸东西等行为是不被接受的，有条件的爱始于这一时期。通过循序渐进地学习必要、健康的界限和规则，孩子可以被成功地引导，并理解有条件的爱。孩子若得到了足够好的抚育，便能够相对容易地适应无条件的爱逐渐减少的过程。在这期间，孩子会逐渐了解到其他人也有权利和需求，他的绝对权利即将结束，而父母不会总是放弃自己的需求来满足他的需求。然而，如果孩子没能学会理解自己原先的特权是有限度的，就会产生严重的问题。如果不加限制的时间太长，那么孩子就会开始走向成人式的自恋。与此相反，孩子如果过早地受到太多限制，就会形成创伤。

再次重申，心理健康的基础是在两岁以前享有不容置疑的无条件的爱。这是正常且健康的自恋，弗洛伊德将其描述为"婴儿陛下"。CPTSD正是因缺乏无条件的爱而引起的综合征，或者按卡尔·罗杰斯的话说，CPTSD是因为缺乏"无条件的积极关注"而引起的综合疾病。另外，如果在童年早期，无条件的爱骤然消失，也可能引发CPTSD。有些父母对婴儿时期的孩子充满爱意，但一旦孩子开始蹒跚学步，并开始表达自己的意愿，他们就会变得极为严厉并开始排斥孩子。

明智的父母会缓慢而坚定地引入限制。按照理想的速度，孩子在进入青春期时，将能够在满足自身需求和帮助亲密的人满足他们的需求之间取得平衡。孩子将学会分享和互惠，这项成长任务对维持亲密关系至关重要。

"无条件的爱"的界限

爱的缺失或爱的突然过早消失会使人极其痛苦，而这种损失是非常难弥补的。我们会情不自禁地渴望得到那被无端剥夺的无条件的爱，但作为成年人，我们无法指望他人来弥补我们未被满足的童年需求。

唯一的例外是心理治疗，当然，这通常只有每周一到两小时而已。但我见证了许多心理治疗的奇迹般的效果，治疗师给予的无条件的积极关注足以显著地修复父母之爱匮乏对幸存者的伤害。这种充分而持续的关怀还有助于唤醒那些停滞的发展需求，使幸存者能够用充足的无条件之爱来拥抱自己。

———

幸存者常常需要努力压制自己无可厚非但不切实际的渴望——从朋友或伴侣那里获得永久的无条件的爱。但就像童年时期一样，我们最终不得不接受成人之爱的限制。尤其是在恋爱关系中，无条件的爱很少能持续一年以上。当恋爱持续一年左右时，由于情侣之间个人需求的差异，他们会不可避免地开始对彼此感到失望。

尽管如此，爱情仍然是疗愈性的近似无条件之爱的重要来源之一，特别是在它撑过那些不可避免的失望之后。苏珊·坎贝尔（Susan M.Campbell）的《伴侣的旅程》（*A Couples' Journey*）以研究为基础，告诉了读者如何从正常的失望中获得更多的亲密感，这是一本非常实用的著作。

养育你的内在小孩

让我们再来谈谈自我母育。做自己的母亲，我们要致力于增强自我同情和对自己无条件的积极关注，要坚决拒绝沉溺于自我憎恨和自我遗弃之中，并认识到自我惩罚只会让情况更坏，要努力强化以下信念：比起自我评判和自我否定，耐心和自我鼓励对疗愈更为有效。

要想做好自己的母亲，你可以想象在心中开辟一片安全区域，在那里，你的内在小孩和当下的自己永远会被接纳。对自己真切的温柔会让那个内在小孩进入你现在的成年躯体，并让他知道，现在这里是一个受到温暖而强大的成人保护的滋养之地。

若要强化自我母育效果，可以用疗愈性的话语对内在批判者的负面想法进行纠正，而这些话语很可能是你的内在小孩从未从父母那里听过的。我的一位来访者曾经与我分享过一句非常有智慧的话："想法，仅仅是想法，就能充满威力，它既可以像阳光一样有益，也可以像毒物一样有害。"

下面列举的一些话语可以培养你的自我同情心和自尊心。建议你想象着对你的内在小孩说这些话，尤其是当你陷入情绪闪回的时候。

我很高兴你能来到这个世界上。

你是个好人。

我爱你本来的样子，并会尽我所能永远站在你这边。

每当你感到受伤或难过的时候，都可以来找我。

你不需要完美，我一样爱你并保护你。

你的所有感受我都愿意接受。

我总是很高兴见到你。

你可以生气，我不会让你在生气时伤害自己或他人。

你可以犯错，错误是你的老师。

你可以知道自己需要什么并寻求帮助。

你可以有自己的喜好和品味。

你的样子真让人赏心悦目。

你可以选择自己的价值观。

你可以选择自己的朋友，并且不必喜欢所有人。

你可以时不时地感到困惑和矛盾，也可以没有答案。

你让我感到非常骄傲。

自我父育与"时光机营救行动"

许多被遗弃的儿童在成年后会觉得世界非常危险，而他们没有足够的能力来保护自己。自我母育主要聚焦在疗愈忽视所造成的创伤，而自我父育则着重疗愈无力保护自己免受虐待而造成的创伤，这些虐待主要来自父母，也可能来自其他权威人物。

自我父育旨在建立自信，并培养为自己说话和自我保护的能力。这包括学习如何有效地对抗外部或内部的虐待，并维护自身的权利，这一点我将在第十六章的二号工具箱中进行讲解。许多幸存者也从自信训练的课程和书籍中受益良多。

我最喜欢的自我父育练习之一是"时光机营救行动"。我曾用它帮助过自己和许多来访者。在针对来访者使用时，我会借助它来模拟一个过程，让来访者学习抵御经常伴随情绪闪回而来的强烈无助感。

以下是我对自己及来访者使用过的一个"时光机营救行动"版本。我会告诉自己的内在小孩，如果时间旅行是可能的，我将回到过去，制止我父母的虐待行为。在这个过程中，我会这样说："我会打110，会联络儿童保护机构。如果他们要打你，我会抓住他们的手臂并将其扭到他们背后。我会塞住他们的嘴，使他们不能对你大喊大叫，甚至不能小声嘀咕着批评你。我会在他们的头上套上袋子，这样他们就不能对你皱眉或瞪眼。我会不给他们吃甜点就把他们赶去睡觉。为了保护你，无论什么事我都可以做到。"

这样的想象为我提供了一个逃离恐惧和羞耻感的出口，有时甚至还会让我的内在小孩高兴地笑起来。我经常会在这个练习的最后告诉我的内在小孩，我会向有关部门举报我的父母，使他们被送去接受培训，学习如何成为更好的父母。

或者我还会这样对我的内在小孩说：如果可以的话，我会在所有那些可怕的事情发生前，就把你带到未来和我一起生活。我会提醒他，他现在其实和我一起生活在当下，而我会永远竭尽全力保护他。我们现在有了强大的躯体，有了更强的自我保护能力，也有了能够保护我们的伙伴和法律体系。

当幸存者从各个方面持续接纳他的内在小孩后，这个小孩会感到越来越安全，变得愈发有活力，也会更喜欢自我表达。当内在小孩感受到他的"成人自我"一直在为他提供保护时，他会感到足够安全，并开始释放与生俱来的活力、兴致、好奇心和自发性。

代表团的再抚育

最好的再抚育是一种平衡的动态活动，它讲求平衡**他人再抚育**和**自我再抚育**这两个相互促进的过程。再抚育有时需要他人（治疗师、慈爱的老师、和善的朋友或其他支持性团体）发起并作出示范，向我们展示该如何抚育自己。

另外，许多幸存者还会通过阅读在潜移默化中接受**他人再抚育**，我的一位来访者将其描述为"图书社区"。那些图书的作者会在字里行间鼓励幸存者重视和支持自己，从而使他们获得再抚育。

爱丽丝就是这样一位幸存者。她的家庭在她的童年时期给她带来了非常严重的创伤，所以她从小就认为，在别人面前表现出脆弱是非常危险和愚蠢的，她绝不会也不能这么做。然而，在她的内心深处依然强烈渴望得到那些被无端剥夺的支持和帮助，这使她被心理自助类图书强烈地吸引。通过阅读大量的心理学图书，她最终获得了足够的帮助，开始相信世上存在善良、安全、能够提供帮助的人，并得到了一些非常有效的疗愈（在第十五章"阅读疗法"中我列举了一些推荐的心理自助书籍）。

我自己也经历了一个漫长渐进的阅读和听讲座的过程，才克服了恐惧和尴尬，开始接受系统的治疗。如前文所述，我很幸运找到了一位足够好的治疗师，这将我的关系型疗愈推向了一个新阶段。

心理治疗使我内化并模仿我的治疗师，像他那样为我自己提供始终如一且可靠的支持。这使我被更安全且真正亲密的友谊所吸引。我在许多来访者和朋友身上也见证了同样的效果。最终，我建立了第一段治疗关系以外的赢得的安全型依恋关系。于是，我不再把心理治疗当作获得深刻而有意义联结的唯一方式。

——

我相信从他人处获得母亲式和父亲式的支持是一种终生的需求，而不仅仅限于童年。幸运的是，我在多年后体验到了多层次的他人再抚育，我将其称为**代表团的再抚育**。这个概念中的代表团，指的是由不同亲密层次和程度的朋友组成的圈子。我的再抚育代表团的核心圈子包括我最亲密的五个朋友。

我选入这个核心圈子中的人是我无话不谈的朋友。在他们面前我可以放心地暴露自己的脆弱。其中包括我的妻子、一位治疗师、一位长期共同运动的伙伴，以及我长期参加的一个社会团体中的两位成员。还有一些"编外"人员，如果我有机会与他们更常会面的话，他们也会被纳入核心圈子。

在这个核心圈子之外，是一层层没那么亲密，但仍然有意义的关系圈。与核心圈子紧挨着的一圈，是过去与我非常亲密，但现在不能经常见面的人，我通过想象他们在当下依然关怀着我而使自己得到安慰。这个圈子中有我已故的祖母，还有我以前的三位治疗师、几个在服役时期结识的伙伴、高中和大学的老友，以及我在澳大利亚生活的十年间结交的四个最好的朋友。

在这之外的一圈有我的护理师、我偶尔见面的身体治疗师、一些同事，以及一位年迈、睿智的图书管理员，他经常帮我儿子挑选合适的图书。

再往外的一圈是和我一起运动的朋友、我儿子朋友的父母，以及社区中的邻居。我在和他们接触时并不会暴露自己的脆弱，但和他们在一起会感到舒服自在，这让我多了一份归属感。

最外面的一圈是一些偶尔出现的陌生人，我很感恩能与他们不时有一些轻松的互动。

我知道一些幸存者通过有效的疗愈措施，同样从不同的人那里获得了足够多的爱，从而使他们在童年时对帮助和支持的渴盼得到了极大的满足。和我一样，他们的"代表团的再抚育"也是从与第一个足够亲密的人建立关系开始的。算上幸存者自己，这就形成一个两人小团体了，然后这个小团体可以再慢慢建立起一段又一段具有支持性的关系。

自我关系与他人关系之道

实现深层次的康复，以及成为健康的"人"，通常都需要结合自我帮助和他人帮助，即结合自我疗愈与关系型疗愈，自我疗愈能减少因模仿父母的行为而产生的自我遗弃，关系型疗愈则有助于愈合家庭遗弃造成的初始创伤。然而需要重申的是，曾经遭受过严重背叛的幸存者可能需要先在除关系之外的层面做大量的努力，才能敢于冒着暴露脆弱的风险接受关系型疗愈。

在进阶的疗愈过程中，自我疗愈和关系型疗愈融合成了至关重要的"道"。道是相反且互补的力量的调和。"关系型疗愈之道"需要平衡健康的独立与对他人健康的依赖之间的关系。

对幸存者来说，疗愈会发生在我们增强了自我支持能力，进而能够选择、接受对自己有益的人际关系时。与此同时，与他人建立安全、支持性的关系也会反过来增强自我支持能力，从而弱化自我遗弃的倾向。此外，这还会促进我们朋友圈的发展——这是幸存者在童年时被不公平地剥夺了的重要人生资源。

我们越能做到自我支持，就越能得到他人的支持；反过来，我们得到他人的支持越多，就越能支持自己。我们进入这个动态之"道"，有时是因为自己的努力，有时则是因为有幸找到了支持我们的朋友或专业帮助者。

对许多幸存者来说，在尚未获得足够的辨别力来选择真正安全有益的支持前，必须先进行大量的自我疗愈，才能接受他人关系型的支持。本书提到了许多不同的自我关怀技巧，我们练习这些技巧的时间越多，自我遗弃的时间就越少。只要有足够的毅力，我们就可以把自我关怀变为一种宝贵的、无可替代的习惯。

第四章

疗愈的进程

疗愈的阶段

尽管我们常常在多个层面同时推进疗愈进程，但在某种程度上，疗愈是一个渐进的过程。它始于认知层面，通过心理教育和正念疗法来帮助我们理解自己患有CPTSD。这种认知层面的觉醒能使我们学着削弱CPTSD对生活的诸多破坏力。

认知层面疗愈的下一步是长期缩减批判者。一些幸存者需要在这一步做出很大的努力，才能进入情绪层面的疗愈阶段，即学习如何有效地哀悼。

对童年的损失进行深切哀悼的阶段可能会持续若干年。当哀悼取得足够的进展，幸存者会自然地进入下一层面的疗愈，包括哀悼失去的安全感，以此克服恐惧；哀悼失去的自尊，从而消除毒性羞耻感。

当我们越来越善于进行这种深层次的哀悼时，就可以开始解决创伤的核心问题——遗弃抑郁。在此阶段，我们将通过第十二章介绍的身体治疗方法消除遗弃抑郁引发的身体盔甲化及其他生理反应。在这一阶段结束时，我们将学会怀着同情心支撑自己度过抑郁时期。

最后，我们要学会解构每个疗愈层面旧有的、会加深痛苦的防御。这涉及一系列复杂的任务，而许多幸存者需要依靠关系型疗愈来完成这些任务。我们将在第十三章对此作出进一步探讨。

在循序渐进的疗愈中培养耐心

如前文所说，CPTSD的疗愈是一个复杂的过程。有时这种复杂性会让我们感到绝望，以致于让我们想要完全放弃治疗、并长时间地陷于惰性中。所以，理解疗愈是一个循序渐进、时进时退的过程是非常有必要的。

想要进行有效的疗愈最好每次只在一两个层面开展工作。心浮气躁、急于求成只会适得其反。作为一个逃类型的人，我在疗愈中期的很多年间，一直像个工作狂似的逼迫自己尽快康复，试图一次性解决和改变所有事情，但结果始终不尽如人意。

在疗愈初期，我们通常需要从简单、易上手的自我疗愈工作开始。如果你不确定如何进行，我建议你首先尝试缩减内在批判者（参见第九章）。

随着内在批判者的缩减，你的大脑对自己友好的时间会越来越长，你自然而然就会产生帮助和关怀自己的冲动。与此同时，你会更容易分辨出你是在用爱还是用鞭子引导自己。如果你意识到是鞭子，请试着解除内在批判者的武装，并用善意——对挣扎受苦的孩子的那种善意——来对待自己。

——

在应对内在批判者时，对自己有耐心是最为重要的。内在批判者几乎无处不在，我们无法做到在它每次发作时都立即加以应对，否则我们将无瑕处理其他事情。但我们如果循序渐进地练习缩减内在批判者，便可以更长久地从对它的消极关注中脱离出来，并转换到更能进行自我支持的视角。最终，拯救自己脱离羞耻和自我憎恨将成为一种积极的新习惯。就我自己而言，我现在仍然需要应对情绪闪回，但我已很少与自己有毒的内在批判者沆瀣一气了。

任何形式的自我帮助都是这样形成的，我们应试图将其发展为第二本能。只要我们勤于练习，自我帮助就会成为习惯。当我们的身体与精神的这种自我支持日益契合时，自我帮助就会成为我们行为的**内在准则**，并逐渐拥有自己的"生命节拍"。

——

还有一种方法有助于我们康复，那就是每当内在批判者指责我们不够完美时，我们就要去挑战这种"全或无"的思维。"追求进步而非完美"这个强有力的目标可以指引我们通过自我帮助来实现疗愈。

随着疗愈的进行，特别是随着内在批判者的缩减、我们开始能本着爱与善的态度对待自己时，帮助和关怀自己的愿望会更具自发性。此时我们也能这样对待自己的内在小孩——那个被无端剥夺爱的孩子。我们之所以能做到这一点，是因为我们相信每个孩子都毫无例外地值得被爱。

最后，各位读者如果像我过去一样，对自己的痛苦没有全面性理解的话，可能就会觉得自己像在一条冰路上一般，始终打滑无法前进。几十年间，我尝试了各种方法，却越发感到徒劳和失败。值得庆幸的是，我最终到达了一个无形的疗愈进程的临界点，并意识到自己实际上已经取得了很大的进展。在疗愈的拼图中，我已经获得了足够的图块，接下来只需要把它们整理成一张地图，就可以更进一步了。因此，我设计了一份图纸，可以帮助我自己和幸存者了解自身的痛苦，并学习如何有效地减少痛苦。我希望本书提供的这张地图也能为你带来解脱。

接受"疗愈将持续终身"的事实

我们很难接受这样一个观点和事实，即"疗愈永远不会彻底完成"。尽管闪回的次数已经随着时间大幅地减少了，我们还是很难放弃"完全摆脱闪回"的救赎幻想。

但如果不放下对救赎幻想的执念，我们就很有可能在每次闪回时依旧责怪自己。了解这一点至关重要，因为疗愈过程中通常会有许多次暂时性的倒退。此外，大多数疗愈过程中的人常常会有一种不幸的主观体验，觉得这种暂时性的倒退坚若磐石，而没完没了的闪回尤其会加重这种体验。闪回时，我们退回到童年的心智，觉得当下的被遗弃感是永恒的，并且看不到未来的希望。

那么，我们如何才能接受"糟糕的童年已经造成了一些永久性的伤害"这一事实呢？对我自己而言，一种有效的方式是把CPTSD看作糖尿病，也就是一种需要终身控制的慢性病。这个坏消息当然会让人感到不适，但好消息是，就像糖尿病一样，随着我们越来越善于闪回管理，CPTSD 也会逐渐变得不那么令人困扰。更重要的是，我们真的能够逐渐变得更好，并过上越来越丰富而有价值的生活。

更好的消息是，若能得到有效的管理，CPTSD 最终会给我们带来一份礼物，就像黑暗中的曙光那样。那些没怎么受过伤的人是体会不到这种感受的。本章的后文中对此会有所详述。

康复的迹象

康复的标志之一，是在有效的疗愈工作下情绪闪回次数不断减少。足够多的练习会使你逐渐变得更善于管理被触发的状态，而这又会反过来降低情绪闪回发生的频率、强度和持续时间。

康复的另一个关键标志是，你的内在批判者开始缩减，并不再主导你的心理。随着它的缩减，你对自己友好的自我（Ego）有了成长的空间，并发展出一种正念，能在内在批判者占据上风时有所觉察。这会让你逐渐拒绝内在批判者的完美主义和极端化。你会渐渐不再因为正常的小缺点而迫害自己，也会更少地执拗于对他人小失误的失望。

康复的另一个迹象是放松的能力逐渐增强。这种能力越强，你就越能防止在被触发闪回时做出过度反应，进而能以健康、非自我毁灭的方式来善用战、逃、僵和讨好反应。这意味着你只有在受到真正的攻击时才会回击，只有在无能为力时才会逃跑，只有在需要进入敏锐观察模式时才会定住，只有在需要自我牺牲时才会讨好。

还有一些状态意味着这种过度反应的减少，一种是在战和讨好这两极之间取得良好的平衡，当你逐渐实现这一平衡时，你便能在维护自己的需求和向他人的需求妥协之间健康地摇摆。另一种状态是在逃和僵的两极之间实现极佳的平衡，这包括：做与不做之间的平衡、交感与副交感神经系统之间的平衡、左脑与右脑处理之间的平衡。第六章末尾将更详细地探讨平衡自己体内战与讨好、逃与僵这两对反应的重要性。

深层次的康复还体现为，你越来越能在足够安全的人际关系中放松。这同时会促使你在值得信赖的关系中更多地展露自己的真实和脆弱。如果足够幸运的话，你可能最终会获得一种亲密、相互支持的关系，彼此甘苦与共。

最后，进阶的康复也意味着放弃根治情绪闪回的救赎幻想。放弃这个救赎幻想是在挫折中前进的又一个鲜活例子。我们通常必须与自我否定努力斗争，才能逐渐接受一个不公平的现实，即我们永远无法完全摆脱情绪闪回。如果我们不接受这一点，就很难带着自我同情、自我安慰和自我保护去快速识别和应对情绪闪回。

识别康复迹象的困难

有些读者可能为了康复努力了很久，却错误、羞耻地认为自己没有取得任何进展——这是因为CPTSD幸存者常会陷于"全或无"的思维方式。处于疗愈初期的幸存者往往未能发现或认同自己取得的实际进展。

然而，如果我们意识不到自己的康复进展，就会面临放弃疗愈的巨大风险。非黑即白的思维经常使我们落入陷阱，即不承认和不重视我们实际取得的成果。在疗愈初期的一种常见现象是，只要没有获得100%

的改进，幸存者就会用完美主义去否定它。以下是一些常常被幸存者忽视的康复迹象。

1.4F反应的程度有所减轻

2.越来越能抵御内在批判者

3.更善用正念来应对闪回或内在批判者的攻击

4.认为自己足够好的频率更高了

5.在第二章所列的发展停滞方面取得了进展

6.暴饮暴食或药物使用有所减少

7.体验到更多足够好的人际关系

8.闪回的强度和痛苦程度有所减轻

针对上面的第3条，需要注意的是，即使正念没有立即终止闪回或内在批判者的攻击，能意识到并识别出这些CPTSD的表现就比盲目地迷失其中有很大的进步了。此外，如果能够持续地识别这些现象，我们便能更容易地采取有效的改善措施、有针对性地使用第八章所列的闪回管理方法。

另外，同样重要的是，我们应该关注闪回感受（焦虑、羞愧和抑郁）强度的逐渐降低。这一点体现在社交焦虑会沿着以下路径逐渐减少：恐慌性退缩→更易忍受的社交不适感→对社交感到自在。你也可以关注抑郁程度的逐渐减轻：令人无力的绝望→快感缺失（无法享受正常的生活乐趣）→疲惫状态→相对没有动力的平静状态。当然，这两种改善的过程通常都是来回摇摆、进退反复的。

写到这里，我不禁对往日的经历感到悲伤，因为过去几十年间，我一直以一种"全或无"的方式来判断我的情绪基调和心情的好坏。如果我的感觉不是非常好，我就会觉得一切都很糟糕。由于"感觉非常好"对于大多数人而言都是相对稀少的体验，所以"很糟糕"的感觉成了我的情绪主导，但这其实是完全没有必要的。事实上，哪怕只是出现了一些轻微的不愉快，我都会因为"全或无"思维而迅速陷入糟糕的感觉。

每当有新的闪回发生时，不论其强度比从前减轻了多少，内在批判者都仍会驳斥进步的迹象。羞耻、恐惧或抑郁的每一次复发，都会被内在批判者视为毫无改进的证据，即使复发次数已经在不断减少了。

内在批判者使用的是一套非黑即白的评估标准：要么已经痊愈，要么就是仍然有无可救药的缺陷。一旦你认同内在批判者，认为自己有缺陷，就会开启恶性循环，进入全面发作的情绪闪回。这种感觉就像再次落入毒性羞耻感的冰层，被冻结在CPTSD的无助和无望中。

我非常感恩自己能获得改变人生的顿悟——放弃了过往那种对"欢庆"的渴望，转而追求"宁静"。

从求生到茁壮

为了康复，我们需要学习处理难以预测的内在情绪变化。也许其最终的落点就在我所说的"求生←→茁壮"这一循环往复的维度上。

在进入疗愈阶段之前，我们可能觉得人生不过是为了求生而挣扎。然而，当疗愈取得一定的进展时，我们便能体验到重新茁壮成长的感觉。这些体验一开始可能是乐观、充满希望的，我们确信自己确实在不断复原。然而，疗愈从来不是一帆风顺的，一个情绪闪回袭来，我们就又回到了这一维度的求生端，甚至会忘记自己在求生中曾有过喘息的机会。就这样，我们再次被困在了"混杂的被遗弃感"的焦虑麻木中，并不可避免地重新陷入低潮。啊，这太不公平了！我们仿佛又回到了艰难的求生状态。

在求生模式下，即便是平时最微不足道、最简单的任务也会变得难上加难。这种感觉就像回到了童年最糟糕的时期，一切都太艰难了。如果闪回特别强烈，死神塔纳托斯①就会找上门。塔纳托斯被弗洛伊德解释为"死亡的愿望"，在闪回情境下，它与我们在第一章中介绍的自杀意念相对应。此时，我们的求生意志受到了极大的挫伤。但随着正念的加强，我们可以逐渐意识到自杀意念是闪回的标志，并用第八章的闪回管理步骤来拯救自己。

随着疗愈的进展，即使回到求生模式也并不会把我们推向"求生↔茁壮"维度中彻底绝望的那一端，但它仍会让人感觉非常糟糕，特别是当它伴随着高度焦虑或让人动弹不得的抑郁时。

———

当闪回管理不太有效时，求生模式会变得尤为困难。在这种情况下，"人生艰难"的感觉会持续几天甚至几周。这时闪回往往会发展为长期的

———

① 塔纳托斯（Thanatos）是古希腊神话中的死神。弗洛伊德等人将这个词解释为"死亡的愿望"。他们认为，在人的意识中存在着与求生本能相抗衡的求死本能。——编者注

退行。

在退行中我们可能会受到强烈的诱惑，想采用过去那些不太理想的自我安慰方式。基于不同的4F反应类型，这通常表现为暴饮暴食、过度工作、贪睡，以及性发泄等。

退行有时还会导致我们开始进行自我药疗，因为我们有一种难以抗拒的冲动，急切地想让自己停留在维度上茁壮的那一端，即使事实上我们早已无法强留。然而，随着疗愈的推进和正念的加强，我们会开始注意到，这种自我药疗的行为其实表明我们正处于求生模式的闪回中，而不再真正处于茁壮端。并且通过自我药疗来人为地延长一种偏好的体验，会进一步加剧我们的退行。这时最好的方法是重新唤起自我接纳意识，重新承诺支持自己，无论我们处于这一维度的什么位置。

我认为退行有时就像是我们的心灵在召唤，让我们去解决重要的发展停滞问题。这种情况意味着，我们需要在长期的痛苦中学会坚定的自我接纳，同时也需要发展出坚不可摧的自我保护意识。保护自己免受不公的强烈意愿是人的一项基本天性，我们需要逐步强化这种天性，以抵御内在批判者的攻击。

此外，借助第十三章的正念技巧，我们可以练习和培养深切的自我同情，从而提高我们在求生模式中生存下来的能力。如果在疗愈取得了足够大的进展的同时，我们还获得了可以信赖的伙伴，那么我们就可以争取他们的支持，帮助我们进行口头宣泄，释放困于求生模式的痛苦。

值得重申的是，所有人都会必然面临这种存在性痛苦：即承受从茁壮模式变为求生模式时所产生的失望。然而，创伤幸存者在处理这种转变时更为艰难，因为我们被长久地遗弃在求生模式一端。但随着疗愈的进展，我们可以学会在陷入求生模式时更多地支持自己。

有疗愈意义的闪回与成长之痛

治愈童年的创伤是一个漫长而渐进的过程，因为恢复充分的自我表达需要大量的练习。"做自己"可能会令人畏惧，并引发闪回——在许多创伤性家庭中，健康的自我主张会遭到严厉的惩罚。因此，用父母曾禁止的方式来表达自我，一开始通常会引发强烈的闪回。这可能导致人们很难相信，这项练习能够逐渐减少由于强迫自己"保持隐形"而造成的慢性痛苦。

我们可以把这些情况看作是有疗愈意义的闪回，以此来鼓励自己面对这些成长之痛。然后我们可以选择接受这些闪回，从而挣脱过往经历对我们的束缚，重新夺回被父母剥夺的基本权利，并最终拥有我们应得的东西。

为了进一步帮助自己挺过这些必要的闪回，我们可以把"勇于表达"比作牙疼时去看牙医。如果不接受看牙过程中的疼痛，我们将长期遭受牙疼的折磨。如果我们不勇于表达自己，沉默带来的孤独感将永远禁锢着我们。

从极端痛苦的童年中恢复之所以如此困难，是因为我们会本能地想要避免更多的痛苦。有时，我们甚至能够在理智上认同冒着闪回的风险来练习自我表达的必要性，但是当可以用沉默来轻易避免闪回时，我们还是会忍不住想要放弃表达，保持缄默。

可是如果想要恢复自己真正的声音，我们就必须唤起勇气，表达心声。在我看来，勇气是通过恐惧来定义的，它意味着即使害怕也要采取正确的行动。做不让自己恐惧的事并不算真正的勇敢。

第十一章中介绍的表达愤怒的练习可以极大地帮助我们解决这个问题。有了足够强烈的意图，我们可以把偶然被唤起的"虽惧犹战"的勇气作为起点，敦促自己将内在小孩从隐形无声的孤独中拯救出来。在这一练习中，我们最终会了解到，恐惧并不意味着丧失了所有能力。我们虽然感到恐惧，但仍然能够有力地采取行动。我们可以拒绝隐忍，勇于表达，争取发言权，说出自己的喜好，并学会说不，从而设立边界。

经过足够多的练习，疗愈性的闪回不仅会减少，它还会被一种健康的自豪感所取代，这种自豪感源于我们勇敢的自我支持。我们会越来越多地从这个世界获得安全感、归属感。

——

对于更深层次的康复来说，理解这一点至关重要，即恐惧、羞愧和内疚的感受，有时标志着我们的所言所行是正确的。这些感受是一种情绪闪回，源自我们过去试图要求正当权利时遭受过的创伤。

随着疗愈的进展，我们需要学会忍耐这些感受，并且学会重新解释这些感受的深层含义。一般来说，我们需要这样的领悟：

"我感到害怕，但我已不像小时候那样处于危险之中。"

"我感到内疚，不是因为我有错，而是因为我曾因表达意见、需要和喜好而被迫感到内疚。"

"我感到羞耻，是因为我的父母对于我做自己充满了厌恶。如今我明白了他们是怎样谋杀我的灵魂的，我要拒绝父母有毒的诅咒。我要用厌恶回应他们对我的羞辱，任何健康的成年人在看到家长轻蔑地欺负孩子或无情地忽视痛苦的孩子时，都会产生这种厌恶。"

最佳压力

我记得有一句名言，"人不是忙着生，就是忙着死"。这句话鼓励我不断追求成长和进步，走出童年的创伤。事实上，神经科学领域的一些最新研究表明，我们在生活中确实需要少量的压力，这种压力被称为**最佳压力**（Optimal Stress）。

最佳压力是一种平衡、适度的压力，这种压力对于新神经元及神经元连接的生长是必需的，而这些神经元及神经元连接与大脑健康息息相关。研究表明，压力太大会催生损害大脑神经元的生化条件，而压力太小会导致神经元的萎缩、死亡，并影响新旧更替。这就是为什么终身学习被广泛认为是预防阿尔茨海默病的重要手段之一。

在疗愈之路上，追求长期发展的幸存者一般会比普通人取得更大的整体性进步。而对于许多未受创伤的人来说，他们对学习的追求往往仅止于最高学历（高中或大学）。

在我看来，终身疗愈就是一种重要的终身学习。例如，阅读自助书籍、参加自我改善的研讨会、写日记来加深自我理解，或者在治疗过程中和不断发展的关系中努力展现更多的脆弱和真诚。我认为，在我们为治疗发展停滞而进行各项练习时，经常会处于最佳压力状态。此外，轻微的闪回有时也能带来最佳压力。我确实发现一些长期进行疗愈的人一直在不断进步，并且在晚年时变得更加敏锐。

黑暗中的曙光

那些在长期疗愈过程中坚持下来的人，往往会得到远超常人的情绪智力回报。这在某种程度上看起来有些矛盾，因为童年创伤的幸存者最初在情绪天性上受到的伤害比一般人严重。

然而，这黑暗中的曙光就是，由于受到的伤害非常严重，我们中的许多人迫使自己有意识地去应对痛苦。那些得到有效疗愈的人，不仅从情绪损伤中明显恢复过来了，还能比一般大众的情绪更敏锐。我的一位来访者称他"比'正常人'的情绪智力高得多"。

也许提升情绪智力的最大回报就是具备更好的能力去获得更深刻的亲密关系。情绪智力是关系智力的基本组成部分，而一般大众的关系智力也在普遍减退。

如前所述，当两个人坦诚相见时，亲密关系会得到极大的增进，尤其是当他们打破了充分情感交流的禁忌时。当我们对等地全面展示自我（自信或恐惧、爱意或疏远、骄傲或窘态）时，就会自然地强化爱、欣赏和感激的感受。两个人若能建立起如此真挚而相互支持的关系，该是多么令人惊叹的成就啊！而只有双方都做出巨大努力，将自己从成长过程的消极影响中解放出来，才有可能建立起最亲密的关系。

"未经审视的人生不值得过"

疗愈中的另一线曙光是获得更丰富的内心世界。内省的过程对于有效的疗愈非常重要，它最终还会让幸存者的心理世界变得更加深刻而丰富。持续有意识地探索自己各方面的经历，能让幸存者体会到苏格拉底所说的"未经审视的人生不值得过"这句话中的智慧。

遵循内省式发展这条"少有人走的路"的幸存者，会逐渐摆脱对家庭、宗教和社会价值观的强迫性、无意识的忠诚，那是幸存者在易受影响的年龄被灌输的愚忠。现在他可以选择自己的价值观，并拒绝那些不符合自身利益的价值观。他会发展出一种更深层、更坚定的自尊，而不是随波逐流，紧跟流行趋势。按照心理学的说法，就是变得足够自由、勇敢和独立，并且能够发展自己的全部潜力。

用约瑟夫·坎贝尔（Joseph Campbell）的话说，幸存者学会了"追求自己的幸福"。他可以更自由地追求自己感兴趣的活动和爱好，并逐渐形成自己的风格。他甚至敢于不按主流时尚标准来着装和打扮自己。他还会将这种自由延伸到家居装潢中。因此，许多幸存者发现了自己独特的审美，并且总体来说对美更具欣赏力。与之形成鲜明对比的是，许多和我一起运动的"正常人"，他们的家居往往缺乏装饰，似乎是因为担心自己的品位不够潮流而不敢增添摆设。

当幸存者重新获得了自由选择的权利后，他会变得更愿意尝试新事物——那些主流社会认为不好甚至视为禁忌的健康事物。以下是我认为对疗愈与健康的日常生活有益的一些行为或事物：自愿的简单生活、改善饮食、冥想、替代医学（Alternative Medicine）① 、广泛的同情心、环保主义、更深入的情感交流，以及更广泛地运用哀悼。

内省式发展会使疗愈中的幸存者在面对重要的生活抉择时具备更多的视角和智慧，同时也会改善他们日常的本能选择，例如在面临真正的危险时应该选择战斗、逃跑、僵住还是讨好。

——

最后，在疗愈后期往往还会出现另一线曙光，那就是幸存者更有能力通过最健康、最不会再次受创的方式来应对正常的痛苦。我所说的正常的痛苦指所有人时不时都会遭遇的反复出现的存在性痛苦，如损失、疾病、财务困难、时间压力等。这些痛苦的遭遇会带来愤怒、悲伤、恐惧和抑郁等情绪反应。一般人如果没有学会口头宣泄并消化对这些事件的感受，就会过久地陷入痛苦情绪中，特别是抑郁情绪。

"别担心，要开心"的情绪霸权

康复中的幸存者之所以有更高的情绪智力，原因之一在于他们终于看穿了主流媒体灌输的"人应该一直开心"的理念。

然而，许多普通人一直在焦虑地努力"改善"自己的情绪，因而变得与自己的真实情绪体验日益疏离。他们努力地追求快乐，仿佛这是一

---

① 替代医学也被称为"替代疗法"，是常规西医疗法的补充疗法，包括催眠、顺势疗法、按摩疗法、针灸等。——编者注

项义不容辞的责任，并且越来越多地采用社会接受的成瘾行为来实现这一目标——贪吃零食、乱花钱、自我药疗、沉迷网络……这些普遍的成瘾行为似乎一直在呈上升趋势。

另一个特别猖獗而不健康的情绪调节方式是色情成瘾。对色情制品的成瘾导致很多沉迷其中的男性出现了糟糕的意识狭窄现象，而这往往会损害他们享受真正亲密关系的能力。可悲的是，使用色情制品越来越"正常化"，甚至在许多心理学圈子中也是如此。

——

随着情绪智力的提升，我们能够将自己从令人疲惫不堪的"一定要开心"的压力中解救出来，不再一直督促自己在生活中提升兴致。

请不要把这理解为反欢乐文化。拥有天然的欢笑和快乐是一种祝福。但我认为，抵制"快乐至上"这一日益强大的情绪霸权，也是一种祝福。我们每天都受到广告、充满笑声的电视节目，以及各种"心灵导师"的攻击，他们通过羞耻感让我们相信，如果我们不能时刻洋溢着迪斯尼乐园般的热情，我们就"不够好"。

几十年来，必须时刻积极向上的压力总是会触发我的羞耻感。可悲的是，我目睹了越来越多的来访者和朋友因为不够快乐而在自我蔑视中挣扎。我们必须意识到，如果快乐不够真挚，反而会演变为令人沮丧的悲哀，有时还会造成疏离感。在最糟糕的情况下，有控制欲的自恋狂会对我们进行情绪勒索，让我们与他一起虚假地快乐，而我们这些关系依赖者会强迫自己用笑声来掩盖恐惧或羞耻。

我也无意否认真挚快乐的感染力。快乐的感染力会积极地引导人去感同身受地分享他人真挚的快乐，这无疑是一种美妙的体验（如果想体验一下这种快乐，可以上网搜索"四胞胎的笑声"）。而真挚的快乐似乎在得到良好抚育的孩子身上更为常见。我不认为快乐是成人生活中的主导情绪，除非通过药物或酒精进行人为诱导。不过，随着幸存者在努力疗愈的过程中获得更多安全感，其快乐体验是可以变得越来越多的。

我遇到过许多这样的情况：随着情绪智力的提高，我们对快乐的期望也会变得更加合理，这使我们能够放下"永久的快乐"这个不切实际的疗愈目标。在做到这一点之前，我们的内在批判者仍会轻蔑地责备我们不够快乐。我的一位来访者最近开始注意到，他会因为自己没有啤酒广告中的人们那么欢快而羞辱自己。

——

作为本章的总结，我必须强调一点：和生活中的大多数事物一样，CPTSD也有轻重之分。CPTSD的轻重程度具有连续性，从轻度神经官能症到精神病，从高功能到无功能，都包含其中。其严重程度可以涵盖从长时间不再闪回，到大部分时间完全处于可怕的闪回之中。其功能状态也涵盖了从日益充满活力的成长状态，到勉强求生的失能状态。

因此，疗愈的进展体现为闪回变得更容易控制，以及更频繁地对生活感到满意。我的一个朋友曾开玩笑说："我已经康复了，已经比正常状态还要正常了，简直超乎寻常，正常人跟我比起来倒像是患有CPTSD。"

——

　　本章关于疗愈的概述就此结束。下一章将解释不同的童年创伤史是如何导致CPTSD的。我们会发现，单是言语和情绪虐待便可引发CPTSD，而且重度的情感遗弃通常是大多数CPTSD的根源。

PART

TWO

第二部分

疗愈的细节

第五章

如果我不曾被打呢？

躯体虐待和性虐待通常是儿童经历的最显见的创伤，特别是当这些虐待持续发生的时候。然而，在使人患上CPTSD的家庭中，许多同样会造成创伤的行为却未被注意到，比如情绪和言语层面的虐待行为。这往往是因为躯体虐待比言语及情绪上的虐待更为明显。而我认为，情感创伤导致儿童患上CPTSD的情况并不少于身体创伤。

否认和"最小化"

否认童年被遗弃对自己造成的创伤性影响会严重阻碍幸存者疗愈的进程。在童年时期，持续的情感忽视通常会使我们产生压倒性恐惧、羞耻和空虚感。成年后，我们可能会不断地闪回至这种"混杂的被遗弃感"中。若要康复，我们必须认识到：恐惧、羞耻和抑郁是缺爱童年留下的阴影。如果缺乏这样的认识，那种根本的、未被满足的、对抚慰性人际关系的需求，便会将你束缚在无限、无谓的痛苦之中。

对抗否认不是一项简单的任务。孩子很想相信父母爱自己、关心自己，因此他们会否认那些恶劣的忽视和虐待，或将其"最小化"。

许多遭受童年创伤的幸存者都没有意识到言语虐待和情绪虐待会造成创伤，而那些处于康复阶段的被洗脑的受害者（他们也很容易患上CPTSD）通常都能意识到。许多受到言语和情绪虐待的幸存者从不会承认这些行为对心灵的伤害。他们从未准确地将当下的痛苦归咎于这些行为。当他们试图承认那些伤害时，通常会被这样的想法所蒙蔽：与那些经常被殴打的小孩相比，我的遭遇不算什么，他们比我惨多了。小时候，我的父亲经常扇我耳光，但我朋友的父亲经常用拳头揍他，相比之下，我就把父亲的行为"最小化"了。

去最小化（De-Minimization）是一个对抗否认的重要方法，它可以破解幸存者故意淡化童年创伤的防御机制。对童年创伤的影响"去最小化"是一个持续终生的过程，这个过程就像剥开一个光滑辛辣的洋葱。对一些人来说，洋葱的最外层是躯体层面的虐待，如性虐待或过度体罚；里面的几层是言语、精神和情绪层面的虐待；核心层则是言语、精神和情绪层面的忽视。

讽刺的是，我父亲对我的躯体虐待反倒让我感到庆幸，因为这种虐待显而易见，以致我到了青春期就能够意识到这是我父亲对我的暴行，而再也无法对这种虐待进行压制、合理化、轻描淡写和一笑置之（但很久之后我才明白，其实我的母亲也在虐待我，只是我一直不愿意承认，还一直把她当作我理想中的母亲罢了）。

识别父母的虐待行为最终帮我意识到父母对我的隐性压迫，并让我发现了童年遗弃行为在言语和情绪层面的虐待。然而很久以后我终于意识到，对我和许多幸存者来说，言语和情绪虐待对我们的伤害比躯体虐待要大得多。

　　持续的批评会系统地摧毁我们的自尊，并最终内化为有毒的内在批判者，不断地将我们判定为有缺陷的存在。更糟糕的是，轻蔑的话语充满了情绪毒素，会给孩子注入恐惧和毒性羞耻感，进而使他不再寻求别人的注意，并且避免以任何引人注意的方式表达自己。用不了多久，他就不会再去寻求任何形式的帮助或联结。

内在批判者的神经生物学理论

　　无情的批评，特别是父母出于愤怒和蔑视而进行的批评，具有极大的伤害性，甚至会改变孩子的大脑结构。

　　反复出现的轻蔑信息会被孩子内化和接受，最终孩子会在自己心中不断重复这些信息。这样的不断重复会加强有关自我憎恨和自我厌恶的神经通路。日积月累，孩子在思想、感情和行为上的自我厌恶程度会越来越高。

　　随着父母批评的持续性加强，有关自我憎恨和自我厌恶的神经通路会扩张为复杂的大型神经网络，成为主导孩子心理活动的内在批判者。内在批判者的消极视角生成了许多关于自我厌弃的完美主义"程序"，使孩子时时自危，不断地小题大做。最终，只要孩子想进行真诚或脆弱的自我表达，就会激活自我厌恶的内在神经网络。孩子被迫生活在一种自我攻击的不健康状态中，并最终彻底抛弃了自我，完全失去自我支持和自我保护能力。第九章和第十章将对如何抑制和消除这些毁灭性"程序"展开讨论。在完成这一步之前，幸存者通常大多数时间都生活在不同程度的情绪闪回状态中。

在虐待"洋葱"的言语层和情绪层之下，还有许多更细的"最小化"层，扭曲地否认虐待。我曾听过许多来访者用玩笑的口吻一再重复类似以下的话："我知道我对自己很苛刻，但要不是我一直对自己这么狠，我肯定比现在还失败。说真的，如果我试图逃避，你可一定要批评我！"一个充斥着言语虐待和情绪虐待的童年迫使孩子如此彻底地认同批判，仿佛批判就是他全部的自我一样。

摒弃对批判的认同，循序渐进地将神经系统从批判者主导的状态中解放出来是一场持续终生的斗争。在这场斗争没有取得一定的胜利之前，自我（Ego）很难得到健康有益的发展。为了让自己不再认同有毒的内在批判者，你需要长期不断地与之交锋。斗争的过程总是循序渐进且时进时退的。如果你能够在一次次重新陷入自我谴责的旧习惯时有意识地原谅自己，那么你将获得更大的成功。讽刺的是，一种有害的自我憎恨会伴随着自我审判：一个人连摒弃内在批判者都做不到，真是一无是处。这正是一种典型的、有毒的"全或无"批评视角。更令人难过的是，许多幸存者在意识到内在批判者折磨他们的诸多微妙方式之前就放弃了抗争。

现在让我们来看看，情感忽视本身是如何创造出支配人心理的内在批判者的。

情感忽视：造成CPTSD的核心伤害

幸存者对CPTSD的否认，其核心是对大量情感忽视所造成伤害的

"最小化"。当我们真正感受并理解了在情感上被遗弃的巨大破坏性时，我们的疗愈就会取得质的飞跃。缺乏父母的关爱和照顾（尤其是在人生的头几年）会使孩子产生巨大的空虚感，对生活感到痛苦、恐惧。因为儿童在很长一段时间内是无助和无力的，当他们感到无人可依靠时，就会感到害怕、痛苦和沮丧。成年幸存者感受到的持续性焦虑其实多是这种仍在持续作痛的恐惧，而这种恐惧就源于曾经可怕的被遗弃经历。

许多幸存者从未发现并疗愈这一层面的创伤，因为他们把自己的痛苦过度归咎于显性虐待，而从未触及情感遗弃这一核心问题。如前文所述，这种情况特别容易出现在那些随意将自己的创伤与受到更明显、更戏剧化虐待的人相比较的幸存者身上。这一点颇为讽刺，因为有些人遭受了严重的显性虐待，却没有发展为CPTSD。他们之所以"幸免于难"，通常是因为有一位照料者没有在情感上忽视他们。

如果孩子在有需求或面临危险时找不到可以求援的照料者，就会造成情感忽视的创伤；而如果没有其他成人（亲戚、兄姐、邻居或老师）可以提供安慰和保护，就会导致孩子患上CPTSD。特别是在婴幼儿时期，如果遗弃行为每日每夜地持续，孩子就更有可能患上CPTSD。

在情感忽视的环境中长大，就如同父母的温暖和关爱之泉外有一个坚硬的围栏，而孩子只能在围栏外，几近脱水。情感忽视使孩子感到自己没有价值、不会被爱、充满了痛苦的空虚感。这会使他们产生一种饥渴感，这种感觉深深地啃噬着他们的内心，使他们疯狂地想要得到他人的温暖和安慰。

情感饥渴与成瘾

由父母遗弃导致的情感饥渴通常会随着时间的推移演变为难以满足的物质或行为成瘾。幸存者对早期遗弃经历的"最小化"，之后往往会演变为对物质和行为成瘾问题的"最小化"，以此来合理化自己的成瘾行为。幸运的是，许多幸存者最终会意识到成瘾是有问题的。但许多人仍会轻视成瘾的有害影响，并玩笑般地否认自己有必要停止或减少对物质或行为的依赖。

如果幸存者没有意识到创伤对自己的影响，或者没有创伤记忆，那么成瘾行为往往是可以理解的，因为这相当于是在用不得要领的方法来试图减轻痛苦的情绪闪回。但许多幸存者现在已经长大，有能力发现成瘾是对自己有害的，也有能力学会更健康的自我慰藉方式。

物质和行为成瘾如过度进食、消费、饮酒、使用药物、性行为、工作等都可以被看作是转移内心痛苦的错误尝试。因此，我们可以将改变这种习惯的愿望作为一种动力，用于学习更好的自我慰藉方式。例如，第十一章将会谈到，哀悼是消除内心痛苦不可替代的工具，可以帮助我们避免以有害的方式分散对痛苦的注意力。

生长迟滞综合征

如果孩子一直没有遇到慈爱的照料者，爱的匮乏感会逐渐增强，有时会演变为生长迟滞综合征（Failure to Thrive Syndrome）。

生长迟滞是20世纪中期出现的一个术语，用来描述一种在医院引入新的抗菌操作后出现的婴儿死亡的现象。当时，医院因为担心婴儿被细菌感染，所以制定了一个新的卫生标准，禁止护士抱婴儿，但随之而来的是婴儿死亡率的攀升。

后来，研究人员在东欧孤独院也发现了类似的现象，因为没有足够的工作人员来满足婴儿的**触摸抚慰需求**（Contact-Comfort Needs），所以许多婴儿没有能活下来。现在现代医学已经接受了这样的科学事实原则——婴儿需要大量的身体接触和抚育才能茁壮成长。

根据我的经验，生长迟滞并不是一种"全或无"的现象，而是一个连续光谱，从遗弃抑郁到死亡都涵盖其中。许多CPTSD幸存者在婴儿时期从未得到过身体接触和抚育，从而未能茁壮成长。我相信他们中的很多人都徘徊于光谱的末端，一次次痛苦地经历死一般的感受。我的几位来访者常开玩笑说，当他们在处于闪回状态时，感觉到了"死亡的暖意"。

此外，遗弃经历确实会导致一些受到创伤的儿童死亡：也许他们的免疫系统会变弱，使他们更易患病；也许正如唐纳德·卡尔谢（Donald Kalshed）所暗示的那样，他们会不自觉地被致命的"意外"吸引，想借此终止他们的痛苦。有一次，当我与一位来访者处理深深困扰她的闪回时，她向我讲述了一段痛苦的回忆。十岁时，她迷迷糊糊地从两辆停着的汽车之间走出来，走入了来往的车流中。之后她被一辆卡车撞倒，经过几个月的住院治疗才保住了腿。在她的回溯中，最令人伤心的是，她记得当在医院醒来发现自己还活着时，她感到了极度的失望。

依恋需求的进化基础

人类大脑的进化开始于采集狩猎时期，这一时期占了人类自诞生以来99%的时间。那时的孩子必须紧紧依靠成人才能躲避捕食者，即使是短暂地失去与父母的联系，也会引发他们的恐慌，因为猛兽只需几秒就能抓走一个没人保护的孩子。

恐惧是孩子与提供保护的成人分离时产生的一种正常反应，这种反应根深蒂固。恐惧还与战反应自动联系在一起，这样当孩子遭受遗弃或需要关注、帮助时，就会自动开始哭嚷。然而在那些导致CPTSD的家庭中，父母非常厌恶孩子哭闹，打从孩子小时候起就警告他们不许哭。（也有一些父母任由年幼的孩子自己"哭个够"，却不给孩子任何的关注与关怀。）

在大多数不健全家庭中，父母会在孩子需要帮助或关注时不屑一顾。但即使是没有恶意的父母，有时也有可能严重忽视孩子，因为他们认同了"孩子需要的是高质量的陪伴，而陪伴多久并不重要"这一臭名昭著的20世纪"智慧名言"。

如果孩子长期无法与父母建立起必要的联结，就会变得越来越焦虑、不安和抑郁。在创伤性家庭中，孩子极度缺乏关爱，并极需被照料。照料者却很少或从不提供支持、安慰和保护。

如果你经历过这些，那么长大后你就会觉得没有人喜欢你，没有人愿意听你说话或想要靠近你，没有人与你共情、给你温暖或表示亲近，没有人关心你的想法、感受、行为、愿望或梦想。你从小就知道，无论你经受多么大的伤害、疏远和恐惧，求助于父母只会加剧被拒绝的痛苦感受。

如果父母在孩子需要帮助和支持时对其置之不理，孩子的内心世界就会混杂着噩梦般的恐惧、羞耻和抑郁。长此以往，痛苦就成了孩子自我体验中的主导感受，这种感受难以控制，以致他们不得不通过解离、自我药疗、攻击自己或他人来转移注意力。由于长期缺乏温暖和保护，被遗弃孩子的内在批判者开始恶性生长，导致其情况进一步恶化。孩子寄希望于通过完善自己来获得他人的接纳。于是，孩子在开始自我反思时，会出现这样的认知："我真是卑劣、没有价值、不值得被爱、丑陋不堪；如果我能像电视上的孩子一样完美，也许父母就会爱我了。"

这样一来，孩子就会过度注意自己的不完美之处，并努力使自己变得完美无缺，最后他们会根除一项最根本的"缺陷"，即渴求父母的时间或精力这项"弥天大罪"。出现这种行为的根源是，孩子越发警觉地注意到，每当他需要父母的关注、倾听、兴趣或感情时，父母都不加理会，或者变得愤怒或厌恶。

仅情感忽视本身就会导致儿童自我遗弃，并放弃塑造自我。他们这样做是为了保持与父母有联结的假象，保护自己免于失去这种脆弱的联结。但这通常需要自我放弃很多，例如，放弃自尊、自信、自我关怀、自我利益和自我保护。

此外，当孩子明白无法指望父母来保护自己免受外界的危险和不公正待遇（更不用说来自家里的危险）时，其内在批判者的自危"程序"就会加剧。他们唯一的应对方式就是对可能出错的事情过度警惕。他们的内在批判者为他们罗列了许多可能发生的灾难，特别是那些被媒体生动描绘过的灾难。

媒体给被遗弃孩子的内在批判者提供了许多素材。孩子可能每天都会看数小时的电视节目，这些节目可能涉及嘲讽、诽谤和霸凌，这会给孩子留下了世界充满敌意和危险的印象。更糟糕的是，对孩子进行情感忽视的父母通常会把孩子直接丢给他们最青睐的保姆——电视机。

在这样的忽视下，孩子的意识最终会被**极端化**和**灾难化**的想象所淹没。这其实是内在批判者的常用伎俩，但会导致孩子不断在脑内预演恐怖的场景，徒劳地为最坏的情况做准备。在这一过程中，CPTSD症状伴随着过度的压力和毒性羞耻感开始出现，并且会被许多平时无害的刺激因素触发。

这些刺激因素主要是除父母外的其他人，特别是陌生人，或者隐约让孩子想起父母的人。久而久之，内在批判者会认为其他所有人都是危险的，只要有陌生人或不了解的人进入视野，就会自动触发战、逃、僵或讨好反应。

这种"人很危险"的意识通常会演变为社交焦虑，而社交焦虑是CPTSD的常见症状，严重时会发展为社交恐惧症或广场恐惧症。在我看来，广场恐惧症很少是出于对开放空间的恐惧，相反，它其实是一种变相的社交恐惧症，其本质是因为怕遇到人而恐惧外出。

情感遗弃会降低情绪智力和关系智力

如上所述，被情感遗弃的孩子往往会把所有人都视为危险的存在。无论是别人的善良、慷慨，还是向他们投来的爱意，都会被他们在潜意识中视为威胁而予以排斥。他们会不自觉地担心自己在暂时"骗得"他人的喜欢后，一旦社交完美主义不可避免地失败，并暴露出自己其实毫无价值时，那本不应得的爱的奖励就会消失。而当这种情况真的出现时，他们会陷入更深的"混杂的被遗弃感"中。

情绪智力和与其紧密相关的关系智力都会因父母的情感遗弃而陷入发展停滞。这些孩子从来不知道与他人建立健康的关系可以带来抚慰和充实感，而他们接受爱与关怀并从中受益的能力往往也处于休眠状态，未曾得到发展。

此外，在这些孩子的成长过程中，从来没有人为他们树立过榜样，并教他们如何在重要的关系中适当地管理正常出现的情绪，这使他们在愤怒、悲伤和恐惧方面的功能性情绪智力也陷入发展停滞状态。

停止对情感遗弃的"最小化"

与处理躯体虐待一样，有效修复言语虐待和情绪虐待的创伤，有时犹如打开一扇门，让人不再轻视情感遗弃带来的可怕影响。我有时最为同情那些"仅仅"遭到情感忽视的幸存者，因为忽视行为很难被视为明确地遭到虐待与遗弃的证据。大多数人几乎没有四岁之前的记忆，但其实这种伤害在四岁以前大多已经造成了。这类幸存者通常需要进行非常深刻的内省工作，才能意识到当前的闪回痛苦是被情感遗弃时那种感受的重现。

幸存者可能需要很长的时间才能记起并正视情感忽视对自己的影响。这通常是一个用直觉将许多线索拼凑起来的过程。当对童年的重建达到一定程度时，谜底往往就会被揭开。这有时会让人恍然大悟，发现情感忽视确实是当下痛苦的核心原因，而且这种顿悟会带来一种深刻的令人宽慰的认知——脆弱的自尊、频繁的闪回、一直难以建立的支持性关系，这些痛苦都源自父母封闭的心。

很遗憾，我在写第一本书时对情感遗弃的理解不如现在深刻。但愿我在那本书中并没有过度聚焦于躯体虐待在童年创伤中的作用，而忽视了情绪虐待。向许多幸存者传达这一点是非常困难的，因为他们会将自己与我进行不当地比较，从而轻视自身的困境并感到羞耻："我的情况远没有你那么糟糕，我的母亲从来不打我！"

讽刺的是，我觉得迄今发生在我身上最糟糕的事情就是在成长过程中遭到情感遗弃。事实上，直到我学会将无数次情绪闪回的痛苦视为童年绝望的孤独感时，才有效克服了使我一次次陷入忽视型关系的强迫性重复。但再次强调，这并不是要否认或轻视其他层面的虐待，比如躯体、性、言语虐待。

练习展现脆弱

情感遗弃可以通过我在前文讨论的那种真正的亲密关系来治愈，而真正的亲密关系需要我们展现出自己的脆弱。当我们处于恐惧、羞耻和抑郁感混杂的情绪闪回中时，如果能够成功地与一个足够安全的人建立联结，就能实现深层次的康复。

——

因此，我多年来都在刻苦地练习展现自己的痛苦的能力。起初我只能偶尔做到，因为我太习惯童年时默认的处理方式了：每当处于"混杂的被遗弃感"中时，我就会用物质或讨好他人来掩饰或伪装。但后来，我日益反感这种由病态的关系依赖导致的社交完美主义，这反而使我获得了加强练习的力量。现在我知道摆脱孤独的唯一方式，就是冒险看看那些我信任的人是否能接受我的全部，而不只是闪光点。

当然，像大多数幸存者一样，当我一开始甚至不知道自己经历着"混杂的被遗弃感"的痛苦时，又如何能正视这种感受呢？甚至在我正视了童年的虐待及忽视之后，我仍然确信向治疗师以外的人分享闪回感受只会招致别人的厌恶。而且我对治疗师的信任一开始也并不坚定，特别是在我闪回最严重的时期。

值得庆幸的是，治疗师带给我的足够积极的体验让我最终有勇气在其他我所选择的，逐渐使我感到可靠的关系中展现真实的脆弱，并找到了以前不敢奢望的接纳、安全和支持。

——

本章开篇关于洋葱的比喻其实具有一定的局限性。后期的疗愈通常需要在多个层面同时进行，但正视情感遗弃和忽视是一个终身的过程。重新审视情感遗弃经历中的核心问题对我们的影响，有时比当初发生的遗弃本身对我们的影响更为深远。

曾经的一次经历让我感觉挨打比被遗弃的感受还要好一些：当时患有抑郁症的母亲锁着卧室门，把我遗弃在门外很长一段时间。尽管我知道拍打房门会让她爆发，但我还是这么做了，因为我实在无法忍受这种被孤立的感觉。这件事已经过去了很久了，但把它写出来时，我还是流下了苦甜参半的泪水。

在剥开"否认"洋葱的过程中，苦甜参半的泪水并不少见。泪水之所以苦，是因为我们现在意识到的情感遗弃比之前理解的更具有破坏性。泪水之所以甜，是因为它们证实了回忆的真实性，并且会把责任归于真正的责任方。之后，泪水可能又变得有些苦涩，因为可怕的情感遗弃反复发生于我们年幼的时期，而那正是我们理应获得大量帮助的时候。最后，泪水可能又有些甜蜜，因为其中也饱含了感激——在经历了如此深层次的疗愈后，我们往往会对自己遭受的痛苦具有更多的同情，并为自己的幸存感到由衷的自豪。

在我最近一次类似的哀悼中，我意识到，我的泪水之所以甜蜜是因为现在的我能够经常在关系中得到足够的爱和安全感。而我的泪水之所以苦涩是因为我仍然会在情绪闪回时想起那种被遗弃的感觉，并且我无法得到他人的慰藉，甚至连我的妻儿都无法使我感到安慰。不过，我的泪水最后又变得甜蜜起来，因为现在的我已经能够很容易地处理我的闪回了，特别是当我越来越熟练地运用第八章中介绍的工具时。

叙述的力量

越来越多的证据表明，CPTSD 的康复进展会体现在幸存者对自身生活的叙述中。康复的程度体现在幸存者故事叙述的完整性、连贯性、情感的一致性，以及多大程度采用了自我同情的叙述角度上。

根据我的经验，那些能够反映深层次康复的叙述，往往在描述所遭受的痛苦和需持续处理的问题时，更强调情感忽视所扮演的角色。

我的一位来访者马特在母亲节前两天剥下了他的"否认"和"最小化"洋葱上的一大层皮。他在那次面谈时正处于一次严重的闪回中。"生活糟透了，而我更糟糕。我连挑选母亲节贺卡这样简单的事都做不好。"

幸运的是，自上一个母亲节以来，马特已经能在很大程度上正视母亲对他的忽视和遗弃了。一年前的他还认为自己的母亲是位好母亲，因为她从未打过他。而当他在贺卡店逛了一小时，却找不到一张可以寄给母亲的贺卡时，他的情绪闪回被严重触发。经过进一步的分析，我们发现问题在于每张卡片上所写的祝福语都让他觉得自己背叛了他的内在小孩。

"我跟你说，皮特，那些贺卡中的感激之辞全都不适合我。我记忆中的母亲从未对我说过什么好话、做过什么好事！"接着，他开始深深哀悼自己缺失的母爱，因为母亲轻蔑的眼神和讽刺的语气而愤怒和哭泣："为什么我只能得到这样不堪的母爱呢！"在那次治疗快结束时，他感到自己的闪回消退了，并再次恢复了自我支持的感觉，这正是健康哀悼的效果。从闪回中解脱出来也使他恢复了健康的幽默感。最后，他侃侃而谈起来："我要为我这样的人开展一项贺卡业务，为那些有病态母亲的人制作一系列贺卡。贺卡上这样写怎么样？'感谢妈妈从不知道我在哪个年级'，或者'感谢妈妈总是在我受伤时离开'，或者'感谢妈妈教我如何只注意自己的问题'，或者'感谢妈妈教会我厌恶自己'。"

　　了解父母在养育和保护你的责任中有多么严重的失职，是疗愈过程中的重中之重。一种非常有益的方法是，将情绪闪回看作童年的自己发来的一条信息，你需要做的就是从中了解父母是如何拒绝你的。当你充分解构了自己对情绪虐待和情感遗弃的否认，你通常就会对童年的自己产生真正的同情。这种自我同情会为你提供童年时不曾有过的体验，即在痛苦的情绪中得到安抚，而非蔑视或忽视，从而缓解被情感遗弃的感觉，并帮助你纠正自我遗弃这一童年生存习惯。这还可以进一步激励你去识别和解决各种虐待或忽视。

———

　　最后，真正了解在童年被情感遗弃具有深远影响，它是能让人获得力量的成就。在闪回的当下意识到自己此时的困惑和无望的感受，是在情绪方面重新经历童年的创伤，这往往就能驱散闪回。这一过程具有无可比拟的重要性，可以产生保护童年自我和当下自我的冲动，并启动解决闪回问题的流程。

第六章

我属于何种创伤类型

人类对童年创伤的反应具有一定的差异性。本章介绍的创伤类型主要用于识别和治疗不同类型的CPTSD。本章的模型阐述了四种基本的生存策略和防御类型，它们是从人类本能的战、逃、僵和讨好反应发展而来的。

童年遭受的虐待或忽视形式、出生排行、遗传因素等差异会导致不同的人倾向于特定的4F反应生存策略。而你从小发展的这些策略，是为了阻止、避免或减轻进一步的创伤。战类型的人会发展出一种类似自恋的防御模式；逃类型的人会发展出一种类似强迫症的防御模式；僵类型的人会发展出一种类似解离的防御模式；讨好类型的人会发展出一种类似关系依赖型的防御模式。

恰当地使用4F反应

童年时得到"足够好的抚育"的人，在成年后面对危险能够做出健康灵活的应对，恰当地使用4F反应：他们能健康地使用**战**反应，帮助自己确立合适的界限、保持自信果敢，以及必要时为自己提供积极的自我保护；他们能恰当地使用**逃**反应，能在意识到对抗会加剧危险时及时逃脱和撤退。如果进一步的行动或抵抗只会徒劳无功或适得其反，他们可以适当地**僵**住，放弃挣扎。此外，僵反应有时是我们面对危险时的第一反应，它能让我们通过静止、沉默和伪装来争取时间，评估风险并决定接下来的最佳选择是战、逃、继续僵，还是讨好。最后，他们能够以不卑躬屈膝的方式进行**讨好**，并且欣然地倾听、协助和妥协，正如他们能够主张和表达自我，提出自己的需求、权利和观点。表6.1列出了4F反应的积极特性。后文将对这四种防御反应的成因进行更深入的阐述。

表6.1　4F反应的积极特性

战	逃	僵	讨好
自信果敢	远离冲突	敏锐的意识	爱与服务
确立界限	健康的撤退	正念	妥协
勇气	勤奋	泰然自若	倾听
胆量	易掌握诀窍	平静	公平
领导力	毅力	临在	拥护和平

那些在童年反复遭受创伤的人，往往会过度依赖4F反应中的一到两种反应来求生。固着于任何一种4F反应，不仅会降低对其他反应的使用能力，还会严重损害全然放松的能力，将我们禁锢在狭隘、贫乏的人生体验中。

日积月累、习惯性的4F防御反应"有助于"我们不去关注内在批判者的唠叨声和它引起的痛苦感受。但是对4F反应的过度关注，则会使我们对过去未解决的创伤缺乏觉察，也会对自己当下因疏离感而产生的痛苦感到迟钝。

表6.2列出了每种防御反应的消极特性。当我们处于情绪闪回时，真实或想象的危险通常都会触发相关反应，使我们进入这些角色或状态，并引发相关的行为。

表6.2　4F反应的消极特性

战	逃	僵	讨好
自恋狂	强迫症	解离	关系依赖
易怒	恐慌	退缩	谄媚
控制欲强（奴役他人）	容易着急或担忧（逃离痛苦）	习惯躲藏（伪装）	奴性（卑躬屈膝）
特权感	过度驱动	孤立	丧失自我
A型人格[①]	肾上腺素成瘾[②]	"沙发瘫"	讨好者
霸凌者	忙碌狂	脱离现实者	受气包
独裁者	微观管理[③]者	隐士	奴隶
要求完美	受迫于完美主义	害怕成功	社交完美主义
反社会人格	心境障碍（双相情感障碍）	不言不语	家暴受害者
品行障碍	注意缺陷与多动障碍	精神分裂症	父母化的孩子[④]

① A型人格是一种人格类型，是以具有高水平的竞争意识、强烈的时间急迫感、较强的攻击性、强烈的成就等行为的集合为特征的人格倾向。——编者注

② 肾上腺素成瘾表现为追求刺激，通过触发身体的压力反应而获得快感。——编者注

③ 微观管理指过度管理所有的小细节或小事。通常也被视为过度控制。——编者注

④ 父母化的孩子（Parentified Child）也被称为"亲职化的孩子"，表现为"父母"和"孩子"两个角色的对调。原因可以归结为父母没有履行自己的义务，而将其抛给孩子履行。——编者注

作为依恋障碍的CPTSD

过度依赖战、逃、僵或讨好反应，是受创伤儿童的一种无意识的尝试，试图以此来应对持续的危险。这也是孩子的一种防御策略，用于强化"父母真的关心我"的幻觉。

对成年人而言，所有4F反应通常都会对真正的亲密关系产生一种阻碍。这是因为亲密感往往会触发痛苦的情绪闪回，让人想起自己童年时是如何在缺乏安慰性联结的情况下求生的。同时过往的经历也使人相信，如果自己在关系中展现脆弱，就会像童年时那样遭到攻击或遗弃。于是，4F反应防御系统会阻碍那些能够展现脆弱并促成深层联结的关系，保护我们免遭再次遗弃。

许多**战类型**的人会通过愤怒而控制狂般地索取无条件的爱来疏远他人，从而避免建立真正的亲密关系。这种不切实际的要求（满足他们未被满足的童年需求）降低了他们与他人建立亲密关系的可能性。此外，一些战类型的人会自欺欺人地相信自己是完美的，只要求对方做出改进。这种防御性的信念使他们自认为有**权**将关系中的问题完全归咎于他们的伴侣或朋友。

许多**逃类型**的人会永远保持忙碌和勤奋的状态，从而避免自己被更深层次的关系触发。其中一些人会过度努力，希望有一天自己能变得足够完美，从而值得被爱。逃类型的人很难展现自己不完美的一面。

许多**僵类型**的人会躲在自己的房间和幻想中，并深信人际交往对自己毫无意义。不过有些僵类型的人没有因为可怕的童年忽视或虐待而完全放弃人际关系，这些人倾向于在网络中发展人际关系。他们可以在家里安全地维持这种关系，并按照自己的意愿控制接触次数。

许多**讨好类型**的人几乎从不展现自己，以避免情感投入和可能产生的失望。他们躲在"对他人有帮助"的表象背后，对他人过度倾听、过度取悦或过度服务。在亲密关系中，他们过度关注伴侣，认为这样就不必冒险暴露真正的自己并遭到更强烈的拒绝。

表6.3比较了这四种类型的人之间的差异。

表6.3　4F反应对依恋和安全本能的歪曲

战	逃	僵	讨好
通过控制来获得联结	通过要求完美来获得联结	拒绝联结	通过融合来获得联结
通过发怒来获得安全感	通过保持完美来获得安全感	通过躲避来获得安全感	通过卑躬屈膝来获得安全感

接下来让我们更细致地分析每一种4F反应的防御方式，从而减少对它们的过度依赖。

战类型和自恋[①]型防御

战类型的人会无意识地受到一种信念的驱动，认为权力和控制可以

---

① 心理学中的"自恋"不同于一般口语中形容虚荣或自以为美丽或了不起的自恋。心理学中的自恋指病态地以自我为中心，缺乏同理心，以及其他自恋型人格障碍的诊断标准。然而，作者在此并非指符合的自恋型人格障碍的症状，但实际上并不一定有自恋型人格障碍。——编者注

带来安全感、减轻遗弃感，并牢牢抓住爱。被宠坏的孩子和没有得到足够限制的孩子（这种遗弃会造成一种独特的痛苦）可能会发展为战类型。还有一些模仿自恋型父母欺凌行为的孩子也有可能习惯性地做出战反应。许多战类型的孩子都是哥哥或姐姐，他们会压迫年幼的弟弟和妹妹，就像他们的父母压迫他们一样。

战类型的人会学着用愤怒来回应他们的被遗弃感。他们中的许多人使用蔑视（一种混合了自恋式愤怒和厌恶的"毒药"）来羞辱和恐吓他人，迫使他人按照自己的意志行事。自恋者对待他人就像对待自己的附属品一样。我的一位来访者曾讽刺道："自恋者没有人际关系，他们只接收俘虏。"

自认为有特权的战类型的人通常把他人当作自己喋喋不休的独白的听众，还可能会把"被俘虏"的僵类型或讨好类型的人当作**支配与臣服**（Dominance & Submission）关系中的奴隶。与极端自恋者交往的代价往往是自我毁灭。

迷人的霸凌者

战类型的人恶劣到极致时可能会发展出反社会型人格，成为反社会者。反社会者的退化程度各有不同，他或是腐败的政客，也可能是一名残忍的罪犯。有一种尤为可恶的反社会者，我称之为"迷人的霸凌者"，这类人大概属于中等退化程度。迷人的霸凌者有时会表现得非常友好，甚至偶尔会倾听他人，并给予一些小的帮助，但本质上，他们仍然会通过蔑视来压迫和控制他人。

迷人的霸凌者通常会寻找替罪羊来倾泻他的尖刻。这些不幸的替罪羊通常比他弱小：他的下属、他的"有问题"的孩子或妻子等。一般来说，迷人的霸凌者不会伤害他最喜欢的人，除非这些人做了越轨的事。

如果迷人的霸凌者魅力十足，那些接近他的人往往不会意识到他对待替罪羊的过分卑劣行径。被霸凌者"偏爱"的人往往会否认对霸凌者的控诉，并为自己不是他的攻击目标而感到宽慰。特别有魅力的霸凌者甚至可能受人钦佩，被视为伟人，而作为替罪羊的孩子或配偶则会感到迷茫，因为他们很难让别人相信自己曾经或正在遭受虐待。

——

我记得曾在照片中看到希特勒对他的孩子非常温柔，因而感到十分困惑。当我写到这里，我意识到许多备受推崇的亿万富翁大都经不起仔细审视。他们使用不合法的手段来积累财富，例如恶意的收购、剥削性的劳工政策、有害健康的工作条件、破坏环境的行为，以及其他各种形式的欺骗、撒谎和陷害。

某些大型工厂经常把新来的年轻工人安排在"创新性"生产线前端，而在生产线后端的则是那些疲惫、精力被消耗殆尽的工人，这些工人一旦无法跟上进度，就会被毫不客气地扫地出门。

而我们身边也有这样的人。我想起了我20多岁时最好的朋友。在将近两年的时间里，我一直认为他是一个很好的人，直到有一天我和他在超市购物，我目睹了他单纯恶意地对着一个无辜的收银员羞辱漫骂。

其他类型的自恋者

愤怒狂式的自恋者（Rageaholic Narcissist）因向他人倾泻愤怒而臭名昭著。他们沉迷于这种宣泄的方式以释放情绪，但因为由此获得的安慰往往不会持续很久，所以他们会不断寻找下一次发泄怒气的机会。这种类型的自恋是一种纯粹的霸凌，而霸凌本身就能引发CPTSD。例如，如果孩子在不健全家庭中长期遭受父母的霸凌，就很有可能患上CPTSD。

与另外一类自恋者的相处更接近本书的一个关键主题，我的许多来访者都遇到过这种情况。他们遭到自恋父母的可怕虐待，而这些父母却被视为社会的栋梁。这其中就包括我那文质彬彬、沉默寡言的父亲，他经常对我和我的姐妹们大发雷霆、大打出手，却在邻里中备受敬仰。

最后一类是不一定有霸凌行为的迷人的自恋者。我把这类自恋者称为**披着依赖外衣的自恋者**（The Narcissist in Codependent Clothing）。我朋友的父亲就是这种迷人的自恋者。初见时，他会通过提问和探询来吸引你，让你觉得他对你很感兴趣。但在几分钟之后（一旦你上钩），他就突然像个演说家一样开始滔滔不绝。这类自恋者往往非常擅长使用连句，不给人任何插话的机会，甚至让你无法找借口溜走。于是，你成了被俘虏的听众，无法轻易逃脱。

从极端的战反应中康复

我很认同一种广为认可的观点，即极端的自恋者和反社会者是无法被治愈的。他们通常确信自己是完美的，而问题全都出在别人身上。

然而，有些出现战反应的人并非真正的自恋者，这些人通常能够得益于以下认知：用恐吓、批评和讽刺来控制他人需要付出巨大的代价。我的一些来访者最终意识到自己的攻击性行为会吓跑潜在的亲密对象。一位来访者还意识到，虽然她的伴侣没有离开她，但他非常害怕和反感她诸多的要求和暴躁的脾气，以致无法给予她所渴望的温情或真正的喜欢。

我也曾帮助过一些战类型的人理解这一点，过度控制会造成追求权力和增强疏远的恶性循环。过度追求权力会使对方因恐惧而出现情感上的退缩，而这会加剧战类型人的被遗弃感，使他变得更加愤怒和轻蔑，然后进一步破坏、阻碍或疏远亲密关系；这再次加剧了战类型人的愤怒和厌恶，他们更加固执地拒绝表露温情，于是双方的距离越来越远，如此循环往复。

糟糕的童年环境会导致战类型的人选择上述破坏亲密关系的防御行为。学着将愤怒转移到童年的境遇，可以帮助他们破除将遗弃感立刻转化为愤怒和厌恶的习惯。此处，在疗愈过程中，战类型的人还会越发体验到被遗弃感，所以，他们可以学着用眼泪来释放心中的恐惧和羞耻。我曾经帮助过一些战类型的人，引导他们用哭泣来抚慰伤口，而不要总是用极端的方式发泄。战类型的人需要意识到，当他们受到伤害时，虽然会感到悲伤，还会感到愤怒，但无论如何，肆意泄愤都无法化解悲伤。

——

战类型的人需要意识到，他们居高临下的态度和站在道德制高点要求他人只会疏远他人，并无法消除当下的被遗弃感。他们必须打破"自己很完美"的幻想，并改掉将完美主义的内在批判者投射到他人身上的习惯。这就是缩减外在批判者的方法，我们将在第十章具体介绍。

战类型的人若注意到自己的防御反应被触发并有过度批判的倾向，应学着自发地暂停。暂停可以在很大程度上重新引导受伤的感觉，促使人哀悼并消除最初的遗弃感，而不是破坏性地将其转移到现在的亲密对象上。

此外，像所有固着于一种4F反应的人一样，战类型的人需要更灵活、更具适应性地运用其他4F反应。如果你是正在疗愈中的战类型的人，学习讨好类型的共情反应将会特别有帮助。你可以先试着想象与你互动的对象的感受，尽可能地多加练习，然后培养正念，觉察那些你想与之建立真正亲密关系的人的需求、权利和感受，再进一步深化你们的关系。

在疗愈初期，你可以"先假装，后实现"，因为如果不试着去练习为他人着想，不建立起互惠和对话（而非独白）关系的话，你所渴望的亲密关系将与你无缘。

逃类型和强迫型防御

极端的逃类型的人就像一台卡在"开启"状态中的机器。他们通过不停忙碌来象征性地逃避被遗弃的痛苦，强迫性地被一种无意识的信念驱使，认为完美可以带给他们安全和爱。他们急于求成，在思想上（强迫观念）和行动上（强迫行为）都非常急躁。

在儿童时期，逃类型的人对家庭创伤的反应，会落在过度活跃障碍（Hyperacfive）的谱系上。逃类型的人会出现两种极端，即发奋学习的优秀学生和失控的多动症辍学者。受到严重创伤的逃类型幸存者甚至会发展为强迫症。

左脑解离

整体来说，强迫性逃类型的人不是在忙碌，就是在担心和计划将要忙碌的事。这种人成了约翰·布雷萧所说的"行动的人"（Human Doing），而不是"存在的人"（Human Being）。强迫观念属于左脑解离，不同于后文将要描述的僵类型所属的右脑解离。

左脑解离指通过不停的思考让自己不去注意潜在的遗弃痛苦。当思考变为了忧虑，潜伏的恐惧便会升腾起来，影响思考的过程。如果说强迫行为是急于抢先一步超越被压抑的痛苦，那么强迫观念就是通过过度思虑来克制潜藏的痛苦。

我自己就是一个逃类型的人。我有时会在讲课前强迫性地对课程大纲感到担心，这在一定程度上是为了掩饰我的表现焦虑（遗弃恐惧的一部分）。在我教学生涯的早期，我还会采用一种强迫性的防御：一边踱步，一边焦虑地在脑中搜寻一个想不起来的词，有时甚至会为一个词而疯狂地翻遍字典。这种行为就像我不自觉地在严重的焦虑之外寻找一个安全之所一样。

逃类型的人很容易对肾上腺素带来的快感上瘾。有些人经常轻率地从事冒险和高危活动，以激发肾上腺素，产生快感。逃类型的人也很容易成为工作狂，对忙碌的行为上瘾。由于长期处于这些流程中，为了维持兴奋状态，他们的行为成瘾可能会恶化为对刺激性物质成瘾。

从极端的逃反应中康复

我治疗的逃类型来访者在日常生活中都忙于抢先一步遏制痛苦，因此，每次治疗中的内省倾诉是他们唯一能进行自我审视的时间。学习4F反应模式的知识往往有助于他们摆脱内在批判者的完美主义要求。

逃类型的人会否认或"最小化"完美主义的代价，因此我在治疗过程中会温和而反复地对抗这一点。这对工作狂尤其重要，因为他们往往承认自己的成瘾行为，却在心里将其视作值得骄傲和产生优越感的标志，不愿放弃这种行为。

逃类型的人可能会因为过度分析而"困在自己的脑子里"。对这些人而言，一旦对CPTSD的认知到达临界点，他们就非常有必要进入情绪层面的治疗，他们或早或晚都必须通过哀悼童年的损伤来推进疗愈。

自我同情的哭泣是一种无可比拟的手段，用来缩减强迫性的、顽固的内在批判者，并改善强迫性的急躁习惯。随着疗愈的推进，逃类型的人会获得一个"变速箱"，能以不同的速度档位来生活，包括"空档"。逃类型的人尤其有必要培养自己使用"空档"的能力。

如果你属于逃类型，那么你可以利用大量的自助类图书、CD和课程来帮助自己学会放松，减少习惯性忙碌行为。学会这些非常重要，因为你可能会在忙碌中迷失方向，只见树木，不见森林。在这种情况下，你很容易分不清先后主次，并迷失在次要的事情中。我被触发闪回时，经常不由自主地忙于最简单的琐事，反而忽略了主要任务。

在闪回中，逃类型的人的状况可能会恶化为**无头苍蝇**（Chicken-with-its-head-cut-off）模式，恐惧和焦虑驱使他们忙于各种琐事。他们拼命加速，毫无头绪地忙碌，仿佛忙碌本身才是最重要的事。

在这种情况下，逃类型的人若想将自己从慌乱的行为中解救出来，可以试着把一句老话颠倒过来说："别过来帮忙，快站着不动。"这里所说的"站着不动"是指停下来，花些时间集中精力，重新确定轻重缓急。我推荐进行三分钟短暂的坐姿冥想。如果你是逃类型的人，每天给自己一些冥想时间将大大促进康复。

进行坐姿冥想时，你可以先闭上双眼，然后轻柔地放松身体，感受自己的主要肌肉群，并柔和地促进它们放松，同时深深地、慢慢地呼吸。

当肌肉得到放松，呼吸变得深沉而缓慢时，你再问问自己："现在对我而言最重要的事是什么？我接下来能做的最有益的事是什么？"

当你对这一方法运用得越来越熟练，并能长时间进行坐姿冥想时，可以试着问自己这些问题："我此刻在逃避什么伤害？我是否可以打开心扉，试着抚慰内心的痛苦？"

最后，有许多逃类型的人症状可能会被误诊为环性心境。我将在第十二章对这个问题展开讨论。

僵类型和解离型防御

僵反应，也被称为伪装反应，往往表现为幸存者躲藏、孤立自己和避免与他人接触。僵类型的人可能会被困在撤退模式中，他们的开关好像被卡在了"关"的状态。

僵类型的人有一种无意识的信念，认为人和危险是同义词。在所有4F反应类型的人中，僵类型的人对此最为深信不疑。虽然战、逃、僵、讨好类型的人都普遍患有社交焦虑，但僵类型的人通常更依赖于孤独的庇护。有些僵类型的人完全放弃了与他人建立关系，变得极为孤立，甚至也完全放弃了现实中的爱，只寄托于幻想。

右脑解离

那些被迫习惯使用僵反应的人往往是家中的替罪羊，或是遭到最严重遗弃的孩子，即迷失的孩子。僵类型的人无法成功地做出战、逃或讨好反应，因此他们发展出典型解离（或称右脑解离）作为防御措施。解离能够使僵类型的人脱离被遗弃的痛苦体验，并保护他避免参与"有风险"的社交互动，因为任何社交互动都可能触发他受伤的感觉。

如果你是僵类型的人，你可能会通过在以下活动中解离，来寻求庇护和安慰：长时间的睡眠、白日梦，以及一些由右脑主导的活动，如看电视、上网和玩电子游戏。

僵类型的人有时会患有（或看起来有）注意缺陷多动障碍。他们往

往非常善于在内心体验变得不舒服时切换内部频道。当他们感到特别
受创或被触发时，可能会表现出类似精神分裂症的症状，脱离于日常现
实。情况最糟时，他们可能会像《我从未许诺你一座玫瑰园》(*I Never
Promised You A Rose Garden*)①一书中的主角一样，在混乱中陷入精神
分裂。

从极端的僵反应中康复

僵类型的人的康复面临三个方面的关键挑战。

首先，僵类型的人通常没有或很少有积极的人际关系。他们非常不
愿意进入那种能够改变他们的亲密关系，更不愿意寻求治疗。有些人即
便能克服这种不情愿的心态，也很容易因受到惊吓而很快停止尝试。

其次，僵类型的人与战类型的人有两个共同点。一是他们都缺乏动
力去尝试理解童年创伤的影响。许多人没有意识到自己有让人困扰的内
在批判者，也不知道自己正处于痛苦的情绪中。二是他们都倾向于把内
在批判者的完美主义要求投射到别人身上，而不是自己身上。这种生存
机制帮助他们在儿童时期把别人的不完美作为自我孤立的正当理由。因
为在童年时，这种自我孤立是明智的行为，有助于他们寻求安全。

最后，僵类型的人否认他们单一的适应方式会使生活变得狭隘，其
否认程度甚至比工作狂这种逃类型的人更为严重。我治疗的一些僵类型
来访者似乎长期满足于自己的孤立状态。我认为他们也许能通过释放体

---

①　一本自传体小说，故事的主人公通过心理治疗治愈了自己的精神分裂症。——编者注

内的阿片样物质（如脑啡肽）来自我麻醉。这类物质是动物在极度危险、迫近死亡时由大脑释放的物质，能够缓解疼痛，让人体产生欣喜、快乐的感觉。

僵类型的人更容易在体内释放阿片样物质，因为在僵反应的严重程度到达顶峰时人会出现**崩溃反应**（Collapse Response）。崩溃反应意味着人完全放弃意识，它似乎是一种脱离肉体的体验，是一种极致的解离，即将被猎杀的猎物身上有时会出现这种反应。我曾在自然纪录片中看到，小动物在捕食者的口中似乎彻底放弃了挣扎，仿佛死亡是没有痛感的。

然而，一些僵类型的人所分泌的阿片样物质，其镇痛效果并不能持续很久。于是，麻木的满足感会演变为严重的抑郁。这反过来又会导致酒精、药品等物质成瘾。另外，僵类型的人会倾向于加大剂量地服用抗抑郁药和抗焦虑药。我还怀疑有些精神分裂症患者属于受到了极大创伤的僵类型的人，因为他们的解离得非常彻底，以致无法找到回归现实的方法。

给我留言的几位僵类型读者都强烈推荐叙泽特·布恩（Suzette Boon）等人的一本自助类图书，名为《处理与创伤有关的解离》(Coping with Trauma-Related Dissociation)。这本书介绍了许多非常有用的练习，对于康复很有帮助。

与其他类型相比，僵类型的人通常更需要疗愈型关系，因为他们的自我孤立使他们无法通过友谊来实现关系型疗愈。即便如此，我知道有一些人会通过宠物、图书和安全的远距离人际关系进行治疗，并获得了较好的关系型疗愈成果。

———

我的来访者菲莉丝自称是个"沙发瘫"，她在开始接受治疗时心情非常矛盾。当时她使用的第三种抗抑郁药已不再起效，她变得越来越偏执，对死亡的幻想也更为频繁和病态。她告诉我："我知道治疗不会有帮助，但我担心丈夫会离开我，他说我已经开始让他感到害怕了。"菲莉丝的婚姻之所以能维持，是因为她的丈夫赚钱养家，还是个工作狂，很少待在家里，即使在家时也总是在电脑前忙碌，而她则可以独自看电视、看科幻小说和上网。

在治疗过程中建立信任是一个漫长而渐进的过程。这种情况对所有幸存者都很常见。所幸菲莉丝具有的一种黑色幽默"帮助"她接受了我的心理治疗。当我试图将她目前的痛苦与她可怕的童年联系起来时，她经常予以嘲讽和反驳。幸运的是，在纽约长大的我对讽刺有一定的抵抗力。我愿意接受她的讽刺性幽默，因为我知道她并没有恶意。

我帮助她将讽刺中蕴含的愤怒导向了她有霸凌行为的家人。于是，心理教育终于开始渗透一系列过往的事实。她逐渐开始愤怒地倾诉她父亲的性虐待、母亲的沉默共谋，以及所有家人都把她当作靶子的行为。这种倾诉渐渐演变为哭泣，使她第一次体会到了自我同情。

直到这一阶段（此时治疗已经开展了数年），菲莉丝才看清了有毒的内在批判者对她的迫害。在此之前，她认为我关于内在批判者的"胡说八道"非常荒诞，拒不接受。但当治疗取得充分进展后，我发现正如我设想的，她的内心其实潜藏着很多恐惧和焦虑，而正是这些让她足不出户。她会讽刺地大笑说："看看我，皮特！没有什么能让我害怕。我太放松了，放松到在椅子上都坐不直。天啊！你知道吗？我总是在打瞌睡，所以我丈夫管我叫'软黄包'。"（菲莉丝有一头金发。）

突破性进展终于出现了。在那次面谈前，她在我办公室外的人行道上和一个男人擦肩而过，这个男人让她想起了自己的父亲。她在那次面谈的治疗过程中差点喘不过气，并出现了一次治疗性闪回。她想起了一段可怕的记忆：她的父亲在一个晚上偷偷潜入了她的卧室。我帮助她放慢并加深呼吸，随后，她通过多次哀悼化解了这次关于性虐待的闪回。

在这次治疗中，菲莉丝的否认心理明显减弱了。她真正明白了是社交焦虑将她囚禁在了沙发上。从那时起，深层次的疗愈随之展开。最终，菲莉丝获得了足够的勇气，回到了学校继续读书，并在后来成了一名医疗助理。这一切为她打开了一扇门，让她在外部世界找到了一个有意义的位置。她还成功地与一位同样处于疗愈中的同事建立起了健康的友谊。

僵类型的人的康复通常需要经历以下过程：与治疗师逐渐建立信任，愿意接受心理教育，并意识到是父母可怕的养育方式导致了他们的痛苦。这为缩减内在批判者铺平了道路，同时也有利于对童年损伤的哀悼。练习用哀悼表达愤怒及有氧运动都对僵类型的人具有特别的治疗意义，都有助于恢复他们沉睡的意志和动力。

讨好类型和关系依赖型防御

讨好类型的人自童年起就被剥夺了所有权利。他们很早就知道，如果能在父母剥削自己时当一个好帮手或顺从的仆人，他们就可以获得些许的安全和依恋。所以，讨好类型的人通过迎合他人的愿望、需要和要求来寻求安全感。他们的行为表明，他们建立任何关系的代价是放弃自身所有的需求、权利、偏好和界限。

对讨好类型或关系依赖型的人来说，父母中通常至少有一个是自恋者。自恋者颠覆了父母与孩子的关系：孩子被**父母化**，需要关照父母的需求；而父母则表现得像黏人、任性的孩子。在这种情况下，孩子可能会变成父母的密友、替代配偶、教练或管家，或被迫做弟弟妹妹的家长。在最糟的情况下，孩子还可能遭到性剥削。一些关系依赖型孩子的适应方式是让自己变成开心果。孩子会学会哗众取宠，取悦父母成了他们的主要任务。

父母在迫使孩子进行服务的过程中，通常会吓唬和羞辱孩子，使他无法发展自我意识。在4F反应类型中，讨好类型的人在健康自我意识方面的发展受阻情况最为严重。

从极端的讨好反应中康复

关于4F反应的心理教育通常会使讨好类型的人感到非常宽慰。这最终能帮助他们认识到自己的强迫性重复，即总是被剥削自己的自恋型的人所吸引。

我见过许多积习已深的关系依赖型的人，当他们意识到连说"不"的想法都会触发情绪闪回时，就会努力提高自己自信果敢的能力。我的一位来访者在经过许多疗愈努力之后，震惊地意识到，光是对于直面老板恶劣行径的想象，都会使自己产生严重的解离。这种震惊随后演变为了一种顿悟，他意识到这一切都来源于自己曾经在家中抗议时所招致的危险，并为此深感愤怒。这种顿悟帮助他有效克服了心理障碍，使他在今后的治疗中不再抗拒自信训练，并学会了克服那些阻碍他自信果敢的批判声。之后这位来访者在长期的练习中逐渐想起了自己在童年时被反复扼杀的个性。

关系依赖型的人需要明白，过度倾听会使人丧失自我。若要康复，他们则需要减少特有的利用倾听进行防御的行为，并试着通过哀悼损失等方式，练习拓展语言及情感的自我表达。在下一章中我将更广泛地探讨如何从讨好中康复。

混合的创伤类型

具有单一创伤类型的人无疑是少数。每一种类型都有不同的严重程度，症状从轻微到极端。大多数创伤幸存者都是4F反应的混合型，都有一个备选反应，当主要反应效果不佳时，他们就会做出备选反应。如果这两种反应都不起作用，他们一般会有第三或第四种本能反应。以下是一些常见的混合类型。

战－讨好类型

战－讨好类型的人对应前文描述的"迷人的霸凌者"。这种类型结合了两种截然相反的人际关系类型——自恋型和关系依赖型。然而，战－讨好类型的核心往往是对特权感的自恋。这种类型在极端情况下可能会演变为边缘型人格障碍，患者可能会频繁地、戏剧性地在战和讨好反应之间摇摆（分裂）。战－讨好类型的人如果对某人感到不满，在单次互动中便有可能在具有攻击性的谩骂和狂热的关切间不断地切换。

我治疗的几名来访者曾被自己或他人不公平地贴上了"边缘型人格"的标签。然而，我可以从他们的心灵品质看出他们并不是那种人。他们本质上对他人怀着仁慈和善意，并且在闪回过后总是会回归本质。当他们伤害他人后，也能够感受和表现出真正的悔恨，而我们都难以避免偶尔伤害他人。与本质自恋的真正边缘型人格不同，他们会真诚地道歉，并在适当的时候做出补偿。

战－讨好类型的另一个变体，是在某一种关系中表现为战类型，而在另一种关系中表现为讨好类型。例如典型的"妻管严"，这类人在家中温柔，但是在工作中很有可能是个暴君，而且他们往往会工作到最后一刻，因为他们非常享受自己的战斗状态。这种类型也可能会反过来：在家中是魔鬼，在办公室却是老好人。

———

与下一章描述的**讨好－战类型**进行对比后，我们可以更深刻地理解战－讨好类型。虽然讨好－战类型也会在情绪闪回时出现摇摆不定的情况，但通常不会那么尖刻和自以为是。

这两种类型的另一个区别是，战－讨好类型的"照顾"通常是胁迫式或操纵式的，它往往是为了公然或隐蔽地达到个人目的。此外，战－讨好类型的人很少对人际关系中的问题承担真正的责任。这类人通常采取典型的战立场，把不完美归咎于对方。这种本质为自恋类型的人更有特权感，他们的讨好行为通常不怀有真正的同情心或怜悯心。

逃－僵类型

逃－僵类型是最缺乏人际关系、最分裂的类型。这类人偏爱自给自足的孤立所带来的安全感。有时这种类型会被误诊为阿斯伯格综合征。

逃－僵类型的人通过强迫和解离的"双步骤"来避免在人际关系中再次受创：第一步是工作到筋疲力尽；第二步是陷入极端的"消极怠工"，并等待能量重新积累以重启第一步。为了没有必要的安全感，他们的生活方式不得不变得极其受限。

逃－僵类型更多见于男性，特别是那些在童年时因显露脆弱而受到创伤的男性。他们的经历迫使他们在自我孤立或"轻度亲密"的关系中寻求安全感。一些不强势的男性幸存者结合逃和僵类型防御，变成了典型的"技术宅男"。远程办公无疑是他们最爱的上班模式。逃－僵类型的人往往对计算机上瘾，他们会长时间专注于工作，然后解离性地陷入一直玩电脑游戏、滥用药物或嗜睡状态。

此外，逃－僵类型的人很容易对色情制品成瘾。处于逃模式时，他们会痴迷在网上寻找幻想中的伴侣，并强迫性地手淫。而处于僵模式时，如果没有色情制品，他们就会陷入右脑的性幻想世界。此外，如果他们处于轻度亲密的关系中，那么当他们进行性互动时，通常更愿意与理想化的幻想伴侣接触，而非现实中的伴侣。

战－僵类型

战－僵类型的人是隐性或消极的自恋者。他们要求事情按照自己的方式发展，但对人际交往没有兴趣。没有人可以在餐桌上说话，甚至他们自己也不行——当然，除非他们需要管教某人。他们是那种约翰·韦恩（John Wayne）[1]式的"沙发瘫"，他们的家庭生活中经常充斥着粗暴的情绪和抱怨咒骂。这类型的人通常像前文提到的极端战类型的人一样难以治疗。我曾见过几个类似的战－僵类型的人，他们都是在收到伴侣离婚的威胁后被迫来治疗的。他们每个人都像《早餐桌上的独裁者》（*The Autocrat of The Breakfast Table*）[2]中的人物。

这类人很少主动寻求疗愈。我的一位同事告诉我，她遇到一位战－僵类型的来访者是被他的妻子拉来治疗的。这位妻子抱怨说，她一周内能从丈夫嘴里撬出十个字就算幸运了。她已经别无他法，如果治疗不能解决丈夫的问题，她就打算提出离婚。

这位丈夫是一名计算机工程师，在家远程办公，只有上厕所和吃饭时才离开房间，而且他在吃饭时也是与妻子分开吃的。他会用电子邮件给妻子发送日程表，要求妻子按照日程表给他送饭。

我的同事一开始向这位丈夫问好时，得到了他的怒视和抱怨。出于

---

[1] 美国电影演员，饰演了许多硬汉形象。——编者注

[2] 美国诗人奥利弗·温德尔·霍姆斯（Oliver Wendell Holmes）的随笔集。作者以第一人称与不同的寄宿房客对话，对话讨论的主题包罗万象。——编者注

直觉，她尽可能地不聚焦于他，但她每次小心地尝试与他建立联结时，都会遭到讽刺、轻蔑的回绝。他会说："你以为我会被你假惺惺的笑欺骗吗？你休想用你那些心理学呓语来唬我！"

这位同事是我认识的最有同情心、最不具有侵略性的人之一，但她也无法打破这个可怜人带刺的战斗外壳，攻克他的极端社交回避。因此，这段治疗最终没能创造奇迹。我的同事说，他居然坚持了20分钟才带着敌意和怨恨离开，现在回想起来都让她感到不可思议。

自我评估与康复

我建议你评估一下自己的4F反应类型，试着明确你的主导类型和混合类型，并思考你处于每种4F反应中的时长及比例。以下是4F反应从积极到消极的变化路径，你可以评估自己在相关路径上的位置。

从积极到消极的4F反应变化路径

战类型：自信果敢 ↔ 霸凌

逃类型：效率 ↔ 过度驱动

僵类型：平静 ↔ 畸张症（Catatonia）

讨好类型：助人 ↔ 被奴役

——

如前文所述，康复的一个关键目标是我们能够轻松恰当地使用所有4F反应。还有另外两条变化路径可以用来评估这一点，在这两种路径中的平衡程度能够反映我们的康复程度。

● **与他人的健康关系：战↔讨好路径**

如果关系的双方能够轻松而互惠地在坚持自我和接纳对方之间保持平衡，就能够缔造健康的关系。几个常见而重要的例子是：①在交谈和倾听之间轻松切换；②在帮助和被帮助之间轻松切换；③在引领和跟随之间轻松切换。

当人处于这条路径的中点位置时，自恋和关系依赖的程度是正常、健康的。当人位于自恋或战斗那一端时，会滔滔不绝地主导对话；而位于关系依赖或讨好那一端时，就会陷入利用倾听来进行防御，拒绝表达自身想法和感受，从而隐藏自己的脆弱。

需要注意的是，人与人的对话不会总是刚好处于中点位置，否则就会成为打乒乓球似的单调交流。真正的平衡更容易发生在长时间的交流中。例如，在一个小时的谈话中，双方大约各说半小时的时间。

● **与自我的健康关系：逃跑↔冻结路径**

与自我的健康关系体现在以下几个方面的平衡：①行动和休息之间；②坚持和放弃之间；③交感神经和副交感神经系统的激活之间；④高度专注和轻松的白日梦之间。

第七章

从基于创伤的关系依赖中康复

如果你在上一章中把自己评估为讨好类型，或处于战↔讨好路径的讨好端，或只是察觉到自己有一些讨好反应，本章都会对你有参考意义。此外，本章第一节还介绍了所有类型成因的重要信息。

我之所以用一整章来讨论关系依赖，是因为这是我最了解的防御模式。这些知识来自我亲身的疗愈历程，以及20多年来专注治疗关系依赖的经验。

———

在一个顿悟的夜晚，我写下了本章的概要。那天，我注意到自己撞到椅子后焦虑地对椅子道歉。我忽然第一次意识到，自己在生活中可能曾无数次向物体道歉。这让我突然感到非常愤怒。但是其实我所愤怒的是让我产生巴甫洛夫式①"对不起"反应的过往遭遇。

---

① 俄罗斯生理学家巴甫洛夫基于实验，将引起机体出现明显动作反应的刺激称为"条件刺激"，将能引起先天反应的刺激称为"无条件刺激"。他提出，由无条件刺激引发的反应为"无条件反应"，由无条件刺激和条件刺激多次、共同引发的动作反应为"条件反应"。文中此处指条件反应。——编者注

当时我探索原生家庭已有一段时日，积累的证据很快让我相信，我的父母将讨好反应深深烙印在了我的身上。我被一个默认的"程序"洗脑了：当周遭事物的自然秩序发生变化时，我就会讨好性地道歉。这种对明显无害环境的突然焦虑反应，往往是对早期创伤性事件的情绪闪回。有时，当前的事件与过去的创伤可能只是略微相似，但足以触发战、逃、僵或讨好反应的心理本能。

我之所以"讨好"椅子，是因为在潜意识中把它当成了危险的父母，而自己就像一个触碰了禁忌之物的幼童，因为害怕受罚而道歉。当我自由联想到这一点时，我还觉察到自己有道歉成瘾的情况。我曾因漫长的红灯和天气变化道歉，而且还特别容易因他人的错误和消极情绪道歉。

比较讨好类型的成因与战、逃和僵类型的成因

我为战、逃、僵、讨好类型中的第四个类型选择了"讨好"（Fawn）这个词，是因为在《韦氏词典》（*Webster's Dictionary*）中，"讨好"这个词的定义是"表现得恭顺，向他人奉承、献殷勤"。我认为这种反应正是许多关系依赖者行为的核心。

关系依赖者在幼童时期就知道，对虐待提出抗议只会招致父母更可怕的报复，而逃跑只会更加危险。许多虐待孩子的父母在孩子顶嘴时会给予其最严厉的惩罚，从而无情地遏制了孩子的战反应。孩子逐渐学会了放弃战反应，将"不"这个字从字典中剔除，也不再发展自己健康的、具有决断性的语言技能。而当孩子出现自然的逃反应的征兆时，父母通常会说："我会让你知道逃跑的下场！"随之而来的就是一顿打。而当孩

子长大一些时，他明白了离家出走（终极的逃反应）更是无用而不切实际的，甚至更加危险。所以他也放弃了逃反应。此外，创伤性家庭的数量似乎呈增长趋势，因为目前甚至有许多孩子还未到青春期就开始离家出走并落入了可怕的境地。

在幼童时期，许多孩子有时会把逃跑的冲动转化为多动症般的绕圈跑。这种适应方式在某种程度上能够帮助他们逃离无法控制的"混杂的被遗弃感"。虽然在这些不幸的人中，有许多人后来象征性地逃离了他们的痛苦，但他们的适应模式实际上是恶化为了强迫行为，如工作狂、购物狂、性爱成瘾，这些都是逃类型的常见表现。

没采取逃反应的幼童可能会发展为僵反应，成为"迷失的孩子"。这类孩子通过日益深陷解离状态来逃避恐惧。他学会了让父母的言语和情绪虐待"左耳进右耳出"。这种类型的人往往会在青春期陷入麻痹物质成瘾，如酗酒，因为他需要"镇静剂"来逃避痛苦。

然而，那些后来患有关系依赖症的幼童"明智地"放弃了战、逃和僵反应，而是学会了讨好父母，让自己显得有用，从而获得些许的安全感。值得重申的是，讨好类型往往类似于爱丽丝·米勒在《天才儿童的悲剧》中所说的天才儿童。早熟的他们发现，只要能为父母提供各种帮助，就能换来零星的安全感。

讨好、谄媚和被奴役成了他们的重要生存策略。他们巧妙地放弃了所有可能给父母带来不便的需求，不再提出不符合父母偏好或可能激怒父母的意见，放弃了各种自我界限来讨好父母，但父母亲并没有尽责地照顾他们。正如上一章所述，孩子往往会变得"父母化"，并尽可能地为父母提供帮助。（我想知道除了我之外，还有多少心理治疗师以这种方式为自己进入这一行做足了准备。）

这些失去自我的现象刚开始出现时，孩子还没有完全学会说话，当然也还不具备洞察力。对于正处于关系依赖症萌芽阶段的儿童，一切危险的暗示都会立即引发他们的奴性行为，让他们放弃自身的权利和需求。这种反应模式深深地烙印在他们心中，以致于很多关系依赖症患者成年后会像狗一样自动对威胁做出反应，仿佛在满地打滚、摇尾乞怜，希望得到一点怜悯和偶尔的残羹剩饭。《韦氏词典》对"讨好"的第二个定义是："（指狗）通过舔手、摇尾巴等表示友好。"可悲的是，有些关系依赖症患者就像狗一样忠于自己的"主人"，哪怕那些"主人"极其恶劣。

另外，我发现第五章提及的情感遗弃也会导致这种关系依赖症。极度缺乏联结体验是具有创伤性的，因此被严重忽视的孩子有时会过度发展讨好反应，以应对这种可怕的状况。一旦孩子意识到，只要自己对父母有用且不提出任何要求，就能得到父母的一些积极关注，那么通过这种方式来加强与父母的联结就会使关系依赖与日俱增。长此以往，"讨好"就会成为一种愈发自然的习惯。

基于创伤的关系依赖症

我将基于创伤的关系依赖症定义为一种自我否定与自我遗弃的综合征，它表现为基于恐惧而无法在关系中表达权利、需求和界限。它是一种丧失自我捍卫能力的障碍，其特点是战反应处于休眠状态，且容易受到剥削、虐待或忽视。

在与他人交谈时，关系依赖症患者通过倾听和询问（更准确的表达可能是引诱对方说话），来在关系中寻求安全和接纳。他们邀请对方说话，而不是冒险暴露自己的想法、观点和感受。他们向对方提问是为了把注意力从自己身上移开，因为他们从父母那里了解到：说话是危险的，他们说出的话必然会证明自己是没有价值的。

讨好类型的人的绝对准则是：①倾听比说话更安全；②同意比反对更安全；③照顾他人比寻求帮助更安全；④询问对方想法比表达自己想法更安全；⑤把选择权留给对方比主动表达自己的偏好更安全。可悲的是，对于尚未康复的讨好类型来说，最能够满足自己的方式就是帮助别人。讨好类型的人可以通过练习记忆第十六章二号工具箱"公平与亲密的指导原则"来促进康复。

让我们试着想象两个关系依赖症患者进行第一次约会时可能发生的可笑场景吧。他们计划一起去看电影，但该如何决定看哪部电影呢？

"你想看什么？"

"哦，我随便，你想看什么？"

"我真的无所谓，什么都行。"

"我也是，你定吧！"

"还是你来定比较好。"

"还是别了，我从来都选不好。"

"我也是，我选的肯定很难看。"

他们就这样无休止地继续，直到错过了最后一场电影，但他们却因为不用提出自己的想法而松了一口气，然后结束了约会。

许多幸存者最初对"关系依赖"一词颇为反感。他们觉得这个词令人费解，或与自己无关，而且他们认为这个词是贬义的。还有些人认为，这个词无法准确描述他们的状况。如果你也是如此，那么可以参考后文有关关系依赖亚型的部分，其中介绍了讨好反应的各种行为表现。

关系依赖的亚型

理解以下三种讨好亚型的巨大差异，有助于厘清关于关系依赖的许多困惑：讨好－僵类型、讨好－逃类型和讨好－战类型。

讨好－僵类型：替罪羊

讨好－僵类型通常是关系依赖最为严重的亚型。虽然并非所有的替罪羊都是讨好－僵类型，但由于讨好类型和僵类型的人都非常被动，又倾向于极度自我否定，并且他们通常在幼儿阶段就因坚持自己的主张而遭到了较多的惩罚或拒绝，所以他们中的许多人最终都会沦为替罪羊。

最糟糕的是，讨好－僵类型的人很容易被战类型的人识别出来，并沦为其俘虏。于是这一类型的人可能成为受气包，甚至遭受家庭暴力。大多数讨好－僵类型的人，如果无法在童年时期摆脱替罪羊的角色，成年后同样会成为受害者。这些受害者有时甚至意识不到自己正在遭受虐待，甚至还会责备自己（就像童年时那样）。许多讨好－僵类型即便愿意努力疗愈，也只是做出象征性的努力。他们往往被迫彻底放弃了自我保护本能，从而陷入心理学家所说的**习得性无助**（Learned Helplessness）。

关于暴力循环周期[①]的研究表明，许多自恋型施暴者懂得在合适的时间用合适的方法，在受害者即将离开时给予些许的浪漫。这些施暴者往往是上一章中描述的"迷人的霸凌者"。霸凌者偶尔的小恩小惠，比关系依赖症患者在原生家庭中获得的一切都更温暖，所以受害者很快就会重新上钩，虐待的循环也会马上重新开始。值得注意的是，许多迷人的霸凌者在求爱阶段也会短暂地大献殷勤，但一旦追求成功，这些殷勤也就消失了。

此外，在家庭中，被霸凌者不一定是女性。有越来越多的证据表明，相当多的男性也在默默承受着家庭暴力。一位男性来访者曾经告诉我，无论他的妻子如何对他施暴，他都忍不住会向她道歉。但这只会让她更生气，尤其是在他忍不住说出"对不起我说了'对不起'"时。每当他这么说的时候，妻子都会打他耳光。

果然，经过进一步的探询，我发现他有一个边缘型人格的母亲。直到现在，母亲只要对他不满意，仍然会打他耳光。童年时，每当他被母亲打耳光时，都被要求放下双手老实站好，然后为自己让母亲"不得不"惩罚自己而道歉。可惜的是，他只做了几次治疗就不再继续了，因为他的妻子翻看了他的支票簿，并因为他"浪费了时间和她的钱"而对

[①] 美国心理学家尼克·休斯（Nick Hughes）在研究了很多婚姻暴力的案件之后提出了暴力循环理论（Cycle of Violence）：暴力在婚姻中会呈周期性的循环，分为愤怒的继续期、暴力发生期、道歉和原谅期、蜜月期四个阶段。——编者注

他不停地施暴。

我曾多年从事心理危机电话咨询工作，那段时间我遇到了许多这种讨好–僵类型的人。他们康复的希望在于理解童年的受虐经历是如何使他们现在仍受困于遭受虐待的情境的。我曾无数次听到家暴受害者说："我并不想表现得像一个受害者！"我常常试着帮助他们认识到自己在童年时确实受到伤害。若非如此，他们通常无法将自己从当前的受害状态中解救出来。然而，做到这一点通常是很困难的，因为作为替罪羊的讨好–僵类型的人经常因为抱怨而受到更多的严酷惩罚。

讨好–逃类型：超级护士

讨好–逃类型的人最常见于工作狂般的父母、护士或行政助理，这些人全天候地为家庭、医院或公司的需要而工作。他们强迫性地满足其他人的需求，却对自己的需求置之不理。

讨好–逃类型的人有时就像被误导的特蕾莎修女（Blessed Teresa of Calcutta），将自己视为完美无私的照料者，并以此逃避自我遗弃的痛苦。他们强迫自己奔走于一个个需要照顾的人之间，从而进一步远离自己的痛苦。

还有一些讨好–逃类型的人会变得有洁癖。我的一位实习生告诉我，有位讨好–逃类型来访者有一系列按颜色分类的牙刷，用于清洁浴室和厨房的各种死角。

有些讨好–逃类型的人会把他们的完美主义投射到别人身上，充当别人的人生导师，把自己的意志强加于人。然而，讨好–逃类型的人应该明白，关心他人有时并不意味着要帮他人解决问题，特别是当我们试图帮助那些痛苦的人时。很多时候，人只是需要找到同情、接纳和口头宣泄的出口，而且一些情绪状态确实需要时间来化解。当人心情不佳时，对他的爱就是一种强有力的关怀。

这也意味着讨好-逃类型的人要接受他人的不完美。每个人都存在一些难以改变的局限性和缺陷。我们不应该给所爱之人施加压力，让他们去解决无法解决的问题。我的做法是，让对方自愿选择是否接受我的建议。因此，我会尽量避免反复唠叨。此外，我通常会先确认一下对方是否真的想要一些反馈意见。

讨好-战类型：令人窒息的母（父）亲

以上两段建议也适用于许多讨好-战类型的幸存者。他们中的一些人在试图帮助别人时可能非常具有攻击性。他们通常将帮助等同于改变，并坚持不懈地迫使别人接受他们的建议，最终反而使对方疏远了自己。

讨好-战类型的人惯用的照顾方式充满了令人窒息的爱。他们过度关注被照顾的一方，这有时是在重复扮演他们童年时的服务角色。此外，他们给予的帮助通常比上一章提到的战-讨好类型的人更无私。尽管如此，他们过于热心的照顾有时真的会让对方感觉窒息，正如他们所说的："我爱你爱得要死。"

讨好-战类型的人在处于闪回时，可能会将对他人的照顾恶化为操纵甚至是胁迫。那种令人窒息的爱可能会强迫对方去符合他的预期。当对方拒绝他的建议或回避强加的照顾时，讨好－战类型的人可能会极为受挫，进而爆发。他们有时会觉得自己有权以"为了对方好"的名义而惩罚对方，特别是当处于主要关系①中时。

讨好－战类型的人有时会被误诊为边缘型人格障碍，这是因为他们在闪回时情绪会非常激烈。一旦被遗弃的恐慌感被触发，他们会极其渴望爱，可能时而奋力地争夺爱，时而谄媚地乞求爱。然而，这种类型的人并不像上一章描述的真正的边缘型人格一样以自恋为核心。

这两种类型的另一个区别是，讨好－战类型的人寻求的是真正的亲密关系。他们是所有混合型中最乐于发展人际关系的，也最容易对爱上瘾。这与战－讨好类型的人形成鲜明的对比，后者更沉迷于生理的宣泄，因此更容易对性上瘾。

再谈从极端的讨好反应中康复

针对由父母导致的讨好反应，我通过相关的心理教育已经帮助了很多来访者。他们中的许多人很快意识到，自己之所以产生关系依赖，是因为他们连最基本的健康利己权利都会被视作自私，而不断遭到攻击和羞辱。

一位40岁左右的来访者告诉我，她从高中开始就无数次鄙视自己的"自私"，但直到最近的某个夜晚，她突然顿悟到自己远算不上自私。她在浏览一个为那些拥有自恋型母亲的成年人开设的网站时，看到了许

---

① 主要关系指与个体与在生活、经济、政治上有直接联系的亲属、朋友的关系。——编者注

多留言。她突然意识到母亲才是家中搞垄断的自私者，每当这位来访者想为自己做点什么时，她就会感到非常焦虑，还会因为自己的行为像母亲一样可怕而感到羞耻。

讨好类型的人需要明白，当他们担心自己不去讨好就会遭到攻击时，会放弃自己的界限、权利和需求。了解这一点是康复的必要条件，但不是充分条件。许多关系依赖者虽然意识到了自己放弃自我的倾向，但真的到了需要在关系中表达自我时，他们又会把一切抛在脑后。要打破这种模式非常困难。

我在疗愈初期逐渐觉察到，自己在初次约会时会过度询问对方的感受和需求，最后震惊地发现，自己几乎从不进行自我表达。后来我渐渐意识到，想"更多地展现自己"的想法让我受到了惊吓，并触发了闪回，使我陷入解离状态，并忘记了原本打算说的话。由于杏仁核[①]"劫持"了我的左脑，所以我只知道要让约会对象说话，而自己则退行到了久经考验的安全位置——倾听和询问。

直到我的治疗师建议我在手掌上写下一些关键词，我才得以应对这种场合。这些词促使我的左脑开始重新运转，让我逐渐能够在与对方对话和了解的过程中，更好地表达自己。

很久以后我忽然意识到：难怪我会和一个又一个的自恋者走到一起。自恋者之所以喜欢我，是因为我能让他们尽情地滔滔不绝。我可能也遇到了不少心理健康的人，但她们都不想继续和我约会，因为我看起来像是在隐瞒什么，让人捉摸不透。

---

① 　大脑中用于识别和调节情绪的组织。——编者注

差不多是在同一时期，我的一位讨好类型的朋友也面临着同样的问题。她喜欢开玩笑说，她的倾听和询问防御可以完美到把任何人——甚至是完全中立、客观的治疗师——都变成一个滔滔不绝的自恋者。

面对展现自我的恐惧

恐惧会触发自我牺牲式的讨好反应，为了克服关系依赖，幸存者必须学会觉察这种恐惧，并与它共处。在面对恐惧时，他们必须尝试和练习一系列更有效的反应（见下一章的闪回管理步骤）。

应对这一挑战的真正动力通常来自处理原生家庭问题的过程。我们需要找到最初让我们失去健康的自我表达本能的创伤碎片，并凭借直觉拼凑出它的全貌。

我们一旦从情绪层面回忆起儿时受到的压迫，就能意识到自己当时是因为年幼弱小而无力维护自己的立场，但现在我们已经有了成年人的身体，比童年时有力得多。尽管我们在被触发时仍会暂时感到渺小和无助，但我们可以学会提醒自己"现在已经拥有了成年人的身体和心智了"。成年人的身份为我们提供了更多的资源来支持自己，使我们能够有效地对抗关系中的不公。

用哀悼治愈关系依赖

解决关系依赖问题通常需要进行多次的哀悼。一般来说，幸存者需要为长期缺乏健康的利己与自我保护行为流许多眼泪，因为他们积攒了太多的损失与痛苦。缺乏自我意识的人生会让人感到愤怒，而哀悼能够释放出这种良性的愤怒。

这种释放愤怒的方式可以重塑健康的战反应。再次强调，拥有健康的战反应是培养以下特质的基础：自我保护的本能、平衡的自我表达，以及建立平等互惠的关系所需的勇气。

后期的疗愈

为了重获自信果敢，我建议幸存者想象自己正在对抗当前或过去的不公。不过，这类角色扮演通常需要小心谨慎，因为它可能会触发治疗性闪回，重现过去的恐惧感受。

当幸存者学会在角色扮演中自信果敢地体会当下的感受时，他们就能更深刻地理解恐惧是如何诱发讨好行为的。此后他们就可以开始练习在觉察到恐惧的同时仍然保持自信果敢。有了足够的练习，就能治愈过往因未学会"虽惧犹战"而导致的发展停滞。这反过来又有助于解构在应对恐惧时做出的自我伤害式的反应（如过度给予或妥协）。这种练习还能使幸存者更善于管理闪回。

随着后期疗愈的进行，幸存者会越来越"了解自己的想法"。他们会慢慢戒掉自动附和他人偏好和同意他人意见的习惯，能更容易地表达自己的观点并做出自己的选择。最重要的是，他们将学会关注自己的内心。

——

　　许多讨好类型的人得以幸存的方式是**不断地**将注意力集中在父母身上，并弄清楚如何安抚他们。有些讨好类型的人几乎成了"通灵者"，能够准确地洞悉父母的情绪和期望。这有助于他们做出最恰当的反应来化解父母带来的危险，有些人甚至能因此赢得一些认可。

　　现在幸存者需要改变这种习惯，需要努力地去关注自己的内在体验，而不是一直向外投射注意力去读懂别人。那些仍然习惯于讨好别人的人，必须努力减少讨好行为。多年来，我注意到，来访者努力取悦我的程度就能反映出他父母的危险程度。

　　若想要康复，我们需要逐渐觉察到那些无意识的迎合行为和镜像模仿①行为。这有助于我们改变反射性地赞同他人的习惯。显著减少言语迎合将是一个巨大的进步，而减少不真诚的情绪迎合则是一项更有力的成就。不真诚的情绪迎合体现在一些行为上，例如，面对伤人的讽刺表现得很欢乐，面对惩罚表现得充满爱意，遭到反复伤害时表现得很宽容。为了克服这种行为，我们需要设定界限，以帮助我们忠于自己真实的情感体验。我称之为**情绪个体化**（Emotional Individuation）。

　　在进阶的疗愈中，情绪个体化意味着逐渐放弃改变自身情绪来迎合他人情绪状态的习惯。但这并不是指压抑真诚的共情，我们知道，与亲

---

①　镜像模仿指通过模仿对方的行为（有时也可能是情绪或想法），使对方觉得亲近或站在同一阵线。人本能地具有这样的天性与能力，可以无意识地自然发生，但随着成长，也可能有意识地故意使用这种行为。在婴幼儿发展的阶段，婴幼儿与主要照顾者的互相镜像模仿是重要的发展过程。——编者注

密的人一起哭、一起笑是一种真正美妙的体验。情绪个体化真正的意思是，你没必要受压力驱使而假装自己总是和别人有同样的感受：你不觉得好笑就不必笑；当朋友难过时，你也不必表现得你也很难过；当你感觉难过时，也不必强装高兴。

幸运的是，治疗师的工作让我在这方面学到了很多。当来访者抑郁时，我让自己也表现得抑郁对他并没有帮助。但我总是真诚地针对来访者的抑郁表达共情，因为我可以通过自己的抑郁经历对他的情绪感同身受。我可以关心他的情绪，但不必抛弃自己当下的幸福感。同样地，当你对某件事情兴致勃勃时，我可能正感到沮丧，但我可以真诚地体会你的快乐，而无须带着羞耻感抛弃暂时沮丧的自己。

让我们再来看一个例子。你愉快地向我讲述，你很喜欢最近看的一部老式音乐剧。但我正情绪低落，也不喜欢老式音乐剧。如果我是一个战类型的人，我们可能就会变得更加疏远。而如果我是一个讨好类型的人，我可能会压抑自己糟糕的心情和对音乐的偏好，强颜欢笑地称赞弗雷德·阿斯泰尔（Fred Astaire）。但是，在这种情况下，更理想的做法其实是表现出更大的真诚。我可以对你说："我很高兴你享受如此愉快的时光。"毕竟我真的相信萝卜青菜各有所爱。

写到这里，我想起了一位名叫布鲁诺的老年来访者，他当时在接受临终关怀治疗。他在一次面谈中对我说："我无法忍受与那个新来的志愿者交谈。她每次来看我时都表现得很沮丧。到底是我快死了还是她快死了？她甚至比另一个面带微笑的志愿者更糟糕，虽然那人总是表现得像刚走进了迪斯尼乐园一样。"

"不认同我也没关系"

在我的早期疗愈过程中，一位备受尊敬的导师教给我一句自信果敢的话："不认同我也没关系。"为了迎合他，我表面上热情地接受了他的建议，认为自己应该加以练习，尽力做到这一点，但私下我却想："开什么玩笑！"我人生的前30年都仿佛肩负着谐星的使命而生存，想要证明自己喜欢所有的人。那时的我还没有意识到，自己不自觉地产生了"全或无"的想法。因为我拼命试图让所有人都喜欢我，希望这样能让我感到安全。

当我进一步思考导师的这句话时，我觉得它无疑是荒谬且无法实现的。但就在一周内，我心中有种东西被点燃了，我开始真心希望它能实现。

在那之后很久，我才意识到自己的关系依赖，所以我花了近20年时间才取得了一些进展。我曾无数次意识到，学会处理和接受不被认可十分重要，却又无数次淡忘了它的重要性。

但在30年后的今天，当我写下这些时，我觉得这是我所学到的最重要的东西之一。我大部分时间都在享受来自亲朋好友的大量认可，所以通常很容易接受他们的建设性意见。但我很少关注那些我不认识的人或不了解我的人对我的看法。

当然，我也不是完全不在乎。他人的不认同有时仍会触发我的闪回。但值得高兴的是，如今我在面对他人的不认同时，往往能保持相对平和的心态，甚至偶尔会把一些人的不认同当作一件好事，因为这证明我正在做正确的事情，并朝着正确的方向发展。最能证明这一点的是，当我努力将来访者从被奴役状态中解救出来时，他们那些自恋型的父母或伴侣往往会提出不认同。他们对我的不认同，实际上间接肯定了我确实在做正确的事。

大多数时候，不认同我也没关系。

PART

THREE

第三部分

疗愈的方法

第八章

管理情绪闪回

　　情绪闪回是一种令人不安的强烈的退行，也被称为**杏仁核劫持**（Amygdala Hijack），它会使人闪回到童年被遗弃时难以承受的感觉状态中。情绪闪回的常见体验包括：感觉自身渺小、脆弱和无助；感觉一切都非常困难，感觉生活非常可怕；展现自己让你感到极度恐慌和脆弱；你的能量似乎耗尽了；在最糟糕的闪回中，你会觉得世界末日马上就要来临了。一旦困于闪回中，恐惧、羞愧或抑郁便会几乎占据你的整个内心。

　　陷于闪回中的人其实是在重新经历童年时最糟糕的情绪体验。一切都让人感觉不堪忍受和困惑，因为在CPTSD的闪回中很少有视觉重现。究其根本，正如戈尔曼①的研究所表明的，"杏仁核劫持"是大脑情绪记忆部分产生了强烈反应，这种反应凌驾于理性大脑之上。那些经常被触发4F反应的人，他们的大脑会频繁地出现"杏仁核劫持"，以致无足轻重的小事都会使他们进入恐慌状态。

---

① 丹尼尔·戈尔曼（Daniel Goleman），心理学家，《情商》（*Emotional Intelligence*）的作者，被誉为"情商之父"。

管理情绪闪回的13个实用步骤

以下列举的13个实用步骤可以帮你管理情绪闪回。（在陷入情绪闪回时请专注于**加粗**部分）

1.告诉自己："我正在经历闪回。"闪回会把你带入一种超越时间的心理感受，使你重新感受到童年时的无助、无望与危险。这时你要提醒自己，你所经历的感受和体验只是过去的记忆，它们现在已经无法伤害你了。

2.提醒自己："虽然感到害怕，但我身边没有危险。此时此刻我很安全。"记住你现在很安全，已经远离了过去的危险。

3.你需要，并且有权利设定界限。提醒自己不必容忍他人的虐待。你可以自由地离开危险的环境，并抗议不公平的行为。

4.安慰你的内在小孩。你的内在小孩需要知道你是无条件地爱着他的，当他感到失落和恐惧时，可以寻求你的安慰和保护。

5.破除"闪回无休无止"的观念。你会在闪回中体验到童年时期的恐惧和遗弃感，会觉得永无宁日，根本想象不出一个更安全的未来。但是请记住，闪回总会过去的。

6.提醒自己现在已经拥有了成年人的身体，还有童年时不曾拥有的盟友、技能和资源，能够保护自己（感觉渺小和脆弱是闪回的迹象）。

7.慢慢回到身体里。恐惧会使你产生"上头"的忧虑、麻木和放空的感觉，你需要温和地重新回到自己的身体里。

①**柔和地引导身体放松**：感受身体的每一个主要肌肉群，柔和地使它们放松下来（紧张的肌肉会向大脑发送错误的危险信号）。

②**慢慢地深呼吸**：屏住呼吸也会向大脑传送危险信号。

③**放慢速度**：冲动与急躁会按下大脑的逃跑反应按钮。

④**找一个安全的地方放松并舒缓自己**：裹着毯子，抱着枕头或毛绒玩具，躺在床上或衣柜里，或者洗个澡，小憩一会。

⑤**感受身体中的恐惧，但不做出反应**：恐惧只是你身体中的一种能量。如果你不逃避它，它就无法伤害你。

8.抵制内在批判者极端化、灾难化的思维。

①**运用"思维阻断"**制止内在批判者，停止其无休止地夸大危险和试图控制不可控事情的行为。拒绝羞辱、仇恨或遗弃自己。把自我攻击的愤怒转化为对不公平的自我批判说"不"。

②**运用"思维替换"和"思维纠正"的方法**，记住自己的一系列优点和成就，用来替换消极思维。

9.允许自己哀悼。闪回是释放过去被压抑的恐惧、伤害和遗弃感的机会。请肯定并抚慰你内在小孩曾经的那些无助无望的感受。健康的哀悼可以把你的眼泪变成自我同情，把你的愤怒变成自我保护。

10.**培养安全的关系并寻求支持。**想要独处时，可以给自己一些独处的时间，但不要因为羞耻感而孤立自己。感觉羞耻并不意味着你是可耻的。让你的亲密对象了解什么是闪回，并请他们通过交谈和分享感受来帮你度过闪回阶段。

11.**学会识别触发闪回的诱因。**远离那些让你感到不安全的人、地方、活动，以及可能触发闪回的心理过程。如果诱因无法避免，可以通过练习这些管理闪回的步骤进行预防。

12.**弄清闪回的根源。**闪回是一次机会，可以让你发现、验证和治愈你过往遭受的虐待或遗弃所带来的伤害。闪回也表明了你仍未充分满足自己的发展需求，并为你提供动力来满足这些需求。

13.**对缓慢的康复过程要有耐心。**此刻你需要时间来代谢肾上腺素，之后也需要相当长的时间来逐渐减少闪回的强度、持续时间和次数。真正的康复是一个循序渐进的过程（往往是前进两步就又后退一步），而非一蹴而就的救赎幻想，所以不要因为出现闪回而自责。

我的一些来访者会把这些步骤贴在显眼的地方，直到记住其中的要点，这帮助他们更快取得了疗愈进展。

诱因和情绪闪回

诱因是一种触发情绪闪回的外在或内在刺激，通常作用于意识之外的潜意识层面。因此，识别触发闪回的诱因可能非常困难。尽管如此，识别这些诱因至关重要，因为这有时能帮助我们避开触发闪回的人、情境和行为。

外在诱因是指那些让我们记起最初创伤的人、物、地点、事件、面部表情和交流方式等刺激，它们使我们闪回到受创时的痛苦感受中。以下是一些常见的强力诱因：看望父母；看到与童年施虐者相似的人；极具创伤性事件的周年纪念；听到有人用与父母相似的羞辱性口吻或用语。

然而，许多诱因并不那么明确。有时所有陌生的成年人都可能引发我们的恐惧，尽管他们与最初的施虐者没有任何相似之处。当我遇到一群青少年时，我仍会偶尔被触发闪回，因为在我成长的社区中有很多暴力的青少年。为此我那颇有共情能力的儿子开玩笑说，他不想长大，不想成为一名青少年。

有时可能仅仅是别人注意到我们、看着我们都会引发我们的恐惧和毒性羞耻感。我的一位来访者曾在咨询时被触发了严重的闪回，只因为有一只猫盯着他看。其他常见的诱因包括犯错、寻求帮助或不得不在一群人面前讲话。此外，单是感到疲惫、孤独，或者生病、饥饿也会触发闪回。任何身体部位的疼痛也可能成为诱因。

对于许多幸存者来说，权威人物是最大的诱因。我认识一些幸存者，他们向来遵纪守法，连停车罚单都没有收到过，却总是在遇到警察或警车时陷入焦虑。

我花了几十年时间才克服了讲课时严重的表现焦虑。没有什么能比即将到来的教学任务更能触发我的闪回了。幸好我没有因此放弃教学，因为一旦开始之后，我发现自己大部分时间还是很喜欢这份工作的。在很长一段时间里，除了学会"咬紧牙关"之外，我没有取得任何真正的进展。直到有一天我意识到，这种表现焦虑其实是我的情绪闪回到了和家人在晚饭时交谈的不安感。这让我明白了自己是在不自觉地害怕父母会突然出现，并当众嘲笑我。

起初，我（内在批判者）认为这种想法非常荒谬，但当我在开车去讲课的路上开始想象并练习积极为自己辩护时，我的焦虑很快就得到了极大的缓解。这一经历让我想到了上述闪回管理步骤中的第6步，也引发了我对内在批判者发泄愤怒的思考（这一点将在下一章中进行探讨）。

"那个表情"：情绪闪回的常见外在诱因

在使用这套闪回管理方法帮助来访者之初，我惊讶地发现，某些来访者在童年时遭受虐待的程度相对较轻，却也被情绪闪回困扰。事实上，他们中的大多数人都非常肯定自己从未被父母打过，但他们中的许多人都提到了非常讨厌父母对他们做出的"那个表情"。

在大多数情况下，来访者口中的"那个表情"通常伴随着蔑视。蔑视是一种强有力的惩罚性表情，带有恐吓和厌恶的情绪力量。父母在做出这种表情时还会间歇性地提高音量，以增强其效力。

父母对孩子做出这种表情，是在"告诉"孩子：你不仅大难临头，还是一个糟糕的人。这种表情会使孩子陷入恐惧和羞耻的情绪闪回中。久而久之，孩子会非常害怕和厌恶这种表情。

当父母用这种表情来控制一个年龄较大的孩子时，孩子的情绪通常会闪回到更小的时候，甚至是记事之前，那时这种表情的力量是由创伤性的惩罚带来的。只有这种表情会带来被打或其他可怕的后果时，才能吓得孩子听话。多年来在育儿压力服务机构的工作经历使我相信，如果这种表情之前未伴有创伤性的惩罚，通常不会对孩子造成影响。

这种表情的效力往往来源于一种叫作**条件反射**的心理过程。一个**厌恶条件反射**（Conversive Conditioning）[1]的经典例子是：技术人员在对笼子里的动物进行电击，同时摇响铃铛。动物无疑会对电击产生恐惧和痛苦的反应。而技术人员只需将铃声和电击结合若干次，单是摇铃声音就会引起动物同样的不安反应。

我认为孩子对父母的"那个表情"感到恐惧也是基于类似的原理。如果将表情与体罚、极端的遗弃相结合的次数足够多，那么父母最终无须打孩子，仅仅通过表情即可达到同样的效果。在童年早期，如果这种招数重复得足够多，就会对孩子的一生产生持续性影响，于是父母就可以一直利用表情来控制孩子。我在做临终关怀工作时，曾见过几个垂死的瘦弱母亲仍然能够利用表情使他们壮硕的儿子感到非常害怕。

于是，这种表情成了一个强有力的诱因，使成年幸存者闪回到童年的恐惧和羞辱中。然而，大部分人对三四岁之前的事没有记忆，因此许多幸存者并不记得其父母表情和体罚的结合，也不知在他们幼年时，这种结合只需持续几个月，就会成为永久的诱因。

更不幸的是，这种表情在父母去世后仍然发挥作用。这至少有两方面原因。首先，我们会将父母内化。当我们稍有不完美时，内化的父母就会出现在我们的潜意识中，向我们做出"那个表情"。这里所说的不

---

[1]　厌恶条件反射指厌恶刺激与其诱发的不适应之间的联系，人做出避免或摆脱厌恶刺激的反应。——编者注

完美，包括思想、感受和行为。可悲的是，我经常看到来访者在闪回中模仿这种潜意识的表情，对自己做出蔑视的怒容。其次，当其他人不认同地看着我们时，我们会一概认为他们像父母一样危险。

被童年时"那个表情"伤害的最糟糕结果是，一旦闪回被触发，我们会错误地将对表情的记忆转移和投射到他人身上，特别是权威人物或与父母相似的人，即使他们没有做出"那个表情"。

不容忽视的内在诱因

疗愈初期过后，我们会发现内在诱因比外在诱因更常见。内在诱因通常是内在批判者造成的恶果，是关于危险或必须完美的想法或可视化想象。幸存者可能会毫无理由地幻想有人在虐待他们。此外，他们也可能突然想到自己没有完美地完成当下的任务，从而忧虑地陷入闪回。他们还会设想种种搞砸任务的情境来吓唬自己。

内在诱因的影响最为严重时，一点小失误就会使他们彻底陷入情绪闪回，然后进入**只关注负面**的极端视角，不断地关注缺陷和危险，执着于已经出错或可能出错的事情。

随着疗愈的进展，许多幸存者震惊地发现，他们的大部分闪回都是由这类内在批判"程序"引发的。我将在后文中探讨如何避免被内在批判者触发闪回。

逐渐增强对诱因的认知

随着疗愈工作的不断深入，我们会对触发闪回的诱因有更多的了解，并学着尽可能地避免它们。识别诱因也有助于我们更快地进入闪回管理模式，进一步帮助我们应对不可避免的触发情境。而未雨绸缪地进行预防性的闪回管理练习，则有助于避免触发闪回，例如前文提到的我在面对表现焦虑时的做法。

此外，对闪回触发时刻的觉察甚至比识别诱因本身还要重要。这是因为闪回有时会先隐隐出现，再逐渐变得强烈。因此，更早地意识到自己身处闪回有助于我们及时地运用闪回管理步骤，减少闪回的强度和持续时间。

另外，解决闪回问题需要重新平衡大脑和身体的重大生化反应，而这一过程需要时间。例如，过度分泌肾上腺素有时会让人急剧出现肾上腺素耗竭的相关症状，需要一段时间的休息，肾上腺功能才能重新恢复正常。采取快速的救治措施以降低闪回的强度，可以减少后续恢复生理功能所需的时间。

闪回的迹象

闪回常常发生得很突然，让人措手不及；或者另一种更常见的情况是，我们已经处在闪回中，却没有察觉到。然而，有许多线索可以帮助我们发现并识别闪回。这对康复非常重要，因为意识到自己经历的是"闪回"（闪回管理的第1步），往往能带来即刻的缓解。更重要的是，识别闪回能够引导我们继续使用闪回管理的另外12个步骤。

闪回的一个常见迹象是感觉自己渺小、无助和无望。在强烈的闪回中，这种感觉会被放大为强烈的羞耻感，以致我们不愿意出门或露面；还会表现为感到脆弱、紧张、敏感、易受伤；可能还会使我们感到成年后建立起的自尊变得荡然无存。这是因为我们闪回到了童年，当时家中的潜规则根本不允许自己有自尊。

另一个常见的迹象是内在批判者和外在批判者越发恶毒，通常会表现得更加极端化和灾难化，而且对自我和他人的批判变得更加强烈。常见的例子是陷入非常极端的"全或无"思维，只能看到自己或他人的缺陷。

在我疗愈过程的中期，我意识到每当自己对他人评头论足时，通常意味着我已经闪回到了与苛刻的父母在一起的时期。诱因通常是我发现自己的一些弱点突显出来，此时我就会相应地过度注意别人的缺点，这样我就有理由避开他们，以免被人看到自己不够光鲜的样子。

闪回的第三个迹象是，对一些情况做出超出常理的情绪反应。这包括两种常见的情况：①一件小小的不愉快的事，却感觉像一件紧急大事；②一点小小的不公平，却感觉像对正义的践踏。第一种情况的例子是，当你拿着的书从手中掉落，你就开始没完没了地愤怒自责。第二种情况的例子是，有一辆车没有打转向灯就突然变道，虽然没有引起事故，但却引发了你的愤怒，足足让你气了几个小时。

如果在这些时刻没有觉察到自己的反应，我们就可能会爆发自我厌恶和自我憎恨，或不公平地对无辜的人发怒。而一旦我们意识到这些反应，发现自己闪回到了童年时真正的紧急状况和不公正待遇中，就可以选择健康的闪回管理方式。此外，我们可以把这些不愉快的闪回视作我们受到创伤的证据，并从中获得康复。这样做有助于我们把愤怒转化为对童年时令人发指的不公正待遇的正常愤慨。

再谈自我药疗

闪回的另一个迹象是更多地使用原始的自我安慰手段。许多幸存者在年轻时学会了通过一些事物来控制痛苦的情绪，如食物、分散注意力的活动或情绪调节类药物。久而久之，进行自我药疗可能成为习惯，并演变为物质或行为成瘾。

我认为进行自我药疗的严重程度是一个渐进的区间，从偶尔服用药物直至真正成瘾。对于许多幸存者来说，问题的关键在于进行自我药疗的程度。闪回的一个明显迹象是：迫切地想要使用比平时更多的物质。如果你通过练习，觉察到了突然高涨的服药欲望，就意味着你需要采用闪回管理步骤了。此外，我见证了许多幸存者通过有效地实施这些步骤，逐渐减少了进行自我药疗的次数。

治疗过程中的闪回

这部分内容是写给正在接受治疗或考虑开始治疗的幸存者的。多年来，我注意到一个现象，那就是随着来访者对我产生足够的安全感，他们在治疗过程中出现闪回的次数也会越来越多。有时他们似乎是故意将闪回"安排"在某次治疗前或治疗过程中，好像是为了实地演练闪回管理的技巧。一些治疗师把这种现象描述为"为建立健康自我而产生的退行"。

我遇到的一位来访者最近就出现了类似的情况。她冲进我的办公室时迟到了5分钟，看起来满脸通红、焦虑不安。她在治疗开始时喊道："我真是个失败的人，什么都做不好。你一定厌倦了对我的治疗。"而这位来访者在不久之前还因为我肯定了她在治疗过程中取得的成就而非常感动。

在此前的治疗过程中我了解到，她的母亲常常因完美主义而惩罚她，因此我确信这次迟到触发了她的情绪闪回。那一刻，她右脑的感性功能处于主导地位，而缺乏左脑的理性思考。正如闪回中经常发生的那样，她暂时失去了成人的认知和理性。这似乎是一种解离机制，在这个例子中，这一机制使这位来访者忘记了其实我非常重视对她的治疗。

我认为这种解离也解释了为何之前建立的信任会反复消失，这种情况在情绪闪回中非常常见。随着疗愈的进行，我们会了解到，闪回使我们忘记了过去结交的盟友仍然可靠。然而通过足够的练习，我们会逐渐学会把对朋友的不信任视作闪回的迹象——这表明我们闪回到了无人可以信赖的童年。

通过哀悼管理闪回（第9步）

说回前文的故事。我大声地问那位来访者："你觉得自己有没有可能正处于闪回中？"由于我们之前曾多次将她的烦乱情绪识别为闪回，她立即意识到这确实是一次闪回，于是开始泣不成声，并陷入了深深的哀悼中。她的哭泣包含了解脱的泪水和哀悼的泪水。解脱是因为她再次回忆起了以前令人困惑的剧烈痛苦的来源，并且接收到了我的共情，而哀悼是因为她释放出了悲惨童年的痛苦。

她继续哭泣着，释放了更多来自最初创伤的痛苦，而后又因为自己经常被困在闪回中而流泪。从哭泣中平复后，她回忆起小时候有一次在圣诞节袜子里收到了一块煤。因为她在晚餐时迟到了十分钟，严厉的母亲就以此来惩罚她。于是，她的眼泪又饱含了对这种虐待的愤怒，并且让这种愤怒得到了健康的发泄，而她也感觉找回了充满力量的自我。哀悼使她回到了现在，治好了闪回时的暂时失忆。

然后，她开始唤起自我保护的本能。我们之前一直通过角色扮演和自信果敢训练来逐步恢复这种本能。她愤怒地诉说着她的父母不公平地剥夺了她保护自己免受虐待的权利。她开始放肆地大喊："这不公平！"似乎在告诉她的父母，他们已无法再因她的反抗而攻击她。

接下来，她进一步重申了自己划定界限的权利。她嘲笑自己的父母是糟糕的父母，然后把愤怒转向了内在批判者，铿锵有力地说"不"。"不，你不能再评判我了。不，你不能再挑剔我了。不，你不能再用那些愚蠢的担忧来浪费我的时间！"

最后，我提醒她重新唤起她自己的安全感，因为她现在已经拥有了成年人的身体，摆脱了父母的控制，还获得了许多资源：智慧、力量、适应力，以及不断增长的归属感。她有了安全的居所，获得了治疗师和两个朋友的支持，并且还找到了一份能发现她的价值的工作。

大约40分钟后，我观察到，她在管理闪回方面取得了进展，闪回发生的频率和强度都明显降低，她从闪回中逐渐解脱了出来。

我已无数次见证了这种哀悼的治愈力量。第十一章我将对疗愈性哀悼的复杂性进行探讨。

管理内在批判者（第8步）

CPTSD 幸存者成年并离开创伤性家庭后，往往没有意识到自己的思想已经被内在批判者支配。在帮助来访者管理闪回时，我最常提供的帮助就是鼓励他们质疑那个危言耸听和完美主义的内在批判者。

在我为来访者治疗的过程中常常遇到这种情形：来访者正在讲述一个无关紧要的过失，突然间他就开始描述灾难性的场景。在内在批判者噩梦般的幻想中，他讲述着自己的生活正陷入一连串的灾难中。他闪回到了不断受到过度惩罚的童年。

有位来访者的极端化想象过程是这样的："今天早上我上完厕所回来的时候，我的老板看我的眼神很奇怪，他肯定认为我又懒又笨，想要解雇我。我知道自己如果被辞退，就找不到其他工作，女朋友会认为我很没用而离开我。我会因为压力而生病，而且没钱付医药费和房租，我很快就会过上无家可归的生活。"令人不安的是，许多内在批判者的极端化想象最终都会落到无家可归的结局，而这完全是被遗弃的象征啊！

从创伤中康复需要来访者识别内在批判者的极端化想象，以便进行**思维阻断和思维纠正**。在上述案例中，我提醒来访者，我们在治疗中曾多次发现，他的内在批判者常常大惊小怪，觉得生活即将分崩离析。接着，我鼓励他不要任由这种思维发展，并在内在批判者试图吓唬或贬低他时，愤怒地对它说"不"。最后，我帮他回想起了他和老板相处得不错的经历（思维纠正），还帮他细数了他在工作、学习和生活中取得的许多成功经验。

内在批判者不仅会加剧闪回，甚至还会制造引发闪回的心理活动。下一章我将讨论如何对抗内在批判者的破坏力。

进阶的闪回管理

在遗弃抑郁中醒来

随着疗愈逐渐取得进展，你会注意到闪回触发过程中的更多微妙之处，并更能觉察到内在批判者那些隐秘的诱因。你还会发现，有些诱因是无法识别的，尤其是那些在睡眠出现的。

因此，掌握进阶的闪回管理需要学会处理一种令人困惑不安的状况：入睡时感觉很好，但却在闪回中醒来。这种情况下的闪回通常是由梦境引发的。如果你记得梦的内容，或许就可以弄清楚它为什么会触发闪回。当你逐渐培养正念时，你甚至能推测出前一天的哪些事件触发了这个梦。

最难处理的情况是你不记得梦的内容。这种类型的闪回会使人感觉到特别不公平和沮丧。你的内在批判者可以借此宣称你的疗愈不仅没有进展，反而还有所倒退。

闪回是内在小孩的求救信号

对于无法察觉诱因的闪回，我认为最有效的方法是将其视作内在小孩的呼救。你的内在小孩在提醒你，他曾无数次在醒来时感到孤寂凄凉，因为家中并没有温暖。他现在偶尔还是会在醒来时感到恐惧，生怕再次回到那个有"毒"的家里。这个孩子现在请求你满足他未被满足的需求，在醒来感到痛苦时获得安慰。他似乎在说："看，我当时的感受就是这么糟糕，充满了不知所措、羞愧和痛苦。"

疗愈过程中最艰难的长期挑战之一，就是控制从遗弃抑郁中醒来的痛苦。此时的睡眠似乎是一种倒退的、由右脑主导的体验。我们常常在醒来时暂时丧失了左脑的认知功能，而这种功能控制着我们对现实的复杂理解。如果没有这种认知和理解，我们往往会通过自我批判和在童年早期做过的尝试来应对闪回。这为内在批判者创造了丰富的素材，使之爆发出一套自我病理化的"程序"（下一章中将列举这些"程序"）。

几年前，当我从闪回中醒来时，我的习惯性反应是出现疑病症①的念头。"我怎么这么没力气？我的身体肯定有很严重的问题。我感觉自己快死了。我的背之所以疼可能是因为长了肿瘤。这个月我瘦了几千克，肯定是得了癌症！我希望快点死掉，了结这一切。"

这种剧烈的反应有时会持续几个小时，甚至几天。此外，它往往会制造大量的焦虑，将我从遗弃抑郁中拉出来，迫使我立刻下床进入忙碌状态。然后我就会不自觉地匆匆度过这一天，以使自己远离这种可怕的思维过程，以及潜藏在它之下的深层的遗弃痛苦。

经过大量的练习，我现在能很快意识到，出现疑病症的症状就意味着自己正处于闪回状态。在这种时候，我就会努力转移思维重点，向我的

---

① 疑病症指以担心或相信自己患有某种躯体疾病或身体畸形的持久性优势观念为主的神经症。——编者注

内在小孩施以爱和善意。我这样做是为了安抚童年时的自己，那个孩子生活在缺爱的原生家庭中，曾无数次在深夜中惊醒，内心充满了被遗弃的可怕感受。对于我来说，我练习最多的闪回管理步骤是：拒绝认同内在批判者，专注于关怀自己。

——

闪回还传递了另一条似乎来自内在小孩的信息——我又恢复了忽视他的旧习惯。在我退行到过度使用逃反应而忽略内在小孩时也会发生闪回。这种闪回似乎是内在小孩在哭闹，要求我证明自己对他的同情不只是空洞的说辞。而当我放慢脚步走入自己的内心时，我常常会感到曾经那种熟悉的自我遗弃的痛苦，我现在认为这种痛苦是在**为自己而孤独**（Being Lonely for Myself）。这种感受总是让我泪流满面，而哭泣常常能让我从闪回中解脱出来。

灵活运用闪回管理步骤

我的来访者海伦在一次治疗开始时处于深度的自我疏离状态："我真是无药可救！我昨天毫无征兆地陷入了可怕的闪回中。而且那不是你一直告诉我的那种原因不明的睡醒后的闪回。我整个上午的状态都很好，但到了下午不知怎么的，突然一下就陷入了闪回中，一直到现在，什么愚蠢的诱因都没有。没有东西触发它，单纯就是我的问题，我无可救药了！我的精神有毛病！"

辨别闪回的诱因是一个**滑坡谬误**（Slippery Slope）[①]。找到诱因常常可以让我们免于因闪回而责备、憎恨自己，但并不是每次闪回都能找到明确的诱因。在这种情况下，寻找诱因反而会迅速恶化为自我病理化的"活体解剖"。当我们在闪回的深渊中越陷越深时，这个滑坡会迅速变为悬崖。

解决问题的关键在于思考的视角。你是为了自己好而寻找诱因，还是为了挑自己的错？如果是后者，那么你最好还是放弃寻找诱因，改为寻求自我接纳，因为总有一些诱因是难以查明的。当控制闪回的努力夹杂了大量对自己的气恼和失望时，我们需要用自我接纳来替代这种努力。自我接纳有时应该超越"把一切都弄清楚"的冲动。

就像前文所说的，对闪回的最佳理解，是完全地意识到自己内在小孩深深的被遗弃感，他正因内在批判者的羞辱和攻击而畏缩不前，而他需要你转换思维，证明你无论如何都会关爱他。

存在性诱因

许多心理学家用**存在性**（Existential）一词来描述这一事实：所有人都会不可避免地遭遇痛苦的事件。这些事件所带来的痛苦是每个人都会时不时遭受的、正常的并且反复出现的。存在性痛苦事件的常见例子包括：可怕的国际事件、困难的抉择、疾病和周期性的孤独感。存在性的痛苦特别容易触发幸存者的闪回，使其再次体验创伤，因为他们通常

[①] 滑坡谬误是一种逻辑谬论，指利用不合理的因果关系将"可能性"转化为"必然性"，从而得出武断的错误结论。——编者注

在原生家庭都经历过很多种苦难。

　　另一种特别容易触发闪回的存在性现象是，我们都会经历无形的、不可预测的情绪转变。好心情有时会莫名其妙地转变为坏心情。正如小说家大卫·米切尔（David Mitchell）所写的那样："好心情像鸡蛋一样脆弱……而坏心情像砖头一样坚硬。"

　　不可预测的情绪变化通常会给CPTSD幸存者带来许多问题，可能会迅速触发其全面的闪回。这通常是因为，幸存者曾因完全展现自己的情绪而遭到惩罚或遗弃。因此，现在幸存者会按照旧习惯，在情绪变得恶劣时自动进入解离状态。

　　在康复前，当你因种种原因而无暇顾及自己的感受时，你的内在小孩往往会经历闪回。这个孩子会觉得自己又一次被困在被无情遗弃的情景中，而产生闪回也许是能真正引起你注意的唯一方法。因此，我尽量让自己关注自身和我的内在小孩，并尽可能地给予他无条件的爱。

后期的疗愈

　　当疗愈取得足够的进展时，你会意识到，闪回中的大部分痛苦情绪都是对童年受虐或被忽视经历做出的恰当但延迟的反应。通过解决闪回问题会使你建立起越来越健康的自我意识，这能让童年的痛苦不断减少。而这些痛苦的减少反过来又会使闪回变得不那么频繁、强烈和持续。

　　最终，你学会了在意识到自己被触发闪回时立即唤起自我保护的本能。随着闪回次数的减少，以及它变得越来越易于管理，围绕闪回建立的各种类型的防御（自恋、强迫、解离或关系依赖）也更容易被破解。

在这一疗愈阶段每当摆脱一次闪回，你可能都会体验到一种具有讽刺意味的满足感。渐渐地，你可能会在很多意识层面感受到，小时候在父母家的生活比你认为的还要糟糕。同时，你还会相应地感受到一种解脱，因为现在的你比以前更容易摆脱父母对你生活的影响了。

帮助儿童管理情绪闪回

以下列举的方法，适用于救助受创儿童的社会工作者、教师、亲戚、邻居和朋友。它是根据本章开头的步骤改编的。根据孩子的年龄差异，每个步骤的适用性也有所不同。即便你不打算救助其他儿童，也请为了你的内在小孩至少读一遍这些步骤。

> 1.帮助孩子（从创伤中）意识到闪回。问问孩子："你以前什么时候有过这样的感觉？当有人对你很不好的时候，你是这种感觉吗？"
>
> 2.示范"感觉到危险并不意味着真的身处危险之中"。教导孩子有些地方比其他地方更安全。使用轻松柔和的语气告诉孩子："或许我们可以一起放松一下。""和我在一起是安全的。""这里没有人能伤害你。"
>
> 3.身体力行地让孩子知道，有大人愿意照顾和保护他。争取与孩子建立他的第一个安全关系。同时，让孩子与其他安全的成人、社团等建立联系。

4.宽慰孩子，让他放心。平衡"爱与限制"：友善地设立限制，并且每设立一个限制都要给予他五个激励。

5.引导孩子的思绪回到身体上，从而减少过度警觉和过度反应。

①教孩子对主要肌肉群进行系统性放松。

②教孩子进行深而慢的横膈膜式呼吸[①]。

③鼓励孩子放慢速度，从而控制增加恐惧的急躁行为。

④教孩子一些有助于平静与专注的活动，如绘画、合气道、太极拳、瑜伽、伸展运动等。

⑤帮孩子辨别安全的地方，并鼓励孩子到这些地方去。

6.教孩子"说出自己的想法"。在一些家庭中，说话是危险的。口头宣泄可以释放痛苦和恐惧，并恢复应对危险的技能。

7.教孩子哀悼丧失的安全感。被虐待和忽视会导致悲伤、愤怒和恐惧，而哭泣可以释放这些情绪。以不伤害自己或他人的方式发泄愤怒，能够营造出一种安全感。

8.缩减内在批判者，让大脑对人更加友好。教孩子识别消极的自我对话和基于恐惧的幻想。教给孩子"思维阻断"和"思维替换"的方法。帮助孩子记住自己的诸多优点、价值、成就和资源。

---

① 横膈膜式呼吸也被称为腹式呼吸，吸气时腹部膨胀，吐气时横膈膜将会比平常上升，因而可以进行深度呼吸。——编者注

9.帮助孩子识别他的4F反应类型及其积极的一面。通过歌曲、动画或电影人物来帮助孩子。例如，战类型：《恐龙战队》；逃类型：哔哔鸟、《巴布工程师》；僵类型：阿凡达；讨好类型：《芝麻街》的格罗弗。

10.教育孩子人有权利和必要去设定界限、说"不"、抗议不公、寻求负责任的成年人的保护。

11.识别并避免危险的人、地方和活动（就像超人会避开氪石，优秀的运动员避免违规那样）。

12.破除"闪回会永无止境地袭来"的想法。建构关于未来的生动画面，让孩子相信那是可实现的，是更安全、更友好、更繁荣的，并以类似的成功故事举例。

第九章

缩减内在批判者

我的一位来访者将本章所探讨的内容戏称为"内在批判者的险恶伎俩"。

内在批判者的成因

诱发闪回的内在批判者通常来自童年时危险重重的家庭。这种危险既可能是父母在不经意间被动的忽视遗弃，也可能是他们主动的虐待遗弃。当父母没有提供足够安全的联结和积极的反馈时，孩子就会在焦虑和恐惧中挣扎。许多孩子会仿佛出于"本能地"追求完美主义来适应这些**危险的**遗弃。

在家中弥漫的危险氛围会迫使孩子的超我过度追求完美主义并设想各种危害（后文会列举）。前文已介绍过，超我是一种通过学习父母的规则来寻求接纳的心理。

内在批判者是变质的超我。它的出现意味着超我在超速运转，想拼命赢得父母的认可。当追求完美主义的努力没能讨得父母的欢心时，内在批判者就会变得越发敌对和刻薄。它会恶化为一种恶毒的内在声音，越发表现出自我憎恨、自我厌恶和自我遗弃的倾向和态度。内在批判者会不断指责孩子的缺点，因为它觉得这些缺点是父母拒绝孩子的原因，而无法理解真正的问题其实是出现在父母的身上。

对遭受创伤的孩子来说，过度亢奋的交感神经系统会越来越促使其变得**过度警觉**（Hypervigilance）。过度警觉是一种对危险过度关注的固着反应，其成因是过度暴露于真实危险之中。为了预测、识别和躲避危险，过度警觉会在孩子的为人处世之道中根深蒂固，它会限制孩子的注意力，使他不断警惕地观察周围的人。它还会经常使孩子焦虑未来，想象即将到来的社交活动中的危险。此外，过度警觉通常会演变为一种强烈的表现焦虑，从而影响孩子在各个层面的自我表达。

正如长时间处于战斗中的士兵会患上PTSD一样，孩子之所以会患上CPTSD，也是因为觉得自己在不断受到攻击。不幸的是，他现在不仅要应对外部攻击，还要遭受内部攻击，被困在过度警觉和交感神经系统亢奋中。

——

受创伤的孩子急切地想要缓解被遗弃的焦虑和抑郁，但受内在批判者驱使的他只会挑自己的毛病。在这个过程中，内在批判者变得越来越恶毒，最终将父母说的"你是个坏孩子"转换为第一人称的"我是个坏孩子"。久而久之，孩子的自我贬低变得越发严重："**我**真失败。**我**真可怜……真坏……真丑……没有价值……愚蠢……有缺陷。"孩子认同了内在批判者。于是超我战胜了自我，孩子正在形成的自我意识（健康的自我）失去了发展的空间。

这与战场上的士兵不同，士兵不会发展出有毒的内在批判者。超我恶化的过程是PTSD演变为CPTSD的一个关键节点。残酷且极权的内在批判者是CPTSD的一个关键的区别性特征。

我的一位来访者曾悲痛地回忆起他童年时不断重复的话语："如果我不那么黏人和自私……如果我的雀斑能消退……如果我能打一场完美的比赛……如果我能在晚餐时不被罐头青豆噎到……如果我能一直祈祷妈妈的关节炎好起来，也许她就不会嫌弃我，而爸爸也许就会和我玩传接球了。"

———

在治疗来访者的过程中，我不断震惊于来访者被内在批判者触发强烈闪回的频繁程度。CPTSD的内在批判者将我们对遗弃的恐惧与对自身不完美的憎恨结合在一起，然后用完美主义和设想危害这两条纠缠在一起的"毒蛇"折磨我们。**设想危害**（Endangerment）指在足够安全的情况下一直设想危险的过程。

若要康复，幸存者需要学习识别和对抗以下14种来自内在批判者的攻击。如果绕过这一康复过程，这些根深蒂固的内在"程序"就会继续使人陷入童年时被遗弃的强烈恐惧、羞耻和无望中。

应对14种常见的来自内在批判者的攻击

以下每种攻击或"程序"都配有治疗性思维矫正的应对方式，以作为你击退内在批判者的参考。

第三部分：疗愈的方法

完美主义型攻击

1.完美主义

【思维纠正】我追求完美主义是为了在危险的家庭中获得安全和支持。完美是一种自我迫害的幻想。我现在不需要完美就能获得安全和爱。我会放弃那些要求我做到完美的关系。我有权犯错。犯错并不会使我成为一个"错误"。每个错误或意外都是一个机会，让我在未得到爱的方面练习爱自己。

2."全或无"和非黑即白思维

【思维纠正】我拒绝极端化或过于笼统的描述、判断或批评。一个意外的负面事件并不意味着我会永远失败。用"总是"或"从不"这类语言描述我通常都有失偏颇。

3.自我憎恨、自我厌恶和毒性羞耻感

【思维纠正】我会忠于自己，站在自己这一边。我是一个足够好的人。我拒绝谩骂自己。我会把羞耻感转变为责备和厌恶，回击给那些羞辱我正常情感和缺点的人。只要我没有伤害任何人，就要拒绝因正常的情绪反应（如愤怒、悲伤、恐惧和抑郁）而受羞辱。此外，我尤其拒绝因难以完全消除自我憎恨的习惯而攻击自己。

4.微观管理、担忧、执念、循环、过度忧虑未来

【思维纠正】我不会一遍遍地重复检查细节，不会直接下负面的结论，也不会无休止地怀疑自己。我无法改变过去，所以我原谅自己过去犯下的所有错误。我无法保证未来完全安全，所以我不再担忧未来可能会犯错。我不会试图控制无法控制的事情。我不会对自己或他人进行微观管理。我会以一种"足够好"的方式工作，并接受"努力未必总有成效"这一现实。

"请赐予我平静，去接受我无法改变的；给予我勇气，去改变我能改变的；赐予我智慧，分辨这两者的区别。"——尼布尔的祈祷文[1]

5. 与他人或自己最完美的时刻进行不公平或贬低性的比较

【思维纠正】我拒绝将自己与他人无端进行比较。我不会将"我的内在与他们的外在"进行比较。我不会因为自己没有一直处于最佳状态而批判自己。在这个迫使我们一直表现出快乐的社会中，我不会因为心情不好而对自己失望。

6. 内疚

【思维纠正】感到内疚并不意味着我有过错。我拒绝出于内疚而做出决定和选择。有时我需要在感到内疚的同时依然照常行事。当我不可避免地无意伤害了某人时，我会道歉、做出补偿，并停止内疚。我不会一次又一次地道歉。我不再是一个受害者。我不会接受不公平的指责。内疚有时是伪装的恐惧，请对自己说："我感到内疚和害怕，但我并没有错，也没有危险。"

7. "应该"

【思维纠正】我会用"想要"这个词来代替"应该"，并且只在我觉得想要这样做时才遵循这一点，除非我有法律、伦理或道德上的义务。

---

[1]　出自美国著名神学家雷茵霍尔德·尼布尔（Reinhold Niebuhr）在1943年所写的祷告词，后来这一祷告词被广泛应用于戒酒团体治疗和十二步骤疗法中。——编者注

8.精力过于旺盛、停不下来、工作狂

【思维纠正】人不是为了工作而存在的。我不需要永远保持高效。从长远来看，当我在工作与休闲娱乐之间实现平衡时，我的效率会更高。我不会试图一直保持全力工作的状态。我认为效率有高低波动是正常的。

9.对自己或他人进行苛刻评判、人身攻击

【思维纠正】我不会认同童年时的霸凌者和内在批判者，我不会让他们得逞。我拒绝攻击自己或虐待他人。应该受到批评和指责的是我那糟糕的父母，我不会把这些批评和指责转嫁给我自己或身边的人。

"我关爱自己。我越是孤独，越是没有朋友，越是没有支持，我就得越尊重我自己。"——《简·爱》

设想危害型攻击

10.极端化、灾难化、疑病症

【思维纠正】我虽然感到害怕，但身边其实并不存在危险。父母并没有要惩罚我。我不会把事情夸大。我拒绝用生活会每况愈下的设想来吓唬自己。我不会再自己构想恐怖电影场景和灾难片情节。我不会把每一次疼痛都想象成自己快要死了。我一切安好。

11.负面关注

【思维纠正】我不会再过度注意和纠结于自己的缺点或生活中可能出现的问题。我不会轻视或忽视自己的品性。现在我会关注、设想和列举自己的成就、才能和品质，以及珍视生活给予我的许多礼物，例如自

然、音乐、电影、美食、色彩、朋友、宠物等。

12.时间紧迫感

【思维纠正】我没有危险，不需要赶时间。除非是真正紧急的情况，否则我不会着急。我正在学习享受以轻松的节奏进行日常活动。

13.让人失能的表现焦虑

【思维纠正】我会提醒自己不接受任何人不公正的批评或完美主义式的期望。我不会因为害怕批评或失败而拖延时间。我不会让恐惧左右自己的决定。

14.总觉得自己要被攻击

【思维纠正】除非有明显的危险迹象，否则我将使用思维阻断，停止将过去的霸凌者或内在批判者投射到别人身上。生活中的大部分人都是平和友善的。如果被少数有敌意的人威胁，法律会保护我们。我会想起朋友的爱和支持。

———

内在批判者的攻击和大多数事情一样，并不是全有或全无的，其强度和持续时间也各不相同。你一旦能熟练识别强烈的内在批判者的攻击，通常就会培养出必要的正念，从而觉察到其更微妙的攻击。这一点至关重要，因为大多数幸存者很多时候都没有意识到自己是如何不断地进行自我批判的。

就像闪回管理步骤一样，如果你记住这些对内在批判者的反击方式并时常运用，有助于缩减内在批判者。

由内在批判者引发的闪回

内在批判者通常会通过上述一系列的攻击来增加闪回的强度，导致闪回演变为越发痛苦的遗弃抑郁。一次次的攻击反复渗透叠加，将幸存者进一步拖入无望的旋涡中。想象一下，挨一拳已经很惨了，要是受害者不断地挨拳那真的是痛不欲生。

前文曾提到，CPTSD 的闪回通常不包含视觉成分，但在触发闪回的瞬间，幸存者的脑海中常常会闪现出父母轻蔑的表情。

我的来访者德米特里在面谈开始时告诉我，有一次他正愉快地在厨房里忙活，做着出门前的准备，突然他不小心打翻了一杯水。他立即想到了他的父亲，一个响亮的声音突然在他内心响起："我真是个超级大蠢货！"后来回想起来，他意识到自己那一瞬间陷入了闪回。焦虑迅速淹没了他，而他很快就迷失在内在批判者那自我攻击式的谩骂声中。"大蠢货"是内在批判者擅长使用的人身攻击话语，是前文完美主义（1号攻击）、自我厌恶（3号攻击）、自我苛责（9号攻击）的结合。

这些攻击很快就恶化成了对自身所有不完美之处的大清算。这些不完美之处往往被夸大其词，且毫无依据。紧接着，内在批判者叫喊道："我太笨了，啥也做不好（2号攻击）。一点小事都能被我搞得一团糟！"随后，德米特里的思维很快就被负面关注（11号攻击）完全支配，这种思维与极端化（10号攻击）结合在一起，并在攻击幻想（14号攻击）中达到高峰，在这种情况下，他取消了外出计划。

这个例子只是严重闪回对幸存者造成的无尽冲击的冰山一角。在经历了无数次类似的过程后，德米特里深深陷入了被遗弃的灾难化思维（10号攻击）并得出结论："难怪我没有伴侣，也没有朋友，谁愿意和我这样一个失败者在一起呢？"（2号攻击，"全或无"思维；实际上，他有两个好朋友）。德米特里的被遗弃感最终演变成为自我遗弃。原始的自我慰藉行为再次出现，他开始通过暴饮暴食来自我麻痹。然后，他退避到卧室，在一个漫长的回笼觉中进一步解离。

而**这一切**都只是因为打翻了一杯水这微不足道的失误。

必须强调的是，尽管德米特里的内在批判者对打翻一杯水小题大做，但这并不意味着他很疯狂或是有缺陷。**这一切**都是闪回的表现，是在重现童年时的创伤：那时的他犯一点小错就会遭到父母的强烈责备与拒绝。他的父亲曾无数次轻蔑地对他说："你连一点小事都能弄得一团糟。"

当德米特里理解了这次闪回，并从中有所学习和收获后，他对我说："皮特，我难以形容我的父母有多可怕。我的家庭生活带给我的是无穷无尽的挫败和痛苦，不管我做什么都不对。难怪这些年以来我一直都无法摆脱这种思维——'永远不要放松警惕'！但现在我的内心有了改变，我发誓从现在开始要对自己宽容一点。"

想法也可能触发闪回

孩子如果得不到父母的认可，就会认为自己的观点和感受是不完美的，是危险的。在最严重的情况下，单是产生说话的冲动就会引发孩子的恐惧和羞耻感，因为他会想到自己一开口就将招致更强烈的责备和更严厉的惩罚。但是对于一个孩子来说，要说什么话自己才不会被父母认为是愚蠢和无用的呢？

当持续的忽视或虐待反复强化了内在批判者后，即使是最无害的利己想法或思考也会引发孩子强烈的情绪闪回。由于孩子心中还有赢得父母认可的虚幻愿望，他的完美主义追求会不断升级，并可能发展为强迫症。在此时，即使是一个想象中的错误也会引发闪回。

内在批判者是内化的父母

常有来访者在面谈时羞愧地忏悔道："我昨晚反复骂自己是个笨蛋。这一定说明我本质上有问题，因为我母亲从没说过这个词。虽然她很坏，但她从来没有说过脏话，我怀疑她甚至没有听说过这个词。"之所以会出现这种现象，是因为内在批判者的批判是一个不断发展的过程，它会收编我们的创造力，并以一种"全新改进后"的方式模仿父母的蔑视。

父母的蔑视是造成情绪虐待的关键因素，会使你产生毒性羞耻感。毒性羞耻感使我们无助地陷于闪回中，是导致遗弃抑郁的情绪基础，也是内在批判者的情绪基调。羞耻感会在情绪上加剧前文的14种攻击，从而侵蚀我们的内心。

在主流心理学中，羞耻感通常被描述为一种社会情绪。正常的羞耻感是一种较为健康的自律情绪反应。当我们被人目睹以不公平、具有攻击性或伤害性的方式行事时，我们就会出现这种反应。毒性羞耻感却有所不同。许多CPTSD幸存者在疗愈过程中很快就能意识到，自己不需要被人目睹就会突然遭到羞耻感的攻击。比如，当德米特里打翻了那杯水的时候，他身边并无旁人。

但他真的是独自一人吗？毒性羞耻感是在一个无形的社会脉络中攻击我们的，它具有社会性，并能在我们与父母的病态交流中发展出内在批判者。此外，当独自一人陷入闪回的那一刻，我们感觉就像回到了父母面前一样。对我来说最有力的证据是，当我独自一人试图做一些困难的事情时，如果我犯了错误或没有尽可能高效地完成任务，就会感到非常焦虑，好像正在被监视并受到批评。

我认为出现这种现象是因为我们把父母内化到了自己的心中。父母在我们的成长过程中是无比重要的存在，以至于我们在心理上对他们有强烈的代入感，包括他们对我们的看法和批评。如果不能努力减少他们对我们的影响，内化的父母就会一直存在于我们心中，并成为控制我们生活的关键力量。

应对内在批判者的固执

缩减内在批判者是疗愈过程中最重要的环节之一，尽管其重要性在本书中已多次陈述，但这个环节要比乍看起来更具挑战性。

父母将内在批判者的"程序"深深烙印在我们心中，我们自己也在不知不觉中模仿父母并将其固化。成年后，我们继续沿袭了父母施加的有害影响，甚至还起到了关键的强化作用。如果缺乏足够的正念，我们就会通过愤怒和自我厌恶来无数次地重复父母对我们的评判，从而伤害自己。有效的疗愈需要你不再盲目服从于这种只关注自身消极方面的思维。但转变自我否定的思维模式是一项艰巨的任务，通常需要我们终身的努力，我们往往前进两步又会后退一步，而这后退的一步让人感觉像好多步，非常令人挫败。

然而，神经科学的近期成果显示，长期的重复性疗愈练习可以从生物学层面削弱根深蒂固的心理模式，并以新的模式取代。我认为这类似于健身，运动可以帮助塑形，但这需要大量的重复锻炼。

近二三十年间，我的大脑已经从自己的宿敌变为了颇为可靠的盟友，而我也在许多长期坚持疗愈的来访者身上看到了类似的变化。

完美主义和情感忽视

如前文所述，完美主义也是遭到情感遗弃儿童的一种本能防御反应。完美主义为弱小无援的孩子带来了方向感和一定的意义感。追求完美让他获得了一丝控制感，而进行自我控制也让他感到更安全，因为有遗弃行为的父母通常会用严厉的手段惩罚忍不住表达不满的孩子。但是因为完美永远达不到，这些孩子便不知放弃地努力，直至失败迫使其退至解离性的僵反应或反社会的战反应。

由于对完美的追求总是失败，且仍然难以获得父母的认可和关怀，所以孩子逐渐认定"不完美"就等同于羞耻感和恐惧。孩子会认为自己"不完美"，引发对被遗弃的恐惧，进而引发对"不完美"自我的厌恶，使父母的遗弃延伸为自我遗弃。这反过来又进一步增强了恐惧，并加剧了自我厌恶，最终让孩子陷入恐惧和抑郁（包裹着羞耻感）的恶性循环。这种情况可能持续数小时、数天甚至数周，对于那些患有严重CPTSD的人来说，这甚至可能成为他们的常态。

再谈危害设想

内在批判者的危害设想会对幸存者产生深远的影响。我有许多进展良好的来访者，他们已经相对克服了完美主义，但仍然忍不住预想潜在的危险，为此深受困扰。换言之，很多幸存者在很大程度上消除了完美主义式的自我攻击思维，却没有意识到自己的脑海中仍然充斥着令人恐惧的想法和画面。

永久的遗弃、公开的羞辱、致命的疾病、孤独的死亡、迫在眉睫的攻击、身无分文的流浪，这些是许多幸存者设想的危险主题。我的一位来访者这样形容他的设想危险的内在批判者的角色："我的内在批判者是一位恐怖电影制片人。"

对我自己来说，我花了很长时间才学会不再执着于对痛苦和危险的想象，这远远超过了摆脱完美主义所花的时间。事实上，我非常善于把这些想象幻化为一部关于自己即将死亡的长片。

如果让我描述内在批判者两个最关键的运作过程，我会这样说：首先，这是一个极度关注负面并且不断自我延续的过程；其次，这是一种持续的过度警觉，为了应对自认为随时可能发生的灾难而全力防守。

利用愤怒对内在批判者进行思维阻断

思维阻断是通过意志力来摆脱毒性思维和毒性想象的过程。有时，在思维阻断的同时，想象出一个"停止"指示牌的画面，会有助于强化思维阻断的效果。

由于使孩子受创的父母削弱了孩子本能的战反应，所以恢复战反应，并挖掘出其中蕴含的愤怒对于治愈CPTSD至关重要。我强烈建议幸存者通过愤怒来阻止内在批判者的攻击，并借助战反应来更有效地对内在批判者进行思维阻断。我们必须从批判者那里夺回愤怒，并强制将其转向内在批判者，而非自己。然后，我们可以通过在心中默念"不！""停下！"或"闭嘴！"来缩短极端化和完美主义的心理过程。

愤怒地对内在批判者说"不"，便能够在内心设立一个界限，反对不自然、反自我的过程。它是自我"翻新工程"中的一部分，帮助我们重建自我保护的本能。此外，将愤怒导向那些造成我们发展出内在批判者并将其留在我们体内的人，有助于强化疗愈效果。

———

我曾收到一封网站访客发来的电子邮件，他说他读了我写的一些关于对内在批判者抒发愤怒的文章。他在邮件中写道："我最近非常喜欢的一个说法是，让那些不太容易做出战反应的人用这种方法来阻止内在批判者。我曾经非常认同自我怜悯，这种心态对我有过很大的帮助（有爱的善意），我接受内心源源不断的所有声音，任其自然流淌。所以当我听到你关于说'不'和拒绝的理论时，我心想：'好吧，看来皮特还没有完全参透。'不过，几天后我试了一下你说的方法，天啊，实在太有效了。我意识到当时的想法很狭隘。我现在学会了愤怒，这样做让我停止了焦虑，并把羞耻感转化为了责备和愤怒。这让我感觉好多了！毕竟那些内心的声音并不是我自己的，而是来自我的父母。"

———

　　当对自己的成长经历有了准确的认识后，我们往往会产生强烈的动力去克制内在批判者。一旦我们真正了解，父母通过霸凌让我们自我厌恶，让我们觉得自己是多么的渺小和无力时，就会自然而然地产生愤怒。而成功地缩减内在批判者通常需要与其进行无数次愤怒的斗争。

　　大多数创伤幸存者原本是一张白纸，因为被洗脑而将内在批判者作为自己主要的身份认同。一个导致孩子患上CPTSD的家庭要求孩子对家长的权威和信仰绝对忠诚。在早期的思维阻断过程中，大多数幸存者需要健康的愤怒来激励自己，这种愤怒的对象通常是他们的父母，因为是父母摧毁了他们的自我忠诚和自我个体化①。但通过足够的练习，幸存者健康的观察性自我（也是正念自我）最终能够仅凭意志力就摆脱内在批判者。

———

　　我儿子的出生给我带来了巨大的动力，促使我更努力地练习对内在批判者的思维阻断。在见证儿子成长过程中的许多奇迹的同时，我与他的情感联系日益加深。这让我的内在批判者感到非常不安，它开始加班加点地运行危害设想"程序"：它没完没了地警告我，我对儿子迅速加

---

①　个体自我化指在心理上建立独立的、内在的"我"的过程，是一种自主性的发展。——编者注

深的依恋十分危险；它试图说服我，如果我对儿子的情感投资，最终变得像我对父母的爱那样惨淡收场，这对我将会是毁灭性的打击。而且，如果福祸难料的生活夺走了他的生命，或者让他变成了"坏坏子"，那我该怎么办？

内在批判者会创作出最可怕的恐怖电影，其中的主题包括意外、生理疾病、绑架、精神疾病、恋母情结式的背叛等。如果我不懂得如何识别、解释和拒绝这些极端化想象，我与儿子的亲密联结必定会受到严重影响。而如果我想要进一步摆脱内在批判者，单凭思维阻断还不够，我必须借助愤怒的力量，让这个方法更强力、有效。

———

我特别喜欢用这样的话语来挑战内在批判者："我不再害怕你们了，爸爸妈妈。你们就是那些毒性批判背后的始作俑者，是你们把内在批判者放在了我心里。我要抛开你们那些有'毒'的话语。快把你们对我的羞辱和厌恶拿走吧。我对你们可耻的养育方式感到厌恶。"

有位来访者与我分享了她在家中与内在批判者斗争时想到的一句话："你彻底毁了我的童年，现在我不会再让你毁了我的生活。"她告诉我，这个观点已经印刻在她的意识中，现在经常帮助她对抗内在批判者。

羞耻感是对自己的不公指责

伟大的心理学家爱利克·埃里克森（Erik Erikson）认为：**羞耻感是**

对自己的指责。童年时，我们的父母太过强大，我们无法指责他们，因此只能责备自己。但如今我们已经摆脱了父母，并且可以将不公平的自我责备重新指向父母，从而切断羞耻感的来源。

你可以将自我批判中的愤怒转向那些将内在批判者置于你心中的人，或者转向内在批判者本身。你可以对父母霸凌你时的形象感到愤怒和厌恶，从而把羞耻感还给他们。你还可以怒斥他们在你年幼弱小还无法自卫时用羞耻感来压迫你的行为。

然而，从童年时就开始控制着我们的内在批判者，不会轻易放弃对我们心理的统治。它顽固地抵制这一新信息：成年后的我们会更有安全感，也会建立更健康的依恋关系。内在批判者仿佛已在我们大脑中留下了一条巨型的闪回导火索。如今，前文列举的任何一种思维模式都可能引发杏仁核劫持，使我们陷入"混杂的被遗弃感"。

因此，缩减内在批判者的进展最初往往极为缓慢且难以察觉。我们的大脑已经习惯于只注意错误和危险。和大多数成瘾症状一样，打破这种根深蒂固的习惯可能需要终身的管理。

在早期的疗愈过程中，我们需要竭尽所能，不断挑战内在批判者对消极面的单一关注。通过练习，一部分自我最终将会对父母不公平的霸凌和冷漠感到愤怒，对长期被灌输的自我虐待和自我遗弃的观念感到愤怒。我们还会因为事发时太过年幼而愤怒，那时的我们无法抗议，甚至不知道自己身上发生了什么。我们可以逐渐培养自己说"不"和"闭嘴"的能力，在内在批判者攻击我们时勇敢拒绝。

当有了足够、积极的内在自我保护能力时，我们将逐渐学会不再无意识地自我虐待和自我遗弃。健康的自我保护意识将开始形成，并逐渐发展为一种强烈的意愿，想要阻止一切不公平的批评，无论是来自内在还是外在。

从心理学的角度讲，这是破除强迫性重复的一个环节。破除强迫性重复包括内外两个层面。在内部，我们通过坚定地对抗内在批判者，来克服重现父母虐待行为的习惯。这样一来，我们也会在外部更加留意其他人（类似我们父母）的虐待行为，并且与他们对抗，让他们停止虐待，或把他们驱逐出我们的生活。通过足够的练习，我们可以切断父母遗留下来的可怕影响，不再认为爱是麻木地接受虐待和忽视。

拥抱内在批判者

根据我的经验，在战反应基本恢复之前，认知疗法、心理动力学疗法或正念疗法这类鼓励接纳内在批判者的方法对CPTSD幸存者的帮助不大。

而在后期的疗愈过程中，当幸存者拔除了内在批判者的毒刺后，这些方法则可能有相当大的价值。只有到了那时，我们才能重新从健康的自我批评中获益。

有一个典型的迹象能够说明内在批判者已经变得柔和而有益，那就是它会以一种亲切助人的声音对我们说话。当我们能够且应该做得更好时，它会冷静地提醒我们调整自己的行为。然而，如果它因为我们的不完美而责备我们，就暴露了它其实仍然是父母置于我们心中的毒性批判。

用左脑客观地拥抱内在批判者通常起不到帮助的效果，除非它与右脑主观的坚定自我保护相平衡。这也许是因为内在批判者与高度感性的右脑共同支撑着情绪闪回，也许是因为有毒的内心批判过程过于情绪化，以致理性和冷静的抵制太过微弱而无效。

思维替换和思维纠正

思维替换，尤其是思维纠正这种形式，是对内在批判者进行思维阻断的一种重要工具。许多年前，我感觉自己的内在批判者就像健美运动员反复锻炼出的肱二头肌一样强健。我当时猜想，如果用同样的方式针对内在批判者进行自我保护意识的训练，应该也能增强思维纠正的"肌肉"。事实确实如此，现在，每次闪回几乎总能自动激起我的自我保护的本能。不夸张地说，无数次积极的思维替换使我获得了"友善待己"的心理状态，而且这种状态还相当稳定。

我也鼓励你立即用积极想法（如本章开头罗列的那些）来对抗内在批判者的消极想法。这在CPTSD的疗愈过程中是至关重要的，因为如果不去对抗毒性思维，它就会像病毒一样失控地传播感染，使你产生羞耻、恐惧和无助的复杂感受。

我们在闪回时快速进行思维替换或思维纠正，往往可以削弱内在批评者的动力，从而避免陷入闪回的恶性循环。这在对抗内在批判者的过程中非常重要，因为内在批判者一旦获得了动力，通常会更凶狠地攻击我们。在这些时候，内在批判者会虚伪地蔑视我们，使我们在"本可以"避免的情况下又陷入自我批判，而"这时正是最需要思维纠正而非自我指责的时刻"——我的前实习生经常对来访者说这句话。

此外，我鼓励你做一份列表，把自己的积极品质和成就都写下来，当迷失在自我憎恨中时，你就可以把这份列表读给自己听。第十六章的五号工具箱包含一个实用练习，可以帮你从多种角度详细制订这份列表。

对自己的积极品质进行书面记录非常有帮助，因为闪回往往会让你暂时忘记自己的积极品质。在闪回中，左脑的学习功能似乎会暂时停止。核磁共振成像显示，过度警觉的CPTSD幸存者的左脑活动大大减少。根据我的经验，记住自己所列的优秀品质能够增强从这种暂时失忆中恢复的能力。

像念经一样反复背诵列表上的部分或全部内容，这一做法也能帮助你对抗特别严酷无情的内在批判者。如果你无法列出这样一份列表，或在填写五号工具箱时遇到困难，请向朋友或治疗师征求意见。同时我想提醒大家，优秀品质不一定是完美或永恒不变的。如果在大多数时候你确实认为自己具有这一品质，那么就可以将其列入表中。

另外，**积极的视觉想象**也可以作为思维替换的有力辅助手段。一些幸存者逐渐学会了在脑海中"调取"与过去的成功、成就相关的图像，以及想象自己在安全的地方、有可爱的朋友或令人安慰的回忆，来缩短令人恐惧的自我批判过程。网络上也有各种引导式冥想的内容，这些内容用积极的语言和图像来帮助幸存者减轻过度反应，放松身心。

视角替换

最重要的思维纠正是替换我们思维的视角。视角替换意味着拓宽我们的总体视角，将我们的视角从内在批判者那狭隘消极的关注点转移到观察性自我（也是正念自我）这种更平衡、更准确的关注点上来。视角替换还能帮助我们推翻内在批判者的消极人生观。这就像解雇一个糟糕的经理或无能的教练一样，因为他观念扭曲，太过纠结于错误，而看不到任何正确的事，所以我们不能再聘用他。

练习视角替换的一个强效方法是：晚上躺到床上以后，列出一天中发生的至少10件好事。这些事带给你的感受往往不是巅峰体验，而是基本而简单的快乐和感激。它们可能很简单，比如一首动听的旋律、一种悦目的色彩、一种甜美的香味、一份可口的食物、花园中一朵新开的花、一个好看的电视节目、邻居的一声问候、爬楼梯时身体强健的感觉、最喜欢的作家的治愈性文字，或与宠物的美好邂逅。

如第一章所述，关于感恩的灵性疗愈有助于强化视角替换的作用。在这一层面上，感恩也是一种正念，它在寻找生活中的实证，以证明生活虽然困难重重，但本质上仍是美好的。

视角替换与感恩

感恩是一个微妙的话题，因为许多幸存者都因"应该对你所拥有的一切心存感激"这一忠告而感到被羞辱和伤害。许多幸存者因此完全拒绝感恩，并将它的益处也一并丢弃。再次强调，如果你在童年时几乎没有值得感恩的事，那么你拒绝感恩也是情有可原，是完全可以理解的。

此外，一些心理学家滥用"感恩"这一概念，来支持否认创伤的心理防御。他们将感恩吹捧为一条可以绕过创伤性痛苦的快速通道。这一方法对于CPTSD幸存者而言极为荒谬。事实上，这对幸存者而言甚至是一种可耻的虐待，因为若要治愈自己，首先就必须充分理解和梳理深度、长期的创伤。

然而，感恩是一种美妙的自然体验，可以持续提高你的生活质量。你可以用它来培养一种开放的视角，去留意值得感激的事物，但不要试图去保持永恒的感激状态。久而久之，感恩的态度会逐渐增加真挚的感激之情。

"爱"是一个最好的例子。虽然爱朋友和爱伴侣无疑是健康的，但我们不可能每时每刻都对他人释放或抱有爱意。如果你对自己有这样的期望，就会给内在批判者提供无尽的素材，使它有机会攻击你不够有爱。同样地，如果你期望自己一直感恩，就会推动内在批判者开启对自己失望的可怕"程序"。

尽管如此，爱和感恩的态度通常是具有治疗作用的。当我暂时被困在闪回中，对生活感到疏离时，记起平时生活中令我感恩的事物有时能把我从极端的消极思维中拉出来。

唤起感恩之情有时特别困难，而且在一开始往往无法实现，因为闪回通常会使我们陷入强烈的消极情绪中，让我们无法感受到生活中的美好。在练习感恩的早期阶段，提醒自己记起生活中有价值的事物似乎收效甚微。然而，通过练习积极关注，我们有时可以通过唤起关于感恩的回忆来舒缓闪回的强度。

当我在长时间闪回的末期体验到感恩时，积极关注有时会自发产生，并带来欢欣的满含感恩的泪水。这种泪水通常也意味着解脱和获得归属感。

这些眼泪往往是在不经意间产生的，没有任何征兆。它们往往是由关于美和联结的正向体验和积极情感所触发的。例如，当鲜花让我再次真挚地感受到美时；当我对音乐恢复了欣赏力，灵魂深受触动时；当我突然全身心地感受到我是多么爱自己的妻子、儿子、朋友或来访者时。

在经历了无法享受这些情感体验的痛苦时光后，这些感受的回归带来了充满感激的泪水。我对生命重新充满真挚的感恩之情，使我在真正重要的场合笑中带泪。

——

根据我的经验，越常练习视角替换法，越关注感恩之事，那么在失去真挚的感恩之情时，我就能越快地找回这种情感。

几十年来，这种练习极大地帮我摆脱了从父母那里继承的刻薄观念，为我提供了对生活和他人更客观而准确的感知。

大脑的神经可塑性

在神经科学研究中，不断有证据表明大脑神经具有可塑性，每每读到这些研究我都感到很振奋。神经可塑性意味着大脑在我们一生中会不断成长和变化。旧的自我毁灭式的神经通路可以被消除，而新的更健康的神经通路可以取而代之。托马斯·刘易斯（Thomas Lewis）的《爱的起源》极富启发性地阐述了这一点。这一事实能帮助我们认识到，通过长期、频繁而专注地使用思维阻断、思维替换和思维纠正，我们的内在批判者确实可以被缩减。

———

随着疗愈的进行，你会更早察觉到内在批判者即将发动的全方位攻击，从而能够采取更迅速的自我保护行动。此外，闪回可以让你意识到童年的创伤，并在后期的疗愈阶段将其作为受到创伤的证明，因为闪回有力地证明了这样一个事实：父母的忽视和遗弃迫使你养成了过度警觉和消极关注的习惯。

第十章

缩减外在批判者

外在批判者：人际关系的敌人

CPTSD 的批判者包括内在批判者和外在批判者，两者都是你心理活动的一部分。**外在批判者**与破坏自尊的内在批判者相对应，内在批判者认为自己有缺陷且没有价值，对自己采用完美主义和执行危害设想"程序"，而外在批判者则认为他人有缺陷且没有价值，将同样的危害设想"程序"作用于他人。当外在批判者掌控你的思想时，你会觉得他人看起来非常可怕、危险、没有价值和难以信任。

与内在批判者一样，外在批判者的攻击通常是内在而无声的，除非你是战类型。我的一位来访者在陷入外在批判者的攻击状态时，经常会大声抱怨："所有人都糟透了。人类是如此自私和可怕，他们要么对你非常恶劣，要么让你失望透顶。"她后来把这种心理状态称为"厌恶地球型的闪回"。

外在批判者会在我们应对危险而不值得信任的父母时逐渐形成。它帮助我们充分意识到那些最微妙的信号，察觉到父母正在恶化的危险行为。长此以往，外在批判者逐渐相信，所有人都将不可避免地变得像父母那样不可信任。所以，一旦我们退行到外在批判者时，就会执着地认为他人没有价值（不完美）且奸诈（危险）。这种潜意识其实是为了避免我们对人际关系投入情感。

外在批判者试图保护我们不被遗弃，但如今我们已不再需要进一步用它来进行自我保护了，因为它会使我们与他人变得疏远，进而使我们陷入被遗弃的境地。它会攻击他人并把他们吓跑，或者建立起自我孤立的堡垒，而这座堡垒的砖墙就是他人一系列被我们夸大的缺点。

若想从与他人的联结中获得和谐与安慰，我们就必须终结内在批判者对心灵的独裁统治，还必须有意识地识别并逐渐破解外在批判者用以破坏亲密关系的工具。

4F 反应类型和内在／外在批判者的比例

基于你的4F反应类型，你可能会相对倾向于由内在或外在批判者主导。不同4F反应类型的人，其内在或外在批判者的比例通常不同。有些人会极度倾向于其中一种。

逃类型的人，其内在批判者和外在批判者的比例差异最大，他们会通过完美主义式的努力来追求卓越，这样他们的外在批判者就可以将其他人都判定为低劣的。讨好类型的人更常由内在批判者主导，他们会通过内在批判者的自我憎恨来进行自我审查，避免因在关系中表现出真实和脆弱而产生恐惧。僵类型和战类型的人通常会偏向于外在批判者，僵类型的人会批判式地谴责整个外部世界，来证明"人是危险的"这一非黑即白的观点；战类型的人则会有一种矛盾行为，一边用外在批判者来控制他人，从而防止被他人遗弃，一边用易怒的情绪来使他人无法太过亲近自己，并在意识到自己无法控制对方时立刻离开。此外，不同4F反应类型的亚型也会对内在和外在批判者的比例产生影响。

一位我短暂接触过的逃-战类型来访者，曾非常难过地向我讲述他最近经历的一次背叛。他要求他的新伴侣按他的方式来放置卫生间卷纸，并一定要从顶部而非底部拉出卷纸，但她在更换新的卫生间卷纸时却没有听他的，这让他感觉遭到了严重的背叛，于是与她分手了。听到这里，我竟忍不住不恰当地觉得，她逃离了他，真是运气好。不幸的是，这位来访者无法接受自己的痛苦很大程度上是一种闪回。他回想起了自己那顽固且控制欲极强的母亲，她通过严厉的管教让他觉得卷纸必须按照她的方式放置，并从顶部拉出，还通过惩罚让他相信这是一个普遍的真理。完美主义在外在批判者的"程序"中可能会成为偏执的徒劳。

———

有些幸存者在大幅减少了自己的主要批判者后，往往会更受另一种批判者的影响。当我意识到这一点时，感到失望而震惊，因为此时我正庆幸自己的内在批判者已逐渐缩减。此后不久我就注意到，自己被一种全新的对他人评头论足的感觉（外在批判者）所困扰，而这似乎不符合我的性格。对这一情况的好奇和不断增长的正念使我获得了本章所分享的许多见解。有了足够的正念，这种批判者模式的转变就可以成为一个机会，从而进一步缩减外在批判者和内在批判者的联合体。

外在批判者与被动攻击

儿童最初不敢对父母的虐待或忽视做出愤怒的反应。除了战类型的儿童之外，大多数遭受创伤的儿童在很早就知道，对父母的不公平对待提出抗议是一种不可原谅的罪行。他们一般被迫压制自己的抗议和抱怨，这就使他们将愤怒默默藏于心中。然而这种愤怒并没有消失，它们不断汇集成怨恨的汪洋，滋养着执着于寻找他人错失和危险性的外在批判者。

外在批判者会从被父母遗弃的视角来看待所有关系，并且从不放松警惕。它不断地将未释放的童年愤怒转移到他人身上，夸大当前的失望，并默默地将他人作为替罪羊。幸存者如果在闪回中进入了外在批判者模式，就会把他人无足轻重的过失作为借口，长时间陷入对他人评头论足式的思维中，并在心中默默发怒和抱怨。用伊丽莎白·芭蕾特·布朗宁（Elizabeth Barrett Browning）风格的话说就是："你是怎样地不完美？让我逐一细算。"[①]

当将默默地错怪他人变成习惯后，外在批判者就会表现为**被动攻击**。常见的被动攻击有以受伤的退缩姿态来疏远自己，或以假惺惺地赞美来推开别人，还包括不善于倾听、恶意调戏将伪装成玩笑、不给予积极的反馈和赞赏。长期迟到和不履行承诺也可能是一种无意识、被动攻击式的对他人表达愤怒的方式。

---

① 伊丽莎白·芭蕾特·布朗宁是英国维多利亚时代诗人。此句改写自她的诗作《我是怎样地爱你？》（*How Do I Love Thee*），原句为"我是怎样地爱你，让我逐一细算"（How do I love thee？ Let me count ways）。本书作者将原句改写为"你是怎样地不完美？让我逐一细算"（How do I find thee lacking？ Let me count the ways）。——编者注

拒绝为批判者的观点发声

外在批判者编写了一种破坏亲密关系的"程序"：**诚实到过分**。在诚实的幌子下，外在批判者只会消极地注意他人的不完美之处。在完美主义的咒语下，外在批判者会通过罗列他人正常的弱点和缺陷来打击别人。当对方提出质疑时，许多战类型的人就会回应道："我只是想说实话而已！"

内在批判者也自有一套过度诚实的机制，我称之为"先发制人"。由于害怕被批评（就像在童年时那样），内在批判者会让幸存者先坦白自己的种种缺陷，希望这样别人就不会再提了——有时自我批判听起来不像他人的批判那么伤人，毕竟，这些批判对你和内在批判者来说都不新鲜了。

我将真诚视作最重要的价值观之一，但这并不意味着我认同外在批判者对他人的看法，或内在批判者对自己的不公判断。

如前所述，有毒的批判者们并不是我们内心真实的一部分，它们不是与生俱来的，而是被以极度负面的方式看待我们的父母所灌输的。正因为如此，我们需要保护自己的亲密伴侣免受其扭曲的、破坏性的评判。同样重要的是，我们需要避免把自己塑造成有缺陷的、不值得被爱的人，从而保护自己不被他人疏远。

由外在批判者主导的闪回

霍莉是一位年长的来访者，属于逃-战类型，她前来咨询时正在为轻微的老年性记忆减退所苦。她在面谈开始时轻笑道："我昨晚又在读你写的关于外在批判者的文章。我三年前读的时候并没有完全领会，但现在读懂了。我想这对缓解我的记忆衰退也有些好处。

"你知道的，每当家里出了什么问题，我总是会责怪我丈夫。我开始意识到，我这是陷入了一个'全或无'的外在批判过程。

"几十年来，我一直责怪他把东西乱摆乱放，但我现在开始注意到，是我自己经常把东西放错位置。昨晚做饭时，我一直在找用来剪菜叶的剪刀。它不在墙上的磁条上，而我一直强调它应该放在那里。于是我立刻开始在心里埋怨我丈夫。当我翻遍各种抽屉还是找不到时，我变得越来越生气。

"我找的时间越久，我就越气愤，果然，我开始罗列他的所有缺点。我的怨恨迅速升级，气到极致时，我决定这次真的要离开他了。我在心里继续积累证据，想要证明他是多么无可救药，而离开他是一个多么明智的决定。就在这时，我回到炉子旁，发现剪刀就在我5分钟前放下它的地方，上面还有我剪菠菜时留下的碎屑！

"这是一个多么令人羞愧的顿悟啊！特别是前一天晚上也发生了类似的事情，是关于牙膏的。我忘了自己有一次整理时把它放入了药柜，还非常肯定是我的丈夫（弗兰克）把它从原有的位置拿走了。我开始对他破口大骂，他不得不假装要去车里拿东西才得以脱身。后来，当我去药柜里拿阿司匹林的时候，发现牙膏就在那儿，是我自己把它放到那儿的！

"天啊，外在批判者瞬间就变成了内在批判者。当我被轻蔑的内在批判者骂得泪流满面时，我突然有了另一个顿悟，我怎么会因为他的一点小错就觉得他的罪过罄竹难书呢。他是一个足够好的丈夫，与我相处了35年，而当我陷入消极关注时，我完全想不起他的任何优点。"

霍莉和我花了大量时间来分析这段体验。她意识到外在批判者通常会触发她一种根深蒂固、由来已久的感受和观念："人非常不可靠，他们总是让你失望，你完全不能信任他们！"

然后我们开始探索她的童年，寻找产生这种认为他人不值得信任的观念的线索。她闭上眼睛，做了几次深呼吸。当她睁开眼睛时，泪水顺着她的脸颊流了下来："是我父亲，他是个无比自私的酗酒的混蛋。抱歉我说了脏话。无论我把自己兼职做保姆赚的钱藏在哪里，他总是能找到。之后他会醉醺醺地回到家，哭着说他很抱歉，以后再也不会这样做了。他甚至会让我对他发火！天啊，他就像可怜的弗兰克一样！就坐在那里接受我的指责。只不过可怜的弗兰克（说到这里她流下了更多眼泪）从来没有对我做过这样的事。他在大多数方面都很可靠，只是不像我那么有条理。"

外在批判者在媒体中的示范

外在批判者的牢固地位很难动摇，因为它的说辞在我们的社会中被正常化了，更糟糕的是，还被赞美了。讽刺别人似乎是大多数喜剧的标准做法。此外，许多有影响力的、看似健康的成年人向大众展示的沟通方式充斥着评头论足、讽刺、消极、恐惧和寻找替罪羊的过程。

把我们社交的控制权交给外在批判者，会妨碍我们在交流中展现脆弱，但正是脆弱使建立亲密关系成为可能。我们必须放弃无意识的外在批判者生存策略，例如下面的话。

1.“我会通过愤怒的批评让你害怕我，这样我就不会被你伤害。”

2.“每个人都这么自私和堕落，我为什么还要费力与人交往。”

3.“我会全面地控制你，防止你背叛或抛弃我。”

4.“我会大声抱怨，或者一感到孤独就离开，因为‘如果你真的爱我，就不会让我感到孤独’。”

批判者：潜意识中的 B 级片[①]制片人

外在批判者通常在情绪闪回时发作得最厉害。在这种时候，它把无意识的遗弃痛苦转化为对他人和生活总体上的强烈负面看法。它有意无意地执着于翻找或幻想他人曾经或可能对我们造成的伤害。在不知不觉中，我们可能会在心中积累一系列的画面，记录真实和想象中的背叛，而这些背叛会让我们无法在人际交往中获得滋养和成长。经年累月，这些幻想通常会从可怕的画面发展为片段，甚至电影。“不要相信任何人”“为孤独而自豪”“你只能依靠自己”“爱人总是会离开你的”“孩子会让你心碎”“只有傻瓜才会说出他们真正的想法”“他们会得寸进尺”，这些都是幸存者在寻求人际交往安全感时可能想出的影片标题。

这些防御性的、往往是潜意识的白日梦，就像是批判者们制造的噩梦。这些噩梦打着保护我们“安全”的名义，把我们吓得与世隔绝。随着我们取得了足够的康复进展，我们能够意识到侵入性的反亲密遐想实际上正是缘于自己处于闪回中，且需要调用闪回管理技能。

---

①   B 级片是指低预算拍出来的影片，通常布景简陋、道具粗糙，缺乏质感，没有良好的品质。——编者注

——

外在批判者往往会被"最小化"和否认所掩盖。它的执着和"白日噩梦"往往潜藏在我们的意识之下，通过不断重复转化为我们的潜意识。例如，外在批判者反复地称别人为"混蛋""失败者""笨蛋"，这种重复就像海边的潮起潮落、城市中的车来车往。

将新闻视为诱因

有时外在批判者对错误警报的热衷，会让我们极度关注新闻事件。新闻就好像心理层面的垃圾食品，它用一种消极的方式带来快感，如若不加以抵制，我们就会陷于可怕的过度警觉。

然后，外在批判者就会加班加点地累积确凿的证据，以证明这个世界确实极度危险。因此，我们唯一能够自我保护的方法就是自我孤立，或者仅维持最低程度且浅表的人际关系。在这种时候，就连给朋友打电话的想法都会触发被拒绝或被羞辱的画面，甚至电话还没拿起来就会发作。当闪回特别强烈时，冒险出门的冲动可能会立即引发我们被口头骚扰甚至在街上被抢劫的幻想。

情况更糟时，外在批判者的极端想象会恶化为偏执，最严重时会恶化为迫害妄想。我记得在我20岁出头的时候，有一次极为羞耻的经历。当时我严重睡眠不足，正坐在公园的长椅上，努力集中精力看我手头的书。我把一段短短的文字读了四遍，但几乎一个字都没记住。与此同时，我越来越注意到坐在我身后的一群人。我开始感到羞耻，因为他们正享受着美好的时光，而我却坐在那里，陷于痛苦的自我意识中，感到十分沮丧。

突然间，我意识到他们可能正在轻蔑地谈论我，但我因为太害怕而不敢转身。他们的评论变得越来越具侮辱性，大笑声也越来越有嘲讽意味。在我的脑海中，我仿佛可以看到他们都在盯着我、指着我说："看那个可怜的废物，他在假装自己根本听不见我们！"最后，我在绝望中转过身，弱弱地说了一句："你们怎么回事？"

这一刻我感到很震惊，但更感到羞愧，因为他们连看都没看我。他们沉浸在欢乐的笑声中，甚至没有注意到我转过身来对他们说话。我立刻意识到这一切都是我可怕的胡思乱想。我羞愧地默默走开了。直到几十年后我才明白，这是我的CPTSD和外在批判者制造的可怕妄想。

外在批判者与亲密关系

如前所述，CPTSD通常包括依恋障碍，这种依恋障碍源于童年时缺乏具有同情心的照料者。当发展中的儿童得不到父母的支持和庇护时，他就永远无法学会让他人帮助抚慰自己的孤独和痛苦，也永远不知道真正的亲密关系来源于分享自己的所有体验。

如果我们的照料者因为我们表现出脆弱而攻击或遗弃我们，那么我们之后就会不愿再真诚地表达自我，而这种自我表达正是建立亲密关系的基础。外在批判者恐吓我们，所有人都必定和我们原来的照料者一样危险。潜意识中我们记得自己因寻求父母的支持而遭到父母的蔑视，这样的记忆打消了我们分享困扰和寻求帮助的意愿。

更糟糕的是，当我们表现出自己的弱点时，遭到攻击的幻想会困扰我们数小时甚至数天。我曾经历过这种情况，当时我因为求职而接受了八位面试官的面试，而我表现得非常诚实，并展现了自己的脆弱面。后来我连续失眠了三个晚上，我的外在批判者不停地播放画面，展示着面试官对我所说的一切都感到轻蔑，并对我遗漏内容感到不满。甚至在对方热情地雇用我之后，我的外在批判者还在用冒充者综合征来困扰我，幻想着我最终会无法胜任新工作。

没有赢家的局面

外在批判者在吓唬我们不要相信别人的同时，也会让我们过度控制他人，从而降低他人的危险性。过度控制的行为包括羞辱、过度批评、滔滔不绝的长篇大论（对话控制），以及整体上的专横。一个极端例子是**没有赢家的局面**，也被称为"双重束缚"，用通俗的话讲就是"做也不行，不做也不行"。（只有最严重的战类型的人才会有意识地这样做。这些人处于自恋程度的顶端，已经达到反社会人格的程度了。）

我有一位名叫斯特林的来访者属于战类型的人，他极其自恋，但还达不到反社会人格的程度。他希望我在他滔滔不绝时，每当他说完一段话就感同身受地回应一声"嗯"，以此来表现我在认真倾听。他通常会在句子结尾说"你知道吗？"来提醒我。渐渐地，我开始能判断出他何时处于闪回状态，因为在闪回时他会对我说"嗯"的频率感到不快。我说"嗯"的次数太多或太少都会让他不满。如果说得太多，他就会大发雷霆道："你难道没听说过反问句吗？"而如果说得太少，他就会抱怨我缺乏同情心，因为我没有给予足够的回应。

——

内在批判者也会制造这种没有赢家的局面。霍华德在一次面谈时正患严重的流行性感冒、发着近39℃的高热。他告诉我说："早上我躺在床上，一会发冷一会发热，而内在批判者还在鞭策我说：'你这个懒惰又软弱的废物！别再自怨自艾了，快去赴约面谈吧！'"

霍华德接着告诉我，他与此斗争了大约15分钟，但最后还是内在批判者赢了，所以他来赴约了。当他坐在我的等候室里时，内在批判者又开始了："你真是个白痴。你怎么这么傻，病成这样了还出门？你这个受虐狂、废物，你这样做根本就是想害死自己，又何必来看心理医生呢？"

吓跑他人

为了避免与他人亲近所带来的脆弱感，外在批判者也会将内在批判者的各种危言耸听外放出来，大声描述灾难化的想象。这种想象很容易触发他人的情绪，也会无意识地让他人对我们产生恐惧。

我们体育馆里的一位篮球球友沉迷于收听本地的一个末日新闻电台。他不停地宣扬我们这个时代的末日灾难，导致体育馆里的所有人都疏远他。另一个球友开玩笑说不会再传球给他了，因为那家伙甚至不相信球能穿过篮筐。

那些过度危言耸听而吓唬别人的幸存者，很少能让别人喜欢他们。此外，当他们的**负面关注**到达极端，并造成噪声污染时，就会"逼"得别人躲避并遗弃他们。

在外在和内在批判者之间切换

许多CPTSD幸存者挣扎于严厉的批判之中，在病态化他人（外在批判者的毒性指责）和病态化自己（内在批判者的毒性羞耻感）之间来回切换。他们陷入无休止的循环中，反复细数与他人关系的欠缺和自己的不足。

我父母对这种模式进行了扭曲，他们的版本可以归结为一句话："尽管我们很糟糕，但比你强多了。"卡伦·霍妮（Karen Horney）[1]将这种创伤的双重机制描述为：在**浮夸的自我**和**受鄙视的自我**两极之间摇摆的"全或无"思维。

当我们迷失在这个过程中时，会错过体验归属感这一重要情感需求。我们永远生活在疏离感中，总是处于两种极端之间：要么觉得自己太优秀，别人都配不上我们，要么觉得自己太不讨人喜欢而不接纳自己。这就是有着雅努斯[2]双面的批判者令人痛苦的社交完美主义：别人有太多的缺陷，不值得我们去爱；而我们自己也有太多的缺陷，不值得被爱。

---

[1] 德裔美籍心理学家和精神病学家，新弗洛伊德主义代表人物、社会心理学先驱。——编者注

[2] 雅努斯（Janus）是古罗马神话中掌管门的神兽，其形象为"门"或"双面人"。它的两副面孔一个在前，看着未来；一个在后，看着过去。它象征着世界上矛盾的万事万物。——编者注

典型的内在/外在批判者转换循环若从外在角度出发分析，则是这样的。因为想要逃避由社交触发的"危险"感受，所以外在批判者的评头论足模式被激活。即使是与他人交往的想法也会激发幸存者的反对"程序"，从而让他感到有理由孤立自己。然而，长时间的退缩会重新唤醒他对人际关系的渴求，以及与他人联结的冲动，也会同时使批判者由外在模式转变为内在模式。于是内在批判者会开始清算幸存者的不足，让幸存者相信自己对别人来说太可憎了，因此无法与人社交。随之产生的是自我怜悯式的被害幻想，最终重新吸引外在批判者来佐证他人的可怕……如此不断地循环往复，使幸存者"安全"地躲藏在沉默的自我疏离中。

摇摆不定的批判者们若从内在角度出发分析，则是这样的。幸存者消极的自我关注会促使他力争完美。他为此非常努力，不懈工作，以致开始怨恨那些不努力的人。一旦怨恨积累到一定程度，他人的一个小失误就会触发他的内在批判者变为极端的外在批判者，充满对他人的失望和沮丧。然后，他会默默执拗地清算人们所有的缺点和背叛行为。他停留于极端的外在批判者状态的时长通常取决于他的4F反应类型，但他迟早会再次感到内疚，内在批判者又会突然发作，严厉地批评他对别人评头论足。然后，他又开始认真细数自己的缺陷。

摇摆的批判者们

下述情景是一个在闪回中忧虑的典型例子。

我和妻子已共同生活十多年了。我们花了很大的功夫，协商出了一种（大多数时候）对彼此公平且灵活的方式，来处理家庭和育儿过程中的无数琐事。但有时，当我经历了长时间的闪回后，我还是会过度关注家庭秩序中的不完善之处。

内在批判者指责的方面每次都有所不同。如果我进入疲惫的求生状态，内在批判者就会指责我没有对家庭做出应有的贡献。而如果我开启逃反应模式，并且在家里大搞卫生，我的外在批判者就会开始斤斤计较。在后一种模式下，我的外在批判者会坚持认为妻子比我做的少得多。（这些比较通常是关于我最近在家庭里过度贡献的那些方面。）

但是我的讨好倾向相当强烈，没过多久我的内在批判者就开始关注到那些我贡献没有她大的方面。突然间，我就成了家中自私的懒鬼。随着闪回的继续，我可能会转而责怪自己的挑剔和狭隘。但在特别强烈的闪回中，外在批判者迟早会回归，并开始对我贡献的分量和重要性给予更多的肯定，然后贬低妻子，说她懈怠、不思进取、自以为是等。

在我们关系的早期，我会在相当长的时间内重复这种循环，花上数小时甚至数天来发泄对妻子和自己的不满。我平静的内心会恶化成一个战场，我感觉被她抛弃了，同时也认为自己抛弃了她，并因此批判自己。在最糟糕的闪回中，这一过程开始不止在我的内心上演，我们会真的发生冲突。

不过现在的我们已经很少因为家务事发生冲突了。由于我对批判者们有了更深的理解，它们在我内心的摇摆循环也已大大减少。对外在和内在批判过程的觉察使我能够更早地识别它们，并更快地将我自己和我的人际关系从泥潭中拯救出来。

外在批判者：法官、陪审团和刽子手

如前文所述，不是所有的幸存者都会隐藏他们的外在批判者。战类型及其亚型的人可能会把"被动攻击"的"被动"去掉，变得相当具有攻击性。那些由外在批判者主导的幸存者往往会产生一种错误的观念，认为自己坚持的主观标准就是客观真理。这样的人被触发时，会使用外在批判者类似侦探兼律师兼法官的综合职能，在缺乏或没有证据的情况下起诉对方的"背叛"行为。想象出的轻视、无关紧要的小过失、误读的面部表情，以及不准确的"心灵"感知，都可以被用于对关系进行审判。在这些诉讼中，外在批判者通常拒绝认可那些有正面意义的证据——这种私设法庭不会考虑情有可原的情况。此外，在关系中的所有失望情绪都会导致有罪裁决，帮助批判者给这段关系判处死刑。嫉妒也在这个过程中变得充满恶意而放肆胡为。

在另一个层面上，外在批判者善于找证据证明自己占据了道德高地。在这个高地上，他们声称自己有权对他人进行微观管理，这种行为往往借助"为了对方好"被合理化。然而，这种控制通常是在无意识层面进行的，最初的目的是保护幸存者免于遭受父母早期的虐待或忽视。

对他人的微观管理也会演变成一系列的控制行为。战类型的人把别人当作俘虏，不请自来地评估他们的表现，提出不合理的改进要求，控制他们的时间安排、社交日程及衣食选择。更严重时，他们会戏剧性地表现出自己的嫉妒，且往往没有理由。最糟糕时，外在批判者与人相处的方式看起来像是在抓犯人，而不是在交朋友。

寻找替罪羊

寻找替罪羊是外在批判者不公平地把个人挫败感发泄在他人身上的过程。在童年被遗弃所造成的愤怒如果没有得到化解，通常会助长外在批判者寻找替罪羊的行为。然而，将愤怒转移到错误的目标上，并不能疗愈过去产生的或与这种愤怒不相关的创伤。

寻找替罪羊的行为往往是对父母虐待者行为的重演。它是对父母的盲目模仿，因为父母习惯性地通过不分青红皂白地发怒来释放挫败感。当战类型的父母把他们周围的人当作替罪羊时，就是在强化一种偏执的镜像模仿，确保在自己感觉不好时其他人也是如此。这就像我前几天看到的一个车贴："如果妈妈不开心，大家都不开心。"

童年时我曾多次目睹了这种寻找替罪羊的例子。我的父母痛恨迟到的人，如果我们兄弟姐妹有人因为什么事迟到了，哪怕是一分钟，我的父母都觉得完全可以用他们"正义"的愤慨来责骂我们。尽管我们很快就学会了守时，但是情况还是如此。然而，由于他们自己的CPTSD没有得到治疗，他们表现出的愤怒也只是对自身童年所受伤害未得到表达的愤怒的冰山一角。当父母冲我们发脾气时，他们闪回到了童年时的痛苦中，那时他们的父母总是迟到，并且在他们有正常童年需求时没有来满足这些需求。

正念和缩减外在批判者

减少外在批判者的出现需要大量的正念练习。这对于那些有攻击行为的战类型，以及那些在心中怒骂整个人类群体为"该死的人类"的其他创伤类型的人来说，都同样重要。而对那些因外在批判者的评头论足而陷入疏离感的幸存者来说，也非常重要。

再说明一次，正念是对我们内心所发生的一切进行细致觉察的过程，特别是思想、画面、感觉和感受。在攻克外在批判者时，我们必须对思想中认知和情绪这两方面的内容有更深的觉察。

在攻克内在批判者时也是一样，缩减内在批判者的两个关键方面也是认知和情绪。在攻克内在和外在批判者时，认知方面涉及用思维阻断和思维替换对过往的观念进行拆除和重建；而情绪方面则涉及哀悼——这样做是为了切断批判者的"能源"供应——未表达的童年愤怒，以及被遗弃生涯中未流出的眼泪。

当正念加剧了外在批判者时

不幸的是，在疗愈初期，我们越是挑战外在批判者，它似乎就变得越发可恶和强大。我们甚至会认为自己对它的勇敢反抗起到了反作用，反而将它煽动了起来，从而变得更糟。

我们之所以感到对外在批判者的觉察似乎加剧了它的发作，通常是因为我们闪回到了童年时的情景，那时父母会因为我们反抗他们的攻击而斥责我们。我们往往并不记得这些情景，因为病态的父母通常在我们记事之前就已扼杀了我们的反抗能力。尽管如此，对父母的报复产生恐惧往往是无意识的，它让我们不敢挑战自己的毒性思维。这就是为什么处于疗愈早期的幸存者常常需要唤起愤怒的自我保护本能，来增强他们的思维阻断能力。

当缩减外在批判者的工作似乎使它变得更强而非更弱时，可能还有另一种情况正在发生。当解离的情况逐渐减少，我们会开始注意到一直存在于我们潜意识中的外在批判者的运作过程。由于从这些痛苦的批判过程中解离出来帮助我们在童年时期生存，因此，我们中的许多人在进入疗愈阶段时，甚至几乎意识不到外在批判者的存在。

在疗愈过程中，我们需要使用正念来减少解离的习惯。只有这样，我们才能看清那个需要被瓦解、缩减和有意识脱离的外在批判者"程序"。这通常需要我们学习忍受因发现外在批判者的普遍和强大而引起的痛苦。这种痛苦有时就像一颗难以下咽的药丸，因为一开始我们很难看到自己与外在批判者斗争的进展。而且，即使我们所做的努力是有成效的，其进展通常也是缓慢而渐进的，这不免让人失望。尤其是在闪回期间，这时的外在批判者看起来就像以前一样强大。

如前所述，外在批判者在我们的童年时会恶性生长。它就像一种不断扩散的癌症，需要许多次痛苦的手术才有可能治愈。尽管如此，我们可以选择接受在对抗外在批判者时的急性疼痛，因为我们想要遏止外在批判者破坏我们生活乐趣的慢性疼痛。这是一场终身的战斗。

思维替换与思维纠正：挤走外在批判者

我们中的许多人在引导自己去关注他人和生活中美好的、值得信赖的、可爱的东西方面，依然处于发展停滞状态。在努力缩减外在批判者的过程中，思维替换能够从脑海中"调用"关于他人的积极想法和画面，从而消解外在批判者对他人的严厉批评，以免这种习惯性的批评破坏亲密关系。

一种有效的思维替换练习是：列出和某位朋友之间五个积极互动的回忆，以及这位朋友的五个美好品性。这个练习应用在自己身上时也很有效，可以帮助我们摆脱内在批判者建立的消极自我形象。第十六章中的五号工具箱中有一个练习，可以让你更加欣赏那些对你有益的人。

思维通常会触发相应的言语，因此，我建议你在给爱人提供反馈时练习"五正一负"的原则①。约翰·戈特曼的研究表明，保持这个正负比例是拥有和谐亲密关系的共同沟通特点。这一点很关键，因为外在批判者是童年时由父母的示范作用催生出来的，而父母在给予反馈时的比例至少是"五负一正"。

哀悼能够阻断外在批判者

哀悼对缩减外在和内在批判者都起到了关键作用。就像对待内在批判

---

① "五正一负"的原则是由美国著名心理学家、亲密关系研究专家约翰·戈特曼提出的。他根据数十年的研究发现，正负向互动比例至少要达到5：1才能维系美满的婚姻，当比例低于5：1时，离婚概率就会大幅增加。——编者注

者一样，对外在批判者发泄愤怒有助于使其静默，而哭泣则有助于使其消失。

我们可以利用哀悼产生的愤怒来激发思维纠正，帮助我们挑战外在批判者根深蒂固的非黑即白的观点，或认为每个人都像我们的父母一样危险。此外，当我们的哀悼化为哭泣时，它可以释放外在批判者用来吓唬我们，让我们不敢向他人敞开心扉的恐惧。泪水也可以帮我们认识到，孤独现在给我们带来了许多不必要的痛苦。这反过来可以激励我们敞开心扉，相信自己有可能找到安全的联结。

通过消解移情来弱化外在批判者

移情（Transference，又称"投射"或"转移"）指过去未处理的感受放大了当下的感受。外在批判者主导的闪回的一个关键特征，就是我们把过去关系中的情感痛苦转移到了当前的关系中。移情是一个来自过去的"管道"，它向外在批判者输送愤怒，用来控制、攻击或阻碍现在的关系。就像婴儿会在爱中茁壮成长一样，外在批判者也会在愤怒中成长。它像寄生虫一样，以被压抑的愤怒为食，然后错误地再将其发泄在当下的失望上。

我最常见到的移情，是将父母遗留的伤害转移到当下我们认为正在伤害我们的人身上。当这种情况发生时，我们会用超出他们行为严重程度的愤怒或痛苦来做回应。移情会严重扭曲我们的认知，有时我们会误认为一个无害的人要伤害我们。移情还会煽风点火，让批判者想象出实际并没有发生的轻视行为。移情通常会在外在批判者爆发时失控。

正如内在批判者将未释放的愤怒转化为自我憎恨一样，外在批判者通过愤怒来控制他人，或将人拒于千里之外。那些未经表达和处理的关于童年创伤的愤怒是一个隐藏的储备库，外在批判者可以随时取用其中的资源。所以，通过恰当表达愤怒来哀悼童年的损伤至关重要，因为它能阻断批判者们的愤怒补给。

哀悼过去未曾表达出来的痛苦（这种痛苦源于父母对我们糟糕的养育方式），能渐渐消解移情，使我们不再把这些痛苦不公平地转嫁到他人身上。这一点非常关键，因为当外在批判者们习惯性地将旧有的愤怒投射到亲密的人身上时，爱和亲密关系就不复存在了。

通过外在批判者进行健康的发泄

有些时候，通过外在批判者进行发泄是一种健康的自我保护行为。有时，外在批判者的评判是正确的，因为有时候他人的表现确实像我们童年时父母对我们的虐待。因此，外在批判者的攻击行为有两种健康的应用方式：一种用于在有人真正攻击我们时保护自己，另一种则用于哀悼童年损伤。下一章我们将会谈到，幸存者通过愤怒地评判父母的残暴虐待和忽视，获得了极大的裨益。

路怒①、移情和外在批判者

让我们再看看外在批判者是如何将过去的愤怒转嫁到当下的关

①　路怒（Road Rage）指由于现代的驾驶压力所引起的驾驶者无法控制的愤怒情绪或攻击性行为。——编者注

系上的。

　　我的来访者约翰尼在一次面谈时正处于激烈的路怒状态。他在开车来我办公室的路上遇到了一些令人愤怒的事情。还没落座，他就开始抱怨起来："人们都太讨厌了。每个人开车的时候都好像路上只有自己一辆车，开起车来就像整条路都是他的，只在乎自己，根本不管其他人。那个自大的混蛋一定忘了转向灯是用来干什么的。我真想直接撞上那个自命不凡的混蛋和他那辆闪亮的新宝马！所有人都只关心自己而不关心别人。天啊，更别提我老婆了，一说我就停不下来。我都不知道早上为什么要起床……"

　　约翰尼全方位地发泄着他的怒气。他恨那个超他车的司机，恨路上所有的其他司机，恨他的妻子、他的雇员、邻居，最后还恨（所幸恨的程度最轻）我，这个总是假装"超级有同理心"的"收费过高的治疗师"。

　　约翰尼是个讨好－战类型的人，并且通常以讨好类型为主。在他接受治疗的这两年里，我从未见过他如此愤怒，因此我感到相当吃惊。当时我确实有点难以保持同理心，但我明白他正处于闪回状态。我鼓励他通过在垫子上摔打网球拍来进一步发泄（这是一种经典的释放愤怒的方法，以无害的方式将愤怒外化）。于是约翰尼拼了命地摔打球拍。

　　当他的愤怒渐渐平息时，我让他闭上眼睛，建议他问自己，这种愤怒情绪是否与过往的经历有关。过了一会儿，他说："我很生气，现在不想做你说的任何事情。而且奇怪的是，我知道你想诱导我谈论我的父亲，但我一直想到我的母亲。她真是个窝囊废！她永远不会像那个混蛋宝马车司机一样开车，也不曾像我父亲那样对我怒骂，但我就是很生她的气，因为她忍受了他那么多年，从来没有为我挺身而出或保护我。我有这样的父亲已经够糟的了，但有这样的母亲让我感到更不公平。"

约翰尼又用网球拍发泄了一番，接着说："我以为母亲的天职就是要护着自己的孩子！就像熊妈妈的故事中那样。这太不公平了……这真太他妈的不公平了。我只想把她从麻木恍惚的状态中摇醒，让她振作起来！"

说到这里他的眼泪流了下来。泪水平息后不久，他顿悟了，并笑了起来，那是一种真诚的笑，一种如释重负的笑。当我们终于明白一些事困扰我们的原因时，就会发出这样的笑声。他说："我知道这听起来很牵强，就像我讨厌的那些心理学鬼话，但这就是生活中该死的不公平，真的让我非常生气。这就像那种摸到一手烂牌的倒霉，那种踩到狗屎的倒霉，那种摊上了两个混蛋父母的倒霉。这真太他妈的不公平了！来自父母的不公平是最大的灾难！

"还有那个在高速公路上不打转向灯就变道的混蛋也是不公平的。我要是没看到他，就可能会发生一场严重的事故。但说实话，事情其实也没那么严重。我有足够的时间来刹车，如果做不到的话，就说明我自己也是一个糟糕的司机。

当然这还是很危险的，但再危险也不如在那所房子里长大那么危险，那才是纯粹彻底的危险。我猜想我愤怒的主要原因是自己不得不在那个糟糕的家庭中长大，这太不公平了。"

———

路怒以及对其他司机不太强烈的恼怒，都是外在批判者移情的常见形式。当我们对驾车时的不快，或对其他轻微的日常烦扰更敏感时，就能通过这样的"冰山一角"探察"冰山"的全貌，在这条线索的引导下，找到我们过去未被表达的愤怒和伤痛。

我鼓励你在下次因为某个司机的小错而过度愤怒时，尝试一下这个方法。你可以试着问自己："这种情况或感觉让我想起了什么?"在下一章中，我们将更深入地探讨哀悼过去伤痛的过程，当探寻至闪回的深处时，我们就会发现这些伤痛。

第十一章

哀 悼

对于化解情绪闪回时产生的强烈感受，哀悼是一种无可取代的工具。此外，对于消解在创伤性家庭中成长所造成的一系列损失，哀悼也是一个关键过程。

我们之所以要对童年的损失进行哀悼，是因为这些损失就如同我们自身重要部分的逝去。有效的哀悼能够使这些部分死而复生。本章我们将探讨具有疗愈功能的四种哀悼方式，分别为：**愤怒、哭泣、口头宣泄和感受**。

如果你发现自己难以哭泣或愤怒，或这些方法没有帮助，甚至让你感觉更糟，那么你在疗愈过程中可能需要更多地关注缩减和消解你的内在批判者。

哀悼能够拓展洞察力和理解力

我看到哀悼正在饮一杯悲伤的酒，问道：

"它尝起来很甜，不是吗？"

"被你发现了，"哀悼回答，

"并且你毁了我的生意。

你已经知道了悲伤是祝福，我还能如何售卖它呢？"

——鲁米

洞察力虽然非常重要，但始终不足以使人实现更深层次的康复。无论幸存者有多么强烈的疗愈意图或顿悟，都必须学习在经历闪回时爱护自己。当感到恐惧、悲伤、愤怒或难过时，我们要用善意来回应自己，这一点至关重要。

当幸存者迷失且受困于情绪闪回时，会有一种死亡般的体验，而哀悼对消解这种体验有着难以估量的益处。哀悼能够代谢最痛苦的被遗弃的感受——特别是那些引起自杀意念（最严重时是主动自杀意念）的感受。

哀悼也能为幸存者提供支持，帮助他们走出许多由童年创伤造成的、死亡般的痛苦。本书所探讨的关键童年损失，其实就是我们所有重要的发展停滞，其中最重要的是自我同情、自尊心、自我保护能力以及自我表达能力的缺失。

哀悼父母关爱的缺失

幸存者需要哀悼他们早期未被满足的依恋需求。我们必须哀悼这样一个可怕的事实：安全感和归属感在我们的家庭中极其稀缺，甚至完全不存在。我们还需要哀悼自己的无数次心碎，因为我们曾一次次努力想要赢得父母的认可和喜爱，却一次次遭受挫败。

随着哀悼能力的增强，我们通常会发现许多未被化解的悲伤，这些悲伤源于我们缺乏发展和茁壮成长所需的关爱。下面列举的是一些重要的父母关爱类型，对所有儿童的茁壮成长都必不可少。发现并了解这些未被满足的需求，可以帮助你哀悼那些未被释放的痛苦。此外，了解这些还可以引导你重新抚育自己，并与自己进行更有爱的互动。

1.言语关爱：热衷参与多层面的对话。大量慷慨的赞美和积极的反馈。愿意回答孩子所有的提问。教导、读故事、持续为孩子的语言能力发展提供资源。

2.精神关爱：看到孩子本身的价值、本能的善良和爱的天性，并以此回应孩子。让孩子体验愉悦、趣味和爱，从而使孩子保持"生命是一份礼物"这一与生俱来的认知。提供精神性或哲学性的指导，帮助孩子整合、处理生活中的痛苦。培养孩子创造性的自我表达。经常接触大自然。

3.情绪关爱：以持续的关心、重视和专注来对待孩子。欢迎并重视孩子全面的情绪表达。示范非虐待性的情绪表达模式。教导孩子通过不伤害自己和他人的安全方式来释放愤怒。给予孩子充分的爱、温暖、温柔和同情。尊重流泪这种释放悲伤的方式。成为孩子安全的港湾。展现幽默感。

4.身体关爱：给予孩子关爱和保护。保持孩子健康的饮食和睡眠作息。教导孩子养成整理仪容、遵守纪律和承担责任的习惯。帮助孩子培养兴趣爱好和个人风格。帮助孩子平衡休息、娱乐和学习。

———

人们往往很难有动力去哀悼很久以前的损失。许多损失看起来似乎非常模糊，而且尝试哀悼这些损失有点像欣然接受牙医的治疗——谁喜欢看牙医呢？可一旦牙痛变得严重，大家还是会去看。

灵魂的痛楚似乎很难归因为童年的损失，但那些经历过后文描述的哀悼之旅的人无疑都知道，他们灵魂上的痛楚和心理上的折磨，核心都是一种未被化解的童年损失，即成长在父母的遗弃之下。

这些损失必须被哀悼，直到幸存者真正明白他的照料者有多么不称职，以及父母对他的支持有多么欠缺。他需要哀悼，直到不再为父母的虐待或忽视而责怪自己。他需要哀悼，直到完全意识到是父母糟糕的养育方式带来了阴魂不散的可怕"礼物"——CPTSD。他需要哀悼，直到明白习得的自动放弃自己的习惯是在重演爱的公然缺席。

对这些可怕的现实进行哀悼，让我们能够努力发展多维度的自我关怀。随着哀悼变得越发有效，我们的自我同情和自我保护能力会越来越强，我们的内心也会对自己越来越友好。

哀悼能够改善闪回

"疼痛是过剩的能量，呼唤着释放。"

——杰拉尔德·赫德（Gerald Heard）

对我来说，哀悼有时似乎是神圣的，因为它能让我走出"混杂的被遗弃感"，这种感受令人极其痛苦和不安，混合了恐惧、羞耻和抑郁，是大多数闪回的情绪核心。

幸存者可以学着用哀悼把自己带出恐惧，因为恐惧意味着安全感的消亡；可以学着用哀悼把自己带出羞耻，因为羞耻意味着自身价值感的消亡；也可以学着用哀悼把自己带出抑郁，因为抑郁意味着生命活力的消亡。

通过充分的哀悼，幸存者就会明白，幼时的自己天真无辜、非常可爱。当他们因为没有出生在充满爱的家庭而哀悼自己的厄运时，他们会在自己的内心深处发现一种强烈的、不可动摇的自我忠诚。无论他们的内在或外在正经历着什么，他们都准备好了始终支持自己，并且有意愿和能力这样做。

当你遭受来自内在批判者的攻击时，你会感到不耐烦和挫败，而哀悼可以使你从中解脱出来。这在发生极其严重的闪回时尤其重要，因为这时内在批判者会霸凌你，让你放弃自己。在这种时候，对这个来自过去的可怕入侵者发怒和哭泣，可以把你拯救出来，让你意识到自己已经远离了过去，并且现在非常安全。

内在批判者会阻碍哀悼

通常来说，有效哀悼的最大障碍是内在批判者。当内在批判者特别恶毒时，进行哀悼可能会适得其反，所以在早期疗愈中治疗师一般不会建议使用哀悼。那些在童年时因表达情感而反复被指"有病"或遭到惩罚的人，可能会感到哀悼不但没有缓解他们的闪回，反而加剧了其症状。

我曾见过许多来访者在哭泣时被立即触发了毒性羞耻感。他们本应为自己提供慰藉的眼泪却引发了可怕的自我攻击："我太可悲了！难怪没人能忍受我！""天啊，我这样哭哭啼啼的，太不值得被爱了！""我搞砸了，然后因为抱怨而变得更加失败！""为自己哭泣有什么用，这只会让我变得更脆弱！"

最后一种攻击特别具有讽刺意味，因为没有什么比痛哭一场更能恢复一个人的内在力量和应对能力了。我曾在许多场合，仅仅通过激发患者进行痛哭，就化解了其主动自杀行为。

———

管理内在批判者往往是早期哀悼的主要任务。这包括认识并挑战内在批判者阻挠或羞辱哀悼过程的方式。随着幸存者越发不认同内在批判者，他们就可以逐渐在疗愈过程中加入低强度的口头宣泄，之后再渐渐将悲伤和愤怒的语调加入其中。

一旦内在批判者被充分缩减，同时思维纠正使得内心对自我更加友好，幸存者就可以开始挖掘哀悼所具有的疗愈潜力。他们会学着以一种增强同情心的方式来哀悼，同情曾经那个被遗弃的自己，以及如今这个虽然幸存下来但仍在痛苦的闪回中挣扎的自己，从而获得内心的解脱。

通过哀悼缩减内在批判者

恐惧驱动着毒性的内在批判者。内在批判者以恐惧为养料，并让幸存者闪回到童年担惊受怕的时期，导致幸存者只会通过父母轻蔑、恐吓或拒绝的视角来看待自己，并模仿他们，轻蔑地嘲笑自己"有缺陷""丑陋""不讨人喜爱"。它会用危险的情景吓唬幸存者，让后者因为无足轻重的不完美而憎恨自己。

由于恐惧是一种闪回期间的核心情绪体验，所以幸存者需要情绪工具来管理失控的恐惧。健康的愤怒和哭泣可以缩短恐惧的时间，使其不至于演变为内在批判者那种能够触发闪回的认知。我曾无数次见到哀悼立刻终止了内在批判者的破坏性"程序"（极端化和灾难化）。

儿童似乎与生俱来就会通过愤怒和哭泣来释放恐惧。新生的婴儿因失去了子宫的完美庇护，无法再安全地生活在母亲体内而感到悲伤，所以第一次发出了愤怒的哭嚎，不仅是为求得关爱和关注，也是为了释放他的恐惧。

然而在创伤性家庭中，愤怒和哭泣也可能使幸存者立即陷入毒性羞耻感，而且有时只是一个愤怒的想法或幻想就会造成这种情况。因为病态的父母通常会在孩子表达愤怒时对其施以最严厉的惩罚。这削弱了孩子抒发情绪的能力，使孩子对自己的愤怒和眼泪变得恐惧和羞愧。于是泪水被抑制，愤怒被困在心中，最终孩子以自我攻击、自我拒绝、自我厌恶和自我憎恨的方式来对抗自己。自我憎恨是对被父母遗弃最悲痛的重演。

渐渐地，愤怒会成为内在批判者的养料，并且会通过创造一个越来越危险的内部环境来加剧恐惧。幸存者所说、所想、所感觉、所想象或所希望的一切都会受到恐吓性的内在攻击。

以下是一些常见的被怒气驱使的内在批判者的攻击。它们是以内在批判者不可避免养成的第一人称口吻呈现的，例如："我为什么要问一个这么愚蠢的问题？""我的表情还能再丑一点吗？""我在骗谁呢？像我这种没有价值的失败者怎么敢奢望被爱？""难怪我觉得自己像个废物，因为我就是个废物！"

如果你能掌控内在批判者的这种愤怒，并利用它来疏远和缩减内在批判者，那么疗愈的效果将不可估量。随着你逐渐掌握哀悼的方法，你会注意到内在批判者的音量和攻击频率都会大幅减弱。事实上，如果缺乏有效的哀悼，缩减内在批判者的进展将会非常有限。

哀悼的四种方式

若要使哀悼达到最佳效果，幸存者可以尝试四种哀悼方式：**愤怒、哭泣、口头宣泄**，以及**感受**。

愤怒：减轻羞耻感和恐惧

愤怒，意味着抱怨当前或过去的损失和不公正，是一种积极的哀悼方法。幸存者需要为了童年时遭受的恐吓、羞辱和忽视等虐待而发怒（有时是盛怒）。随着逐渐善于哀悼，他们会通过愤怒，抒发出对在家庭中长期缺乏安全感的健康怨恨。他们愤怒的是，在无数次经历求助无援的背叛时，从来没有人给予他们指导或保护，也没有人对他们的发展和成就给予公平的或赞赏性的认可。

幸存者可以使用一种不伤害自己和他人的安全泄愤方式，来抒发童年的痛苦。当幸存者抨击童年创伤，特别是抨击创伤的持续影响（表现为内在批判者的自我憎恨流程）时，愤怒地对内在批判者（父母的代理人）说"不！"或"闭嘴！"，能够使愤怒外化从而阻止幸存者把愤怒转向自己，并能恢复已失去的自我保护的本能。在大多数情况下，幸存者不必直接面对他们的父母表达愤怒和指责。关键在于将矛头对准内在的父母，即过去的父母。但有一种最常见的例外——父母仍然在虐待幸存者。

愤怒能将幸存者从毒性羞耻感中解救出来。幸存者会盲目地把父母的恶毒指责转化为羞耻感，而愤怒能将他从中解救出来，并将指责重新引向它该去的地方。这也增加了幸存者继续战斗的动力，以建立对抗内在批判者的内心界限。

抒发愤怒可以单独进行，也可以在一个见证人面前进行，如一个值得信赖的朋友或治疗师。不过，经过一段时间的练习后，绝大部分的愤怒还是需要在幸存者自己私密的内心中默默进行——这是以愤怒为动力的思维阻断，为的是使自己免受内在批判者的攻击。

许多幸存者非常认同内在批判者，以致内在批判者已成为他们的全部自我。这样的幸存者通常需要非常专注于对抗内在批判者，直到他们发展出自我保护功能。

愤怒有助于将幸存者从闪回时孩子般的无力感中解救出来，并提醒他们现在已经拥有了成年人的身体，能够保护自己。

综合了这些功能后，愤怒有助于从整体上减少或消除恐惧。它重新唤醒并培养了幸存者自我保护的本能。通过练习，它会帮助幸存者逐渐建立起一种外部和内部的界限感，使幸存者远离伤害、免受他人霸凌，并远离那最具破坏性的霸凌——内在批判者的霸凌。

最后，愤怒还可以增强思维纠正和思维替换的效果，幸存者若要树立信念坚信自己本质上的善良，以及发现自己选择的亲密之人的可爱之处，则需要强化思维纠正和思维替换。愤怒能帮助幸存者长期渐进地从内在批判者那里夺回自我，并对幸存者的心理进行再教育，使其既对自身友好，又对亲密关系友好。

愤怒有助于消解重复性强迫

幸存者需要重新唤起自己对父母虐待行为的本能愤怒，否则他们就有可能盲目地接受他人重演这些行为。

我遇到过一位性格温顺、明显很胆小的来访者，她成年后曾三次遭受了她所信赖的男性的毁灭性诱奸。经过一段时间的面谈，我们将这些遭遇追溯到了她童年时经历的背叛：一位她很信任的叔叔，也是她童年时唯一一名看起来很善良的照顾者，利用了她被父母情感遗弃而产生的孤独感，逐渐对她的身体进行抚摸，而后一点点发展为越发带有性意味的接触。

这位来访者对她的叔叔束手无策，因为早在上学前班时，她说"不"的能力就已经被父母扼杀了。说"不"的能力是自我保护本能的中坚力量，所以，她无法对叔叔的性侵犯进行抗议。

在她后来的人生中，一位牧师、一位医生和一位治疗师通过重演这个原始场景对她进行了侵犯。这三次她都迷失在闪回中，因此没有抗议他们的侵犯行为。她只能在事后对此做出反应，而她的反应方式是将愤怒转向自己，因没有阻止他们而责备和羞辱自己。

在后来的治疗过程中，她终于能通过表达愤怒来进行哀悼。我大约花了六个月的时间，见证并确认了她对每个侵犯者的愤怒。之后，在某次面谈时，她的脸上洋溢着自豪，她告诉我有一位同事正在欺骗她，意图对她进行类似的诱奸，而她阻止了这次侵犯。她一边说，一边流下了喜悦和宽慰的泪水。

当她同事的侵犯处于早期阶段时，其行为看似是友好的触碰。然而，不必要的轻拍背部的动作逐渐升级为温和的性暗示：抚摸她的手，然后是手臂。她之前从未能够向侵犯者抗议这些不恰当的挑逗。而这一次，她能在别的同事在场的情况下说出："请不要碰我。我不喜欢你碰我，也希望你不要再碰我了。"于是这位同事立即停止了侵犯行为。她很激动，对自己肃然起敬。

哭泣：疏导情绪的有效方式

在哀悼方式中，愤怒是阳性的过程，而**哭泣**是与之互补的阴性过程。当我们受到伤害时，我们会本能地感到悲伤和愤怒。

哭泣也是切断内在批判者情绪燃料供给的一个不可替代的工具。泪水可以在恐惧演变为使自己和他人害怕的思维之前将其释放。事实上，哭泣有时是唯一能化解闪回的方式。我曾数百次亲身经历，在痛哭一场后，我的内在批判者"枯萎"至无害状态的过程。在其他数千种场合中，我曾见证我的来访者用眼泪化解了他们的恐惧、羞耻和自我遗弃。我还看到他们之后进入了一种健康的愤怒状态，下定决心面对他们现在已不能接受的不公平现象。

我有一位来访者在接受了一年的治疗后搬到了其他地方，她最近写信给我，讲述了她的一次哭泣经历。她因严重的胃痛而住院，不久后便得知自己得了癌症。她明智地与恶毒的家人切断了联系，但在新的生活环境中感到很孤独。她被恐惧笼罩，感觉自己处于精神崩溃的边缘。她写道："我知道你认为我没有把你说的那些关于哭泣的话听进去。我也是这么认为的，但是在我感到最无望的时候，我又想起了你的话，于是泪如雨下。我一开始被吓到了，但很快就体会到了强烈的宽慰，并相信如果我接受手术就会没事。从那时起到现在已经有12个月了，这段时间我流了很多眼泪（其中还包含了一些怨天尤人的泪水）。但我似乎已经好了，真的没事了。"

下面是另一个关于眼泪力量的见证。这是从我的一位男性来访者的电子邮件中摘录的，他在完成为期一年的治疗后又过了六个月给我发来了这封邮件："我认为是眼泪……我最近哭了很多次……你说得对，哭泣的感觉很好；我喜欢眼泪、难过的眼泪、感动于世界之美的眼泪、关于悲伤和失去的眼泪、感激生活终于变得可控甚至美好的眼泪。在过去的几个月里，我哭的次数比过去几十年都多。我对生活打开了心扉，它变得不那么狭窄了，它不仅仅是痛苦、羞耻、内疚……还包括别的东西，非常美丽的东西。"

———

哭泣的另一个好处是，不加压抑的眼泪会刺激副交感神经系统的放松反应。这平衡了我们在闪回中交感神经系统的过度紧张。

当我们学会了有效的哀悼，我们会允许自己为童年时缺乏父母的积极关注而哀伤。在那时，父母对我们的关注通常是消极和危险的，而我们为这一可怕的现实感到难过。随着疗愈的进展，我们也为童年时的自己而哭泣，因为他不被赞赏，也不被认为是特别的、值得被爱的和讨人喜欢的。

哭泣与自我同情

当我们以自我接受的态度来拥抱自己的眼泪时，哭泣将唤醒我们处于发展停滞的自我同情本能。一旦我们通过持续反复的练习建立起自我同情，它就会成为不断增强的自尊感的基石。当自我同情的态度成为习惯时，它将消除闪回中经常出现的自我遗弃感。

此外，自我同情能够为建立真正的亲密关系打下基础，我们在此基础上可以建立起真实的、有益于亲密感的对他人的同情。亲密关系的深度通常取决于我们对自己忠诚的程度。

哭泣与愤怒的共舞

哭泣和愤怒是两个关键的情绪工具，我们通常需要这两者的配合才能完全释放被遗弃的痛苦。

哭泣和愤怒的配合不同于抱怨，后者是一种不利于哀悼的情绪类型。抱怨是一个微妙的话题，因为许多以健康方式控诉或哭泣的人有时也会被视作有病的“抱怨者”。但病态的抱怨往往是愤怒与哭泣的不健康的结合，它是愤怒或悲伤受到压抑后的一种令人厌恶的流露方式。

下面举两个例子。当一个受到伤害的人只知道表达愤怒时，他压抑的悲伤会不自觉地渗入到愤怒中，使他听起来像在卖惨或有被害妄想。由于他的悲伤没有得到实质性释放，再多的抱怨也不能给他带来宽慰，于是他会愤怒且无休止地抱怨，让听众的同情心枯竭。同样地，当一个受到伤害的人只能哭泣时，被压抑的愤怒会渗入到悲伤中，使他听起来像是暴躁且没完没了发牢骚的人。我的一个来访者将这种情况描述为"愤怒从一个非常小的洞里钻出来"。

我们中的许多人都受到社会观念的影响，将愤怒视为属于男性的情绪表达，而将哭泣视为属于女性的情绪表达。从很小的时候起，男孩就会因为哭泣而感到羞耻，而女孩则会因为愤怒而感到羞耻。因此，男孩长大后只会通过愤怒来发泄痛苦。于是，悲伤演变为一种烦躁的情绪、长久的指责或愤怒的宣泄。同样，一些女性不自觉地仅通过抱怨或哭泣的方式来发泄愤怒，而这种方式会让人陷入更加无助和自怨自艾的境地。

许多男人也依靠愤怒来发泄他们所有的情绪。当他们感到害怕、羞辱或沮丧时，他们就会生气。与此同时，许多女性只能通过哭泣来抒发这些感受。这通常会导致情绪无法得到完整的释放，并且阻碍正常的情绪流动过程。男性和女性各有一半正常的情绪释放过程遭到了抑制。

如果不能完整地表达受伤的感受，幸存者就会陷入情绪化的状态。他未表达的感受会恶化为一种停滞不前、挥之不去的情绪。这种情绪可能是恶化的怨恨，也可能是带有羞耻感的自怨自艾，但无论是哪种情绪都不会饱含自我同情。受阻的愤怒会退化为痛苦的闷闷不乐，而受阻的悲伤会恶化为忧郁的自我放纵。

这与我六岁儿子的健康哀悼形成了鲜明对比。他不得不定期为失去自恋的特权而哀悼，因为他离弗洛伊德所说的"婴儿陛下"越来越远了。

由于他在学习符合自己年纪的新规则时，会意识到失去了先前的特权，所以他会小小地哭闹。哭闹是从婴儿的愤怒哭嚎演变而来的，是用愤怒的哭泣来释放痛苦的过程。今天下午，我要求他放学后要先做完作业才能玩一会，他就因为这种"不公平"而哭闹了一番。

当时我们正爬着37级的楼梯准备回家，他在哭泣的同时发出了一连串愤怒的谴责："爸爸，我不喜欢你了。你不讲理。我不要当你的朋友了。"我很感激他以这种健康的方式表达哀悼，但也对自己平和的反应感到惊讶，因为我在帮助他代谢这个童年早期自恋特权的损失时，竟然非常平静地接纳了他的愤怒。当我们来到家门口时，他打开门并发出了真诚的笑声："爸爸，你看！皮卡丘从桌子上掉下来了。等我完成写字练习之后，我们可以一起玩神奇宝贝吗？"哀悼几乎瞬间就把他从痛苦的失去中解救了出来，将他的关注点重新转向了生活中的乐趣以及对美好将来的期待。我也经常看到来访者在痛苦的闪回中进行哀悼后，重新拾起他们真实的、当下的能力。

当我们在闪回中重新体验早年被遗弃的感受时，如果能够同时利用愤怒和哭泣两种方式，我们就可以从"混杂的被遗弃感"中获得更彻底的释放。每个幸存者都应该评估自己的愤怒或哭泣能力是否遭到阻碍或处于停滞，然后努力使其恢复。

——

当然，有许多男人和女人与上述性别两极化的例子并不相同。还有许多幸存者的愤怒和哭泣同时受到了阻碍。如果能从内在批判者的禁锢中找回疗愈性的愤怒和哭泣，他们也将从中获益匪浅。

如果你完全无法哭泣或感到愤怒，可以尝试专注于呼吸，这可能有助于你表达情绪，尤其是关注呼吸时腹部扩张和收缩的感觉。深入、缓慢和有节奏的呼吸能够拉伸和扩张多处肌肉和内脏，使人意识到自己当下的感受。

如果这种方法没有效果，你还可以尝试全息呼吸法（Holotropic Breathwork）或赖希式疗法，它们可以用特殊的呼吸技术帮助你释放受阻的情绪。我知道许多幸存者首次恢复情绪表达能力就是借助了这些疗愈方法。

口头宣泄：通向亲密关系的最佳路径

"分享快乐，快乐加倍；分担痛苦，痛苦减半。"

——古谚语

口头宣泄是第三种哀悼方式，也是解决情绪闪回的方式之一。口头宣泄是指通过说话或写作来抒发和释放痛苦。当我们的话语源自真实的感受，语言就被赋予了情感，而痛苦就可以通过我们所说、所想或所写的话语得到释放。随着哀悼能力的提高，我们可以口头宣泄我们的损失，用不含羞耻感的语言来讲述自己的经历——我们没能生于珍爱我们的家庭，这是多么的不公平。

我最喜欢的促进口头宣泄的技巧，是鼓励幸存者在专注于自身感受的同时，毫无保留地谈论心中想到的任何事情。如果幸存者的感受还没有进入意识层面，那么他可以先关注身体的感觉，这可以为口头宣泄提供丰富的素材。

口头宣泄具有很好的治疗效果，因为一个人的话语会被他的愤怒、悲伤、恐惧、羞耻或抑郁的感觉所影响，同时这些话语又将这些真实的感受描述了出来。如果口头宣泄的同时还伴有哭泣和发怒，那么这种宣泄将更加有效。

口头宣泄的神经科学理论

口头宣泄是一种工具，可以治疗由CPTSD引起的大脑变化。苏珊·沃恩（Susan Vaughan）关于大脑的核磁共振成像研究表明，情绪闪回会过度激活以情感为导向的右脑，而抑制以思考为导向的左脑。随着这种大脑半球的两极分化，童年强烈的痛苦会因为不断重现而被以情感为导向的右脑记住。同时，幸存者无法调用左脑更高的认知功能。这种认知视角的暂时丧失解释了为什么幸存者很难意识到自己只是在经历闪回，而非真正处于过去的危险、无助和无望中。

胼胝体是连接大脑左右半球的部分。研究表明，一些CPTSD幸存者的胼胝体比较小。而进一步的研究发现，大脑能够产生新的神经元和新的神经元连接来改善这种情况以增强左右脑的联系。

口头宣泄能够有效地重启左脑的认知功能，缓解右脑强烈的情感激活状况。它会培养幸存者用语言表达感受的能力，最终使幸存者能够准确地解释并与人交流自身的各种感受。当这一过程经过足够多的重复，大脑就会生成新的神经通路，使左右脑得以协同工作，使人能够真正同时进行思考和感受。

思考和感受同步

当幸存者变得善于口头宣泄时，他就治愈了一个关键的发展停滞。他能够产生健康、有益且恰当的情绪反应，并用这种方式来思考自己的情绪状态。这些反应的特点是尊重自己和身边的人。丹尼尔·戈尔曼在他的《情商》一书中提到，这一点就是情绪智力的核心特质。

由于口头宣泄可以协调左右脑的活动，因此，每当右脑在闪回中被过度激活时，左脑也会全力参与（从核磁共振成像也能看出这一点）。随着左脑的重新参与，幸存者可以记起如何使用闪回管理步骤，从而有效地管理闪回。

然而，就像愤怒和哭泣一样，只有在摆脱内在批判者的控制时，口头宣泄才能发挥效用。在疗愈的早期，许多幸存者觉察不到自己在无意识地过度认同内在批判者的观点，口头宣泄很容易转变为口头自责，即从内在批判者的自我攻击或极端化角度进行口头发泄，而这种哀悼很难获得效果。相反，它通常会触发或加剧闪回，从而引发伤害幸存者自己或亲密关系的行为。在这种情况下，幸存者通常需要治疗师或已充分康复的亲密对象来帮助他们识别和缩减内在批判者。

口头宣泄是一个特别具有转化力量的哀悼过程。它不仅能像愤怒和哭泣那样帮助幸存者释放恐惧和消解羞耻感，而且有助于揭露内在批判者那些自我攻击和激发恐惧"程序"的各种伪装。口头宣泄也有助于我们识别和交流因童年的遗弃经历而长期得不到满足的需求。

独自进行口头宣泄

在没有其他人听你说话的情况下独自进行口头宣泄，是一种有效的治疗技巧。未受创伤的儿童经常会在玩耍时自我口头宣泄，这样做非常有益。如果你的房间不够私密，你可以开车去一个私密的地方。

通常情况下，你需要充分抑制内在批判者的声音，才能重新获得这种治疗工具。这个工具非常强大且有助于康复，值得我们与内在批判者进行诸多斗争，从而将它收回到疗愈CPTSD工具箱中。

我的一位来访者在她的汽车副驾驶座上放了一条半米长的橡胶管和一本电话簿。在她大量练习表达愤怒的那一年里，每当她脑海中浮现出对她进行洗脑和虐待的父亲时，她就会用那根橡胶管大力敲打电话簿。当然，她在做这些之前会先把车停下。渐渐地，她发现自己能够在不那么私密的地方低调地进行这一举动。在我看来，在那一年里，她在缩减内在批判者方面取得了了不起的成效。

解离会阻碍口头宣泄

我们需要区分口头宣泄与以下两种情况的区别：一是沉溺于幻想的解离性逃避；二是毫无益处的强迫性忧虑。解离是在儿童时期形成的一种防御机制，目的是在巨大的被遗弃痛苦之中转移自己的注意力，保护自己免受伤害。孩子如果得不到支持，就会不得不进入解离状态，因为他们无法进行有效的哀悼，因而必须通过不允许痛苦完全进入自己的意识来保护自己。

第六章提到了两种常见的解离类型：右脑解离和左脑解离。

右脑解离可以被视为一种典型的解离，也是僵类型的人最常使用的防御方式。它是右脑对强烈感受或内在批判者不间断的攻击逐渐感到麻木的过程，也是一个分散注意力的过程。幸存者的解离通常表现为迷失在幻想、混浊的意识、电视、疲劳或睡眠中。

为了分散注意力而进行的口头表达实际上与口头宣泄恰恰相反。来访者在心理治疗会谈中有两种常见的逃避痛苦的方式：一种是不断描述一个白日梦般的不可能实现的救赎幻想；另一种是一遍遍地详述漫长而复杂的梦境，这些梦没有情感内容，来访者也没有认真尝试内省。

在我的职业生涯早期，曾短暂治疗过一位名叫迪娜的僵-战类型的来访者。她那时陷入了一个逃避过程——无休止地念叨她的梦境，通过无趣而痛苦的细节来回忆那些梦境。事实上，她那死气沉沉的叙述方式与她平时讲述所有事情的方式如出一辙。

迪娜当时是一位实习心理治疗师，她认为梦境治疗是心理治疗的重中之重，并借此封锁了自己的脆弱。当我试图引导她探索更深层次的潜在体验时，经常会激起她愤怒的战反应。可惜我当时经验还不够丰富，无法帮助她认识到，这是她小时候为了自我保护，让自己避免受到极具侵犯性的母亲的伤害，而构建的一种解离性防御。可悲的是，她不满地终止了治疗，并继续陷于自我孤立中，因为她依旧通过那些疏离抽象且缺乏互动的长篇大论来疏远他人。

———

左脑解离即强迫思维。其严重程度从轻到重通常表现为：短时、单一的忧虑，到反复、循环的一连串担忧，再到惊慌失措的极端化和灾难化思维。这种与内在痛苦的解离使幸存者陷入一些无益的思考中，而其思考的问题与其痛苦的真正本质并无关系，或关系不大。

下面让我们来看一个例子。你的朋友不停地抱怨恶劣的天气，或一些不打转向灯的人。他无法停止抱怨，因为抱怨无论如何都不能释放出真正的痛苦，而这种痛苦才是让他不停抱怨的原因。如果他能更深入地了解真正困扰他的是什么，他就会意识到，他妻子提出建设性意见的情景，其实使他闪回到了遭受母亲辱骂时的情形，并激发了他的恐惧和羞愧。

左脑解离也可以表现为**轻视**（Trivialization）：幸存者过度聚焦于肤浅的外在关注点，以此来转移自己对不安的内在体验的注意力。一个常见的例子是，过度专注于体育赛事统计数据或好莱坞名人的生活。当然，这并不是说不能适度追求这类兴趣。

最后，左脑解离也会体现为**理智化**（Intellectualization）。这就是小说家伊恩·麦克尤恩（Ian McEwan）所说的"专注思考的高墙堡垒"（High-Walled Fortress of Focused Thinking）。一些幸存者会过度依赖逻辑和高深的对话，以使自己远离混乱而痛苦的感觉世界。即使是最具创造性的思维，在过度使用时也会恶化成一种强迫性的防御。

口头宣泄能治愈被遗弃的创伤

在分享重要的情绪体验时，我们能够学会以一种有意义且疗愈的方式与他人联结。这包括分享令我们兴奋和高兴的话题，以及那些令我们感到恐惧或沮丧的事。我们童年被遗弃的经历导致的最有害的后果，或许就是被迫习惯性地隐藏真实的自我。我们中的许多人在长大后认为，别人就像我们的父母一样，对我们所说的话毫无兴趣。

我们必须摒弃这种来自过往的破坏性影响。口头宣泄是人们交朋友的关键方式。这类似于能够帮助婴幼儿建立联结和依恋的温柔的抚摸、舒缓的声音，以及友好的面部表情。当我们在一个安全的环境中练习以情绪为基础的口头宣泄时，我们就能修复童年时因未能满足这种需求而造成的伤害。这同时又创造了最终获得一种良好亲密关系的可能性。在这种亲密关系中，我们既能用语言表达情绪，又能体会他人语言中的情绪，而这种亲密关系是所有人终生的基本需要。

投入这类练习通常需要勇气和毅力。真挚的分享可能会触发闪回，有时会使幸存者闪回到因脆弱而受到惩罚或拒绝的情境。个人或团体治疗可以极大地帮助幸存者克服和解决这些障碍，使其自我表达充满活力。

口头宣泄和亲密关系

在成人关系中，相互的言语宣泄是通向真正亲密关系的高速公路。与一个足够安全的对象进行充分的练习，可以让人体验到真正抚慰心灵且有助于疗愈的联结。对我和我的许多来访者来说，这种体验对孤独感的缓解，远超我们的预期。

最能体现这一点的莫过于**相互怜悯**。相互怜悯是指两个亲密的人同情、理解对方的麻烦和困难的过程。它是建立亲密关系过程中的更深层的渠道，比性还要深刻。相互怜悯通常也会让我们自然而然地打开心房，在许多层面上建立轻松自然的联结。

———

随着与他人之间有深度而有意义的联结变得更多且更频繁，幸存者会愈发体验到遗弃抑郁的减弱。

在此，我必须重申，一些流行的治疗创伤的躯体疗法贬低了谈话疗法的作用。虽然躯体疗法是疗愈的重要工具，但单单依靠它并不能缩减毒性内在批判者或恢复自我表达。认知疗法，尤其是采用口头宣泄的认知疗法，才是CPTSD疗愈的基础。

接下来我们将继续讨论"感受"，也就是第四种哀悼方式，它是一个身体疗愈的过程。感受是一种专注于身体体验的方式，能够使我们重新获得能力，去体验我们身体的完整、放松和生机。

感受：被动地化解悲伤

"感受是痛苦的对立面……一个人感受的痛苦越多，他所忍受的痛苦就越少。"

——亚瑟·亚诺夫（Arthur Janov）

持续进行愤怒、哭泣和口头宣泄等积极的哀悼活动，可以帮助我们发现第四种哀悼方式：感受。

感受是一个比表达情绪更微妙、更被动的过程。最好的说明方式是将情绪和感受两个概念进行对比。表达情绪是指我们用哭泣、发怒或言语发泄内心情绪体验的能量，而感受是一种不活跃的过程，即对内在情绪体验保持觉察而不做出反应。因此，在疗愈中，感受意味着臣服于我们内在的痛苦体验，而不对它们进行判断或对抗，也不将它们表达出来。

感受是一种**动觉**（Kinesthetic）体验，而不是认知性体验。其过程是将你的意识焦点从思考转移到感情、能量和知觉。这就是俗话说的"移出脑海"和"进入身体"。

作为一种哀悼方式，感受需要有意识地扭转一种我们已习得的生存机制：压制痛苦，并将其从意识中驱逐出去。当我们把注意力转向情绪或身体层面的痛苦，并毫无抵抗地臣服于这种体验时，感受就会"发生"。当我们放松地接受痛苦时，我们可以学着温和地把它吸收到我们的体验中。感受发挥作用的方式，就好像将我们的意识变为一种溶剂，去溶解和代谢我们情绪中的感情、能量和知觉。

感受可以治疗消化问题

感受类似于健康的消化过程，放松的消化道能帮我们有效地吸收营养。但如果我们压制或压抑自身的感受，我们的身体通常会"武装"起来，并变得紧张，特别是消化道。

我认为消化道紧张与我们的心理状态密切相关。例如，腹泻有时是情绪引发的、对强烈危险产生的生理反应。在这种情况下，恐惧会触发交感神经系统的反应，进而引起肠道立即排空的反应。恶心也具有类似的机制。再如，便秘有时是由于消化道收紧，阻碍了健康排泄所需的肠道蠕动。

情绪与身体的联结

情绪和身体感觉之间往往有密切的关系，两者常常同时出现。此外，紧绷和紧张的感觉会发展为一种对感受的防御。随着未被表达的感受越积越多，身体就需要更大程度地使肌肉紧张，从而保持对它们的压制。

一个孩子如果因为自己的情绪而反复受到惩罚，就会害怕自己内心的情绪体验，并收紧（盔甲化）身体的肌肉组织，努力把情感压制在内心，并将它们从意识中驱逐出去。

屏住呼吸是盔甲化的进一步表现。这是一种特别常见的压制感受的方式，因为呼吸会自然地把意识带到感受的层面。

我有一位名叫凯莉的来访者，她在一次特别强烈的闪回中进行了自由联想，她痛苦地回忆起了曾经的创伤——试图避免母亲因为她哭泣而惩罚她。她最糟糕的记忆是某天在超市里，当她试图压制自己奔涌而出的哭泣冲动时，母亲对她的责骂便如暴雨倾泻而下。她知道如果自己哭了就会受到最严重的惩罚，所以她屏住呼吸，忍住眼泪。她憋的时间太长了，以致她因缺氧而晕倒在地，摔破了头。她的母亲认为这是对她的公开羞辱，感到很丢脸，于是在回家后把她打得青一块紫一块。

我和凯莉花了两年的时间建立信任，才使她重新将这一事件带回意识层面。于是，她在发生这件事30年以来第一次落泪。这也是她印象中第一次让她感到解脱的泪水。

将意识集中在身体感受上可以帮助你更熟练地进行"感受"练习。通过足够的练习，留意脸部、喉咙、心脏或腹部的紧绷感，你可以将感受带入意识中，从而单纯地"感受"它们。然而，当你刚开始关注自己的感受时，这些感受可能会非常强烈，因此如果你能用情绪表达出这些感受，则会很有帮助。

平衡感受和情绪

当我们能更敏感地觉察微妙的感受，能通过感受来被动地化解创伤时，我们就可以使主动与被动的哀悼过程相辅相成。当我们能通过**情绪表达**和**感受**两种方式来处理愤怒、悲伤、恐惧、羞耻和抑郁，往往意味着我们已处于进阶的疗愈阶段。

此外，有些情绪需要通过积极、宣泄式的情绪表达来进行哀悼，而感受有助于我们将这些情绪带入意识。因此，当我们能在感受和情绪表达之间流畅地转换时，哀悼就会特别深刻。有些时候，我们只需要充分感受和接纳自己痛苦的感觉，而另一些时候，我们会想向某人口头宣泄自己的痛苦，而这个人完全不介意我们在倾诉时饱含愤怒和泪水。

学习感受

当幸存者变得更善于发怒和哭泣时，他感受到的恐惧便会减少，也会开始有机会学习单纯地去感受。他可以把握这些机会，练习被动地顺应自己更微妙的愤怒和悲伤的感觉。

这种练习将渐渐培养幸存者的感受能力，使他能够被动地觉察到自己更深层次的感受——恐惧、羞耻和抑郁。刚开始时，这种觉知往往会让他想要通过情绪表达（即主动哀悼）来抒发这些感受，使自己摆脱"混杂的被遗弃感"。然而，当疗愈取得了一定的进展后，即使他不这么做，这种"混杂的被遗弃感"最终也将被消化，单纯地被觉知意识的溶剂所溶解。这也适用于焦虑，焦虑往往是一种潜意识的恐惧。通过充分的练习，被动地去感受焦虑往往就能化解它。我们将在下一章中更深入地探讨这一过程。

一个关于感受的练习

这个练习可以帮助你提高通过感受来化解痛苦的能力。请想象自己穿越了时空，回到了你觉得被遗弃感特别强烈的地方。想象成年的自己把幼时被遗弃的自己抱到腿上，在各种痛苦的情绪状态或情境下安慰他。你可以用话语来安慰他："你大多数时间都感到被遗弃，并且非常孤独，这让我非常难过。当你陷入这种被遗弃的痛苦时，我更爱你，因为你忍受了这么久，还得不到任何的安慰。这不应该发生在你身上，也不应该发生在任何孩子身上。让我来安慰你、拥抱你。你不必急于摆脱这种痛苦，这不是你的错。这一切不是你造成的，你不应该被责备。你不需要做任何事，就让我抱着你。慢慢来吧。我永远爱你，无论如何都会关心你。"

我强烈建议幸存者进行这一练习，即使它让你感觉不真实，即使在练习时你需要花很大力气抵御内在批判者。但如果你坚持练习，最终你会发自内心地对曾经受到创伤的自己感到同情，这便意味着你的疗愈进程已经进入到一个更深的层次。

使用并加强哀悼的技巧

在我28岁的一次剧烈哭泣后，我就很少流泪了。我经常会渴望得到像那次流泪后获得的那种极大的解脱，但与愤怒不同的是，我无法强迫自己哭泣。我逐渐了解到许多人都有类似的情况。我的朋友马尔科姆也有同样的困扰，他非常想哭，甚至试过把柠檬汁挤进眼睛里。他后来还能笑着谈论这件事，但郑重地警告我永远不要做这种尝试。

我们一直在讨论如何能让自己大哭一场，于是便有了下面这一系列方法。就像本书中的所有建议一样，请尽管使用那些看起来适用于你的建议，并且按照你认为最好的顺序进行。同时，不同的组合可能会在不同程度上加强哭泣或（和）愤怒的效果。此外，有时可能所有方法都不起作用，但我仍鼓励你重复尝试那些直觉上看起来可能起作用的方法。

1.找一个安全、舒适、不会有人听到你声音的地方。

2.闭上眼睛，回忆一个你对某人产生同情心的时刻。这可以来自现实生活，也可以来自读过的书籍，或是看过的电影或感人的新闻。

3.回想某个对你友善的人，或想象一个可能会对你友善的人，从而唤起自我同情。像是我，我就会友善地对待你。

4.在日记中口头宣泄你的烦恼，或向一个真实或想象中的朋友，或对我，大声地宣泄出来。

5.想象自己被一种更强大的力量所安慰。想象自己躺在一个更强大力量的人或看起来很和善的人的腿上（圣诞老人这一形象曾经对我的一位来访者很有效）。

6.回想你因哭泣或愤怒而感到安慰的时刻，或是在现实或电影中看到别人哭泣而感觉安慰的时刻。

7.回想因为自己或别人的愤怒而免于受到伤害的时刻。

8.想象你的愤怒在你周围形成了一个炙热的保护罩。

9.想象你的眼泪或愤怒把所有恐惧、羞耻或抑郁带出你的身体。

10.想象自己同情地抱住内在小孩。告诉他，在心情不好或受到伤害时感到悲伤或生气是正常的，没有关系。

11.告诉内在小孩，你会保护他不被批评。

12.深深地、充分而缓慢地呼吸。

13.放一些感人的或能唤起情绪的音乐。

14.看一部凄美的电影。

15.看一部刻画释放愤怒这一"令人羡慕"的过程的电影。

关于第15条的详细说明：一些来访者告诉我，在1976年的电影《电视台风云》（*Network*）中，主角向窗外大喊"我们忍无可忍了"的场景帮助他们宣泄了愤怒。

———

最后，如果阅读本书还无法解开内在批判者对你哀悼能力的束缚，请考虑寻求治疗师或支持小组的帮助，以便攻克内在批判者用来破坏你哀悼能力的羞耻感。

第十二章

管理遗弃抑郁的地图

CPTSD 会让我们痛苦的情绪闪回一触即发。而正如我在本书中所描述的，情绪闪回是对遗弃抑郁的多层次的防御性反应，都是针对重新出现的童年被遗弃时的危险感和绝望感。这些反应包括身体、行为、认知、情绪和关系的反应。

本章将提供一张地图，介绍这些对遗弃性痛苦的多层次的防御性反应。这张地图会告诉你，在特定的时间最需要处理哪些反应，还告诉你有哪些减少不必要的有害反应的策略。这种策略包括在陷入恐惧或抑郁时，用自我同情的态度安抚自己，以避免陷入剧烈的恐惧、有毒的羞耻感、内在批判者的攻击，或自我伤害的4F反应中。

反应循环

本节将介绍情绪闪回中的反应层次及循环。抑郁和被遗弃的经历触发了我们的恐惧和羞耻感，然后恐惧和羞耻感会激活恐慌的内在批判者思维，这反过来又使我们陷入肾上腺素升高的战、逃、僵或讨好的创伤性反应。

以下就是创伤性反应在闪回中出现的一个例子。一个幸存者在醒来时感到沮丧，因为童年的经历至今束缚着她，使她觉得自己是没有价值且不可接受的，于是她感到焦虑和羞耻。这反过来又触发了她的内在批判者，它会用完美主义式的抱怨来吓唬她："难怪没有人喜欢我。我这个懒鬼必须从床上爬起来，否则我就会变得像公园里那个无家可归的女人一样！"

她被自己内心的声音再度伤害。于是又开始了她最习惯的4F反应。她要么霸道地对身边的人发火（战），要么忙着焦虑地干活（逃），要么打开电视，迷迷糊糊或开始打瞌睡（僵），要么自我放弃地将注意力转移到朋友身上，想办法帮朋友解决问题（讨好）。

这一切通常发生得非常迅速，以致我们感受不到恐惧和羞耻，或内在批判者的存在。在疗愈早期，我们通常能注意到的第一件事，就是自己突然陷入了最典型的4F反应。随着疗愈的进展，我们会开始意识到内在批判者的存在，然后这会促进我们对助长内在批判者的恐惧和羞耻感的觉察。在疗愈后期，我们会开始意识到遗弃抑郁本身。

——

不幸的是，这一过程也常常反向运作。你可能会在疗愈初期突然注意到自己已经回到了失调的4F反应行为中，而这触发了新的自我攻击式的批评，进而加剧了你的恐惧和羞耻感。这反过来又加剧了你的遗弃抑郁，因为自我遗弃的症状开始肆意发作。

你急于摆脱遗弃抑郁那死亡般的感受，于是最初的循环又开始了。

抑郁带来了恐惧和羞耻，而这些又助长了恶毒的内在批判者的攻击，使你进入战、逃、僵或讨好的状态。

幸存者可能会在这些不同层次的反应中来回穿梭，形成激发内在创伤的永动循环。我认为这个过程也解释了许多幸存者所描述的在强烈闪回中出现的逐渐下坠的感觉。

以下是关于这些过程的文字图示：

遗弃抑郁 ↔ 恐惧和羞耻 ↔ 内在批判者 ↔ 4F反应

让我们透过下面这个案例，来看看闪回的触发是如何反向运作的。我的来访者马里奥是一个超级完美主义的逃类型的人，有一次他来面谈时迟到了5分钟，而这是他在两年的治疗中第一次迟到。

马里奥当时完全处于逃反应状态，他从一个街区外的停车位满头大汗地爬坡飞奔而来。他告诉我，今天他不许自己坐在沙发上，问我能否让他在沙发前一边踱步一边面谈。他说："我讨厌迟到。你不知道我刚才在高速公路上开得多快！"

马里奥开始强迫性地踱步，但这种强迫行为的速度远跟不上他强迫思维的速度，在他的陈述中，出现了第九章中列出的大部分内在批判者攻击"程序"的许多版本。对他来说，迟到只是他自身缺陷的冰山一角。随着他对自己的咆哮加剧，他愈发地对自己进行言语恐吓，并用父母对他的厌恶来羞辱自己。

最后，马里奥似乎筋疲力尽，倒在了沙发上，并产生了自杀意念，这是我第一次听他提到自杀。他刚刚落入了"混杂的被遗弃感"的深渊（被恐惧和羞耻包裹着的抑郁），并陷入了无助和无望的绝望抑郁中。

这正是他童年时体验的无助和无望。

　　幸运的是，在过去的两年里，我一直努力地在他心里埋下种子，让他意识到自己需要哀悼。自治疗以来，他第一次流下了眼泪，而这是我多年来目睹的最感人的泪水。他为曾经那个被遗弃的小男孩而哭泣。他通过哀悼自己的痛苦回到了家，回到了童年的自己身边。他经历了长期的自我遗弃，而这是他在记忆中第一次暂时结束了这种状态。

　　我们可以从这一案例中看到，反应循环在严重时可以变成"龙卷风"。堵车导致了迟到这一"糟糕的危险"，CPTSD使他做出了逃反应，让他飞快地赶到我的办公室。逃反应又立即触发了他的内在批判者，攻击他的迟到行为，并把后果灾难化。于是他在羞愧和恐惧中越陷越深，最终陷入了遗弃抑郁本身。

　　但这一次马里奥用眼泪攻克了闪回，因为哭泣释放了他的恐惧和羞耻。这反过来又削弱了内在批判者的力量，使他的身体开始释放由逃反应的过度觉醒所带来的负面情绪。

　　如果他未能用哭泣化解，他很可能会继续用由羞耻感驱动的完美主义和由恐惧感驱动的极端化思维来攻击自己，在结束面谈之后，又会进入强迫状态，在无数待办事项的驱使下忙碌一整天。

反应循环中的解离层次

　　在反应循环中所有层次的反应都是对遗弃抑郁的防御措施。同时，每层反应也是对下一层次的防御。因此，每层反应都是一种解离。当我们被触发并迷失在4F反应中时，我们会战、逃、僵或讨好，从而让自己与内在批判者那令人痛苦的声音解离。在更深的层次上，内在批判者也在分散我们的注意力，使我们与自己的痛苦情绪解离。此外，恐惧和羞耻使我们与最底层的反应（即可怕的遗弃抑郁本身）解离。所以，解离就是使这些层次变得不那么有意识或完全无意识的过程。

随着疗愈的进展，我们会开始觉察并缩减内在批判者，我们会越发意识到内在批判者背后潜藏的恐惧和羞耻感。随着充分感受恐惧和羞耻感，我们会注意到恐惧和羞耻感掩盖了遗弃抑郁本身那种如死亡一般的感受。学会对这种抑郁的感受保持自我支持式的觉察，是最深层、最底层的疗愈工作。当我们能够做到这一点时，说明我们的疗愈已经上升到了一个更高的水平。

父母的遗弃造成了自我遗弃

在年幼时，我们不得不用防御反应来解离，因为我们还没有发展出处理遗弃抑郁痛苦的能力。我们难以忍受恐惧、羞耻感和随之而来的强烈痛苦。我们又无法用愤怒和泪水来释放这种恐惧和羞耻感，也无法继续忍受总是充满被害妄想的内在批判者——我们对它无能为力。所以我们只能战、逃、僵或讨好。久而久之，这种复杂的自我遗弃循环就成了习惯。

长期的情感遗弃对孩子的打击很大，会使孩子感到并表现得麻木和抑郁。情感健全的父母会对孩子的抑郁给予关切和安慰。而遗弃孩子的父母对孩子的反应是愤怒、厌恶，或进一步的遗弃，而这又加剧了孩子的恐惧、羞耻和绝望，这些感受形成了"混杂的被遗弃感"。

破除自我遗弃

由于长期遭到了父母的拒绝，所以即使是最轻微的抑郁（无论看起来多么恰当或具有功能性），都会让我们瞬间闪回到最初的遗弃抑郁中。而我们还没有培养出通过自我养育来抵御抑郁体验的能力，无论这种抑郁多么轻微。我们最初被父母遗弃的经历已经演变为习惯性的自我遗弃。这种自我遗弃的惯性迫使我们通过恐惧和羞耻、内在批判者的灾难化和4F反应来应对抑郁。

但我们是可以逐步破除自我遗弃的习惯的。下面描述的正念过程唤醒了与生俱来的心理能力，能够使我们以慈悲心去应对抑郁。正念也能帮助我们代谢对抑郁的恐惧和羞耻感。

终止对抑郁的过度反应通常是一个漫长且艰难的过程。这是因为我们周遭的环境经常羞辱我们对抑郁的表达，将我们病态化，好像如果我们没有投身于"追求幸福"，就是一种大逆不道。

甚至教育机构都有关于抑郁的禁忌，有些学校不认同它是一种正当的情绪。对他们来说，抑郁只不过是消极思维的产物。有些学派则把它简单地描述为一种失调的状态，认为这种状态是因压抑那些不那么忌讳的情绪（如悲伤和愤怒）所造成的。我并不是想否认这些因素可能会引起抑郁，而是想强调抑郁是一种正当的感受，它往往包含有益且重要的信息（我将在后文展开讨论）。

抑郁思维与抑郁感受

当我们学会区分抑郁思维（我们需要将其消除）和抑郁感受（我们有时需要感受它）时，疗愈就会取得进展。偶尔的精神萎靡和快感缺乏（无法享受平常的快乐）是正常且必然的。适度的倦怠和不满是人生的代价之一。

此外，抑郁有时是一种宝贵的预兆，预示着我们需要放慢速度，进行休息和恢复。抑郁有时非常有益，能让我们获得独特的直觉。例如，它告诉我们曾经重视的工作或关系已经变得有害，而我们之所以感到抑郁，是因为一些不可弥补的变化已经使我们生活中的一些核心事物变得对我们不利了。这种具有功能性的抑郁是在向我们发出信号，让我们远离不健康的人和事，重新出发。

对抑郁的过度反应从本质上强化了习得的毒性羞耻感，强化了一种信念，即抑郁的自己是没有价值的、有缺陷的、不值得被爱的。

可悲的是，这通常会使我们更深地陷入被遗弃的自我孤立中。

正念能够代谢抑郁

想要从童年创伤中获得深度的疗愈，你就需要正常地看待抑郁，拒绝习惯性地对抑郁做出过度的反射性反应。其核心就是培养自我同情式的正念，使"你"留在自己的身体里，并对所有的内在体验保持觉察。

正念练习能够培养我们接纳自己的情绪、内部器官和身体体验的能力，而不会退回到反应循环中。斯蒂芬·雷文（Steven Levine）优美的著作《生死之歌》(*Who Dies*) 是一本关于正念练习的指导书籍，这本书很具启发性，且没有术语，易于理解。

身体的正念

由于 CPTSD 中的抑郁通常会立即演变为恐惧，所以早期的正念涉及对因恐惧而过度觉醒的身体感觉保持觉察。这种方法也被称为**感觉聚焦**（Sensate Focusing），属于上一章中探讨的感受练习。轻微的恐惧感体现为身体任何一处部位的肌肉紧绷或紧张，尤其是消化道。下颌、喉咙、胸部、横膈膜或腹部的紧张也常常与恐惧有关。更强烈的恐惧感体现为恶心、头痛、坐立不安、极度兴奋、呼吸短促、换气过度等。

正念还包括觉察自己是如何与这些不舒服的感觉解离的。解离可能是经典的右脑型分心，即进入遐想或睡眠；也可能是左脑型分心，即担心和纠结。

幸存者需要一次又一次地把自己从解离中解救出来，并温和地把意识带回来，去完全感受恐惧的感觉。尽管恐惧的感觉最初会让人难以忍受，但持续以非反应性的方式关注它，就会将其攻克和化解，就好像意识本身在消化和整合它们。

对身体的觉察可以疗愈性地触发痛苦的记忆

对身体的觉察和感觉聚焦有时会打开记忆，让人想起童年的受虐经历和被忽视的悲伤情绪。这种现象会提供宝贵的疗愈机会，让你得以更充分地哀悼童年的损失。但是如果浮现的痛苦超过了你自己能消化的程度，请考虑寻求专业人士的帮助。

通过大量的练习，你将能从恐惧中唤醒对潜在抑郁的感知。这是一种低度觉醒的感觉，刚开始的时候非常细微，几乎无法察觉，可能只是让你感到沉重、肿胀、疲惫、空虚、饥饿、渴望、酸痛或毫无生气。

这些感觉最初与恐惧的感觉一样，让人难以关注当下的感受。然而，随着不断的练习，聚焦的注意力在被整合到意识中的同时，也会消化这些感觉。对抑郁保持正念的最大挑战之一是不要解离至睡眠状态。在一张舒适的椅子上坐直可以帮助你保持清醒，并专注于充分感受和代谢抑郁。

随着练习完成度的逐渐提高，这些抑郁的感觉和感受会演变为一种平静、放松而自在的感觉。在特殊情况下，它们有时会通向一个潜在的、与生俱来的核心情绪体验，即清晰、康乐和归属感。

自省式的身体练习

我最初是通过每天用半小时去感受身体的恐惧，来开启学习如何感受的旅程的。

这对我来说非常困难，因为我的童年是在多动症似的忙乱中度过的。我每天都在进行马拉松式的努力，让自己领先于我的恐惧和充满羞耻感的抑郁。成年后，我把原来的工作量减少到半程马拉松的程度，但我仍然十分忙碌，即使我表面上看起来很放松。调整我的紧张状态是一个让人气馁的过程。在我试图变得更具正念的过程中，我常常气恼于我的意识频繁逃离我的身体，回到思考或白日梦中。

在最初的几个月里，我的注意力不断摇摆，时而感受到恐惧的紧张感觉，时而被内在批判者的思维所干扰，我的内心充斥着大量灾难性的想法和想象。我的内在批判者反复曲解我的恐惧，好像我仍然被困在危险的家庭中。它不停地怂恿我做出逃反应。我非常焦躁不安，甚至忍不住幻想着打扫房间，这种幻想非常奇怪，因为大扫除通常是我最不喜欢做的事情之一。在练习正念的第一年，我经常不得不紧紧抓住椅子的把手，来保持和身体的感受同在，否则我就会用过度的活动来激发肾上腺素，并以此获得一种自我"治疗"的感觉。

通过充分感受来消解抑郁

渐渐地，我的专注觉察开始代谢我的恐惧。数月后，我通常能在十分钟内消解由闪回带来的紧张感和恐惧感。随着越来越顺利地消解恐惧，我体验到了自己遗弃抑郁本身的最底层、最核心的感觉。

用正念融合抑郁的微妙情绪和身体感觉，是消除自我遗弃的终极武器。我一次次地专注于自己的抑郁感觉。这些感觉偶尔很强烈，但更多时候非常细微。在这一过程中，我往往很难抵制入睡的冲动，很多次都忍不住睡着了。

在另一些时候，我注意到抑郁会立即把我"吓"回恐惧中。同时，抑郁的感觉也会触发我的毒性羞耻感。我常常发现自己在重复父母轻蔑的话语："你真糟糕、懒惰、没有价值、一无是处、故步自封……"

值得庆幸的是，通过不断的练习，我逐渐学会了拒绝内在批判者的有毒词汇，也学会了在大部分时间内保持清醒。然后我发现自己能更准确地定义童年的感受了：渺小、无助、孤独、无援、不被爱。渐渐地，这种认知让我对自己这个被遗弃的孩子产生了深刻的同情。

此外，我还发现了一个奇妙的现象：一旦感觉聚焦得到了充分的练习和发展，它就能成为一种思维阻断的终极武器。当内在批判者特别强势而顽固时，有一种回到安全之处的有效方法，那就是将你的意识从思考转移到感受身体。一位幸存者将其描述为："回到家中，在你身体的母亲那里休息。（Coming home to rest in the mother of your body.）"

在我当下的疗愈工作中，我最常将这种正念技术应用于求生模式的抑郁体验。对我来说，轻度的遗弃抑郁通常是由好几天没睡好所触发的，因为睡眠不佳会降低我的能量水平，使我的注意力变得迟钝。大多数时候，这种感觉体验为我的内在批判者提供了丰富的素材。但几年下来，越来越多的正念让我意识到，无论我感到多么疲惫或焦虑，我通常都能表现得足够好。最近这段时间，我有时甚至能真诚地接纳这些疲惫、焦虑的体验，并把它们当作一个机会，在不太重要的日常事务中休息一下。我已经学会了如何抵制内在批判者极端的奋斗计划，并对没那么有效率的日子感到满意。

饥饿是伪装的抑郁

心理上的被遗弃感常常会伪装成生理上的饥饿感。吃完一顿大餐之后很快又感到饥饿，很少真正与食物充饥有关，这通常是伪装的情绪饥饿，以及对安全与慈爱联结的渴望。食物无法满足被遗弃的"饥饿感"，充满爱的支持才可以。

即使经过了10年的练习，我有时仍然觉得很难区分这种依恋式的饥饿感和生理性的饥饿感。一个通常可靠的线索是，渴望得到依恋滋养的感觉通常来自小肠，而生理饥饿来源于胃，后者在人体中的位置稍高一些。当我有时间对这种下腹部的感觉进行冥想时，我常常能意识到自己正处于一次轻度闪回中。感受这种不舒服，通常可以消除闪回和虚假的饥饿感。

我认为这种类型的情绪饥饿是大多数食物成瘾的核心。食物成瘾如此难以戒除的原因之一，是因为食物是我们可以用来进行自我安慰的第一来源。在缺乏其他安慰时，我们无疑会过度依赖食物来获得滋养。

事实上，如同加博尔·马特所说的，我相信依恋式的饥饿其实是大多数物质成瘾的核心，也是行为成瘾的核心。后者的一个例子是：性成瘾者和爱情成瘾者会拼命追求高强度的亲密关系。也许所有的成瘾行为都是一种迷途的尝试，为的是试图对更深层的遗弃痛苦和未满足的依恋需求进行自我治疗。

假性环性心境障碍

与假性饥饿相似，疲劳感有时与睡眠不足无关，而是一种与遗弃抑郁有关的情绪表现。我认为，如果人没有在与自己或他人的安全关系中得到足够的休息，就会产生情绪疲劳。这种情绪上的耗竭往往会伪装成生理上的疲惫，久而久之，这两者会让人难以分清。

如果遗弃抑郁没有得到治愈，任何一种疲惫都会引发我们的恐惧，进而激活内在批判者，然后将"疲惫"理解为"危险的不完美"，这反过来又会触发4F反应。

具有讽刺意味的是，对情绪疲劳的过度反应最终会造成真正的身体疲劳，我将这一过程称为"环性心境两步舞"。这种舞蹈属于逃类型或其亚型的行为，表现为习惯性地疯狂工作或忙个不停，以此对疲劳做出过度反应。他们用各种活动来激发体内的肾上腺素，以进行自我治疗，通过"奔跑"来对抗未经处理的遗弃抑郁所带来的情绪疲劳。

然而，许多人的身体很快就会筋疲力尽，变得太过疲惫或生病，而无法继续"奔跑"。这时他们就会崩溃，陷入一种极其痛苦的抑郁状态。但是一旦肾上腺素得到了补充，他们就会立刻拼命地重新启动"奔跑"模式。具有这种行为模式的幸存者有时会被误诊为躁狂抑郁症，因为他们会在肾上腺素高亢和被遗弃感的低潮之间突然转换。

另外值得注意的是，许多幸存者用基于生理学的方法来治疗情绪疲劳，而这种方式是徒劳的，甚至还会增加他们的羞耻感："我肯定有什么毛病。我已经改变了自己的整个饮食、睡眠和运动习惯，能买到的营养品都吃了个遍，看了各种医生，但我睡醒时仍然感到疲惫不堪。"

有一种健康的方法可以让人走出错误的死胡同。当你不可避免地感到饥饿、愤怒、孤独、疲劳时，我建议你培养对自己的善意，关注自己的内在，看看自己是否已经闪回到了遗弃抑郁中。如果答案是肯定的，你可以努力培养前文描述的那种内在的、自我同情式的关注。有意思的是，饥饿（Hungry）、愤怒（Anger）、孤独（Lonely）、疲劳（Tired）这几个词的首字母合起来，正好是**停**（HALT）。

区分必要的痛苦与不必要的痛苦

　　要做到这一点非常困难，为了获得动力，有时你可以把抑郁情绪看作是内在小孩发出的信息，因为他正像从前一样感到被遗弃。也许这一次，你可以来到他身边，用一种更具安慰性、更能提供保护的方式，重新抚育自己。通过这样的练习，你可以逐渐实现佛教中所说的一种疗愈，即能够区分必要的痛苦（正常的恐惧和抑郁）与不必要的痛苦（无意识的自我遗弃和无助感、毒性羞耻感、CPTSD恐惧、让人重新受创的内在批判者思维，以及过度的反应性的4F行为）。

疗愈是渐进的

　　在本节，我将以重复第四章的"疗愈的阶段"这一段作为开始。这一部分概述了疗愈的整体过程。希望你阅读本书到现在，对CPTSD的理解已经大有增进。我也希望你在疗愈过程中能感受到更多的自我同情和更强的方向感。

———

　　尽管我们常常同时在多个层面推进疗愈进程，但在某种程度上，疗愈是一个渐进的过程。它始于认知层面，通过心理教育和正念疗法来帮助我们理解自己患有CPTSD。这种认知层面的觉醒能使我们学着削弱

CPTSD 对生活的诸多破坏力。

认知层面疗愈的下一步是长期缩减批判者。一些幸存者需要在这一步做出很大的努力，才能进入情绪层面的疗愈，即学习如何有效地哀悼。

对童年的损失进行深切哀悼的阶段可能会持续若干年。当哀悼取得足够的进展，幸存者会自然地进入下一层面的疗愈，包括哀悼失去的安全感，并以此克服恐惧；哀悼失去的自尊，从而消除毒性羞耻感。

当我们越来越善于进行这种深层次的哀悼时，就可以开始解决创伤的核心问题——遗弃抑郁。在此阶段，我们将通过前文介绍的身体疗愈消除遗弃抑郁引发的身体盔甲化及生理反应。在这一过程结束时，我们将学会怀着同情心支撑自己度过抑郁时期。

最后，我们要解构每一层旧有的、会加深痛苦的防御。这涉及一系列复杂的任务，而许多幸存者需要关系型疗愈来完成这些任务。我们将在第十三章中进一步探讨。

用全方位的疗愈工作来应对闪回

下面这个例子，是关于在解决闪回问题时，如何处理所有层面的反应性行为。

当我在30多年前刚开始自我疗愈时，我吃得很差，不知道如何用健康的食物来抚慰和滋养自己。

然而，经过数年的努力，我深深地、直觉地认识到，我需要多下厨，才能把自我养育提升到一个新的水平。我之前之所以不常做饭是因为我觉得做饭很麻烦。幸运的是，我逐渐能把做饭作为一种有爱的活动来接受。尽管如此，在很长一段时间里，烹饪对我来说依然是一种非常费劲且不愉快的经历（事实上，这很像我多年来为了战胜内在批判者而进行的斗争）。

烹饪成了我自我再抚育的核心。直到我对自己的逃反应有了更多的了解，我才意识到自己在做饭时是多么急躁。随着正念的增强，我发现最小的意外都会让我的胸口有一种轻微电击的感觉。这些意外包括东西打翻了、盖子太紧打不开、没有想到的额外步骤，或者没法按时完成。在一瞬间，这些正常的意外事件中的任何一个都会让我在厨房里手忙脚乱，陷入低级别的恐慌。每当这种情况发生时，我都会在做好饭菜后立即狼吞虎咽，只是为了尽快结束这种折磨。

这就是我成年后常见的陷入闪回的例子。触发闪回的往往是一些日常的小挫折，而不是再次经历童年时那种受到严重侮辱和折磨的事件。

随着疗愈工作的推进，我意识到任何与食物有关的事情都很容易让我闪回到曾经家中餐桌上的场景——我那创伤性家庭的战场。许多有效的哀悼都由此产生，这些哀悼使我顿悟到，做任何复杂的事情都使我闪回到被父母挑剔的感觉。后来我发现，每当我因为做一些复杂的事情而触发闪回时，对内化父母发怒能大大减少我的恐惧。

然而，我对食物的创伤仍然有很大一部分无法化解，直到我开始了本章所描述的身体练习。多年来的身体正念练习大大减少了我在做饭时一触即发的焦虑，但这种焦虑还没有被完全克服，我现在还在不断练习。至于反应循环，我被食物和做饭偶尔触发的闪回大致是这样的：我在上班前有30分钟的时间做饭和吃早餐。我来到厨房，然后……

"哦不，水槽里都是我昨晚忘了洗的碗！"我立即注意到自己将要开始疯狂地洗碗，这时闪回管理步骤的第一步出现在我的意识中："我正在经历闪回。"

接着，我直接进入第七步，试图"慢慢回到身体里"。我坐在我最喜欢的毛绒椅子上，闭上眼睛，把我的意识带到腹部，那里是我的焦虑对我造成的冲击最强烈的部位。我可以感觉到横膈膜及其下方的紧绷感。我感到害怕，想象到了父亲的大手捏着我的小肠。

我开始疑病症式地担心腹部的这种紧张感可能会带来长期影响。但是我的正念立即提醒我调用第八步的思维纠正。我开始慢慢地重复我此刻最喜欢的对抗危害设想的口诀："我很安全，我很放松。"

我放慢并加深呼吸，尽可能地感受腹部的肌肉。我感到这些肌肉随着我呼吸的起伏而放松收缩，就这样缓慢循环。随着我对呼吸的关注，这个循环逐渐变得更加流畅。

大约50次呼吸后，我感觉到一种膨胀的疲惫感像墨水一样弥漫了全身。我的肠胃瞬间重新收紧，以抵御遗弃抑郁那种可怕的死一般的感受。我向这种感觉投降了。因为我知道这种紧绷的感觉是恐惧，它很快就会演变成大吼的内在批判者，指责我要迟到了。内在批判者发出"如果你快点就能做到"的警告，并开始诱惑我做出逃反应，但我对内在批判者说了"不"。

我保持着这种死一般、疲惫不堪、毫无生气的感觉，并试图更多地感受它、欢迎它。我感觉到自己开始与这种抑郁的感觉融为一体。由于我长久以来的练习卓有成效，所以这种抑郁感开始逐渐演变为一种不断扩大的放松感，并传遍我的全身，我的身体开始感觉像坐在一张舒服的安乐椅上。

我看了看表，发现已经花了20分钟的"宝贵时间"。我意识到我的内在批判者正试图溜回来，用"已经花了20分钟的宝贵时间"这句话来刺激我。但我不认同内在批判者，并切换到**重新自我父育**（Refathering-self）的角色，对内在批判者进行思维纠正："没关系的，皮特，这都是小事。你并没有处于危险（第二步）中，而且这绝对不是什么紧急情况。"

然后，我花了一点时间来进行愤怒式的哀悼（第九步），并强化了与内化父母的界限。"别再想伤害我了，海伦（妈妈）和查理（爸爸），你们让我害怕犯错，搞得我现在稍有不完美就惊慌失措！"

"哦，我流泪了。这真是一种解脱。我有多少次陷在这种被驱使的紧迫感中而不知道如何停止？"

我回到了思维矫正。"所以，就像我刚才说的，没关系的，皮特。反正你总是提前一小时到达办公室。你完全可以抽出20分钟，在这种放松的状态下多待一会儿。你依然有时间轻轻松松完成一切。"

这时我体验到一种胜利感，当我的来访者通过努力成功地管理和化解了闪回时，我有时也会在他们身上见到这种胜利感。"成功了！"这一次，我打破了这个循环，被触发的逃反应也只是一阵短暂的急躁感。

我阻止了反应循环，没有让它演变成内在批判者来谩骂我。我也没有放纵外在批判者，没有任由它控制我，把没洗碗碟的过失归咎于妻子。我选择与抑郁同在。我绕过了羞耻和恐惧，以前当我无法接受自己当下的状态时，曾无数次卡在它们之中。我以前觉得自己就像一艘废弃的沉船，海伦和查理每时每刻都在遗弃我，但我现在拒绝把自己视作沉船，并不再遗弃自己。

　　我也很高兴地告诉大家，我现在经常做饭，而且很少被触发闪回了。我甚至变得很喜欢自己做饭，已经很少去饭店吃饭了。

第十三章

通过关系来治愈遗弃创伤

我曾为指导CPTSD治疗师写过一篇专业文章，本章就改编自那篇文章。我在本章的许多部分都保留了那篇文章的基本观点，希望能帮助你建立对治疗师的合理期望。

另外，本章中有一部分内容是关于如何寻找治疗师的。我希望这些信息能帮到你，让你知道在找治疗师时应该注意哪些方面，问一些什么问题。

最后，如果你还没有准备好找治疗师，我在本章的最后介绍了如何与朋友建立相互咨询的关系。如果这也无法实现的话，你还可以在一些网络论坛上与其他分享疗愈历程的人交流。

心理治疗的关系维度

许多CPTSD幸存者从未拥有过"足够安全"的关系。若要治愈依恋障碍，通常需要与治疗师、伴侣或值得信赖的朋友进行修复性的关系体验，而这些人需要有这样一种能力，即怀着同情与自己的痛苦和不安感受共处。他们必须能够自如地感受和表达自己的悲伤、愤怒、恐惧、羞耻和抑郁。

当治疗师具有这种水平的情绪智力时，他就可以引导来访者逐渐放下自动排斥自我感受的习惯。这也有助于来访者避免迷失在上一章介绍的反应循环中。具有"足够高"情绪智力的治疗师能够与来访者进行安全、富有同情心的眼神和声音联结，能够向来访者示范如何以接纳的心态与自己的情感同在。

丹尼尔·西格尔（Daniel Siegel）将这种能力称为**情感的共同调节**（Coregulation of Affect）。此外，苏珊·沃恩的研究表明，这种情感的共同调节能够促进大脑神经回路的发展，而大脑神经回路是代谢剧烈痛苦所必需的大脑结构。

此外，越来越多的神经科学证据表明，这一过程在生理上是通过镜像神经元完成的。在一个测量两只猴子的神经活动的实验中，一只猴子看着另一只猴子敲开坚果，最后观察方的神经活动会与行动方的完全相同。也许来访者学会像治疗师一样不被痛苦感受触发反应，就是镜像神经元在起作用。

CPTSD 中的关系型治疗

许多创伤学家认为，依恋障碍是 CPTSD 的主要症状之一。在治疗创伤幸存者过程中的心理教育阶段，我通常会将依恋障碍描述为"由成长过程中的主要照料者经常让幸存者感到危险而导致的后果"。他们的危险在于轻蔑的语气、严厉的手段，或更隐性的疏远和冷漠。反复发生的虐待和忽视会使儿童习惯于生活在恐惧和交感神经系统亢奋的状态中。

这使他们很容易陷入"混杂的被遗弃感"——强烈的恐惧、羞耻感与遗弃抑郁纠缠在一起的感觉。

如果父母不能或不愿意向孩子提供足够安全的依恋，孩子就无法将发展中的自我全身心地交付于人。没有人能为他提供反馈、认同和指导。在遇到困难的时候，他无法向使他感到足够安全的人寻求安慰或帮助。他不能向任何人哭泣、抗议不公，在经历伤害、错误、意外和背叛时，也无处寻求同情。没有足够安全的人与他一起绽放光芒，一起做展示演讲①；也没有人为他骄傲；甚至没有人能与他一起交流——而交流是人与人之间建立亲密关系的最重要的基础。

我遇到不止一个来访者曾这样描述这种状态："与妈妈说话就像给敌人提供弹药，我说的任何话都会被用来对付我。难怪人们总是说我话不多。"

那些因CPTSD而患上依恋障碍的人，从来没有学会获得亲近感和归属感所需的沟通技巧。当涉及与人交往时，他们往往被累人的社交焦虑所困扰。当处于CPTSD的严重发作期时，他们还会出现社交恐惧症。

许多来我这里咨询的来访者从未有过足够安全的关系。强迫性重复促使他们在成年后不自觉地寻找不健康的关系，这些关系重演了他们在童年时遭受照顾者虐待或遗弃的经历。

对于许多这样的来访者来说，治疗师是他们第一次正式建立安全与关爱关系的对象。如果我们没有足够的技能来为他们提供所需要的安全，让他们踏实地重新建立对他人的信任感，那我们可能就是他们的最

---

① 展示演讲（Show and Tell）是一些国家中小学的常见活动，学生带物品，如自己的手工作业，到学校向同学展示并介绍该物品。——编者注

后一次尝试。

另外，在安全的关系中教来访者管理情绪闪回的方法会更有效。来访者需要对治疗师产生足够的安全感，才能描述自己的屈辱和压抑。同时，治疗师需要有足够的关爱，才能向来访者提供同情和平静的支持，这些是他们早年经历中所缺失的。

还有一点也很重要，治疗师需要能够接受信任突然消失的情况，并继续对这种情况进行有效的处理，因为这是CPTSD的典型特征。创伤幸存者没有一个自主的信任"开启"挡，而他们的信任"关闭"挡却经常在闪回中自动触发。在治疗中，治疗师必须能够反复安抚并恢复来访者的信任。我听来访者讲过太多失望的经历，都是关于曾经的治疗师因他们无法做到单纯的信任而对他们发火的故事。

———

随着我对这一点的理解越来越深刻，我越来越倾向于主体间性取向的治疗①，或关系取向的治疗。也就是说，我认为来访者与我之间的高质量关系可以提供一种纠正性的情感体验，使他们不至于一生都处于肤浅的联结中，或更糟糕的自我孤立和疏离中。

此外，我注意到，如果来访者没有与我建立起适度的信任，那么他们对我的指导的接受度就会受到严重影响，而我的共情所起到的改善作

---

① 主体间性取向的治疗是以关系为背景来探索来访者与他人互动的特有"模式"，而这些模式还是形成人们产生当下感受的基础，也是新的组织方式的原型。在治疗过程中，治疗师和来访者共同营造了一个互相融合的心理系统。——编者注

用也会大打折扣。

因此，后文将描述建立关系的四个关键品质，我相信这些品质对于培养信任及随后的关系型疗愈是必不可少的。这四个关键品质是共情、真诚地展现脆弱、对话性，以及合作型关系修复。

共情

关于共情的定义，我特别喜欢海因茨·科胡特（Heinz Kohut）[①]的说法："共情是进入另一个人的内在体验，去思考和感觉自己的能力。"我曾经认为共情是理所当然的，但我很遗憾地听到了太多关于在治疗中缺乏共情的故事。在这方面，我只想说，如果我们对来访者态度生硬、缺乏共情，就会触发他们的危险感和被遗弃感，就像他们在父母那里经历的那样。

当我足够深入地了解了来访者的经历时，无论这一经历最初看起来多么令人困惑或过分，我都能从中找到心理上的合理之处，特别是当我认识到其中的闪回成分时。事实上，我可以坦率地说，我从来没见过一种感觉或行为，从移情或创伤学的视角来看是不合理的。当然，通过仔细倾听和充分引导来访者讲出自己的经验，以及使用镜像模仿和转述技术，向来访者展示我们对他的理解，都能够加深共情。

留意自己主观的自由联想常常会增强我的共情能力，以及给予来访者情绪上准确而有效的反馈的能力。在适当的时候，我有时会与来访者

---

① 美国精神分析协会前会长，国际精神分析协会前副会长，西格蒙德·弗洛伊德档案馆前副馆长。他提出并创立了精神分析自体心理学派，著有《自体的分析》（*The Analysis of The Self*）等书。——编者注

分享我的"自传式"自由联想。这样做是为了让他知道，我对他分享的内容能够真正地感同身受。

在此分享一个例子。有一次，我的一位来访者非常尴尬地告诉我，她整个周末都待在家里，因为她的鼻子上有一个痘痘。她为这个痘痘和她的"虚荣心"而感到羞耻。她抱怨道："我怎么会这么蠢，居然为这样的小事而困扰？"听到这里，我突然想起我有一次因为嘴角起疱而取消了一个约会。当时，我也陷入了毒性羞耻感。我与她分享了这件事，告诉她我当时的痛苦，但现在已经不会因这样的事感到羞耻了。她眼角泛泪，然后大笑起来，她的羞耻感因为我的共情而化解了，她感到解脱。几个月后，她告诉我，她对我的信任在那一刻迅速增强。后文我将介绍如何恰当地使用这种自我披露。

在共情的众多益处中，最大的益处可能是它能示范和教导自我同情，也被称为"自我接纳"。在我们产生共情并接纳患者的所有经历时，来访者也能同样学会接纳自己的经历。

真诚地展现脆弱："真实的关系造就健康的关系"

真诚地展现脆弱是亲密关系的第二个特质。真诚地展现脆弱往往始于对来访者的情感回应。我发现，若要促进信任并建立真正的亲密关系，对来访者的感受进行情感反馈是无可取代的。

情感反馈要求治疗师自己能真诚地展现脆弱，并透露自己有时也会生气、悲伤、难过和害怕。就像共情一样，示范性地展现脆弱是向来访者展示了脆弱的价值，是对他大胆展现自己的脆弱的鼓励。

我是自己在接受治疗时吃了苦头，才意识到了治疗性的情绪表露的价值。我以前的一位治疗师属于老派的"空白屏幕"学派。她疏远、冷淡、讳莫如深，坚守"恰到好处的挫折"这一精神分析原则。她的治疗实际上起到了反作用，使我感到羞耻，因为我们重演了有缺陷的孩子与完美父母的关系。

治疗性的情绪表露

值得庆幸的是，我最终意识到自己有未被解决的依恋问题，并找到了一位关系取向的治疗师，她非常重视使用自己的脆弱和真诚的情绪，并将它们作为一种治疗工具。

她适度而适时的情绪表露帮助我瓦解了幼时为掩盖痛苦而建立的无敌外表。她说的话对我特别有帮助，比如，"天啊，逢年过节总是很糟糕。""我讲课的时候也会害怕。""很抱歉，我刚才没听到你说了什么。因为今天下午要看牙医，我感到很焦虑，所以有点分心了。""你母亲对你如此刻薄，我感到很难过。""你被父母如此霸凌，这让我很生气。"

我的治疗师用实际行动示范了愤怒、悲伤、恐惧和抑郁是能够被健康表达的情绪，这帮助我摆脱了压抑痛苦的情绪完美主义。在她的帮助下，我学会了不再为得到爱而把自己的情绪掩埋起来。我放弃了那套"别想了"的人生哲学，拥抱了脆弱这一最终能与人亲近的情绪。

我和许多幸存者都需要这样的示范，以便从恐惧（害怕因为感觉难过和烦躁而被攻击、羞辱或遗弃）中走出来。为了放下获得永恒幸福的西西弗斯^①式救赎幻想，我需要体会到自己身上所有不光鲜的部分都能被他人接纳。看到我的治疗师对自己的不快乐感到自在并能欣然接受，最终使我相信，她真的不会厌恶我的不快乐。

治疗师审慎地使用自我情绪表露，有助于来访者走出情绪完美主义这个滑坡谬误般的、充满羞耻感的陷阱。为了鼓励来访者更加接纳自我情绪，我也会说一些自我表露的话，比如，"我对发生在你身上的事情感到非常难过。""我对你被困在这样一个糟糕的家庭里感到非常生气。""当我暂时感到困惑，不知道该说什么或做什么时，我会……""当我感到羞耻时，我会……""当有东西引发我的恐惧时，我会……""当我的内在批判者反应过度时，我会提醒自己只需要做一个'足够好的人'。"

自我情绪表露是我治疗工作的基本工具。当遇到被教导"要恨自己"的来访者时，我会反复表达自己真心的愤慨。久而久之，这往往能唤醒来访者的本能，让他也对这种悲剧感到愤怒。这让他开始有能力对抗内在批判者，并把情绪投入到进行健康的自我拥护上。

此外，我还会反复用共情和慈悲去回应来访者的痛苦。一段时间后，这通常会唤醒来访者的自我同情能力。当他处于闪回或其他痛苦的生活境况时，他会逐渐学会自我安慰，并越来越少地屈服于自我憎恶、自我失望和自我遗弃的内心折磨。

我从过去的来访者那里得到的一致反馈是，我这样的反应（特别是那些将恐惧和抑郁正常化的反应）极大地帮助他们破除了完美主义，并

---

① 西西弗斯（Sisyphus）是希腊神话中的人物，因为触怒了众神而被放逐至地狱。他被判将一块巨石推至山顶，然而巨石太沉了，总是滚回山脚。因此，他只能每天重复"推石上山，看石滚落"这一件事，日复一日，永无止境。——编者注

重启了他们自我同情和自我接纳的能力。

自我表露的准则

我们可以依据什么准则来确保自我表露是审慎而具有治疗性的？以下五个原则帮我以治疗为目的进行自我表露，并避免了无意识地分享自己自恋的满足。

第一，我很少进行自我表露。

第二，我的表露主要是为了促进建立关系中的安全感和信任感。因此，我表露脆弱是为了正常化、去羞耻化那些在人类生活中不可避免的、必然的不完美。例如，我们都会犯错，都会遭受痛苦、经历困惑等。

第三，我不分享那些还处于原始状态、未被整合的脆弱。

第四，我从不会为了解决自己的问题而自我表露，也不会为了满足自己的口头宣泄或自恋需求而进行表露。

第五，虽然当来访者试图关注或安抚我的脆弱时，我可能会表示感激或感动，但我从不会接受这份给予。我会温柔地感谢他们的关心，提醒他们治疗是以来访者为中心的，并让他们知道我有自己的外部支持网络。

自我情绪表露与分享类似的创伤史

许多来访者之所以来找我咨询，是因为读了我那本带有自传性质的、从不健全家庭中康复的书，所以有时我无须再披露我过去的创伤。但这也让我认识到这种披露在治愈羞耻感和培养希望方面是多么有力。

来访者们总是说，是我那脆弱又实在的故事（我如何疗愈父母的虐待和忽视带来的创伤）使他们有勇气投身于漫长而艰难的疗愈之旅。

现在，不管来访者是否读过我的书，我都会对适合的人审慎并有节制地分享我自己的经验，讲述我是如何处理他们所提到的问题的。我这样做既是为了对他们进行心理教育，也是为了示范解决问题的方法。比如我通常会说："我也讨厌闪回。尽管我现在的闪回比刚开始时少了很多，但回到以前那种恐惧和羞耻感中实在太可怕了。"

我有时也会说："我真的能感受到你对内在批判者的无望和无力感。我刚开始接受治疗时，也经常感到这种沮丧难以承受，好像越是想缩减它，却让它变得越糟。但是现在，经过无数次重复的思维阻断和思维纠正，我的内在批判者就只剩它以前的影子而已了。"

我还会进行纯粹情绪化的自我表露。当来访者口头宣泄悲伤的经历时，我有时会允许自己眼含泪水，对他们的痛苦表示真诚的同情。对我最有帮助的治疗师第一次对我这样做的时候，我对她的信任有了质的飞跃。

对话性

对话性（Dialogicality）是指两个对话者在倾诉（一种健康的自恋）和倾听（一种健康的关系依赖）之间流畅地切换。这种对等的互动能防止任何一方趋于极端，陷入失调的自恋或关系依赖型关系中。

对话性使对话的两者都充满活力。对话性关系与单一的能量窃取型关系形成了鲜明的对比，后者指的是在互动中，自恋者病态地利用关系依赖者的倾听性防御来窃取能量。许多人都十分认同我的观察，觉得倾听自恋者的独白是在耗费他们的能量。

我现在很擅长察觉这种状态，当我在一个新的社交场合突然感到疲倦时，就会意识到自己正在与一个自恋者交谈。这种感觉与真正的互惠交流完全不同，在互惠交流中，我在自己和同伴身上都能感受到提升——我再次怀疑这里面是否有镜像神经元的参与。

有一天，我在翻阅一本家具购物广告时，非常震惊地看到一套咖啡杯上印着"指定说话者"（Designated Talker）和"指定倾听者"（Designated Listener）的字样。我和妻子思考了几分钟，认为设计这套杯子的人一定是个自恋狂。我们甚至可以想象到订购这套杯子的自恋者会把它们作为圣诞礼物送给他们最喜欢的倾听者。

在治疗过程中，对话性来源于一种团队合作方法，即治疗师与来访者共同就后者的问题和顾虑进行头脑风暴。这种方法有助于充分探索来访者在生活中的矛盾、冲突和其他人生难题。

当治疗师以"随便你接不接受"的立场提供反馈时，对话性会得到加强。对话性也意味着相互尊重的关系。它与传统精神分析疗法那种**"空白屏幕"**的中立和克制形成鲜明对比，后者经常重演来访者童年时经历的言语忽视或情感忽视。

我认为克制通常会使来访者闪回到被遗弃的感觉中，从而引发他们退缩到"安全"的肤浅表露，变得日益沉默，或过早地逃离治疗。

满足健康的自恋需求

尽管如此，在治疗的早期阶段，大量应用对话性往往并不合适。尤其是当来访者的正常自恋需求从未得到满足，并且仍处于发展停滞状态时。在这种情况下，来访者需要被大量倾听。他们需要通过自发的自我表达，去发现自己感受、需求、偏好和观点的本质。

有些来访者的自我表达能力遭到了照料者的严重摧毁，所以他们需要花大量时间，将重心放在关注自我的言语探索上。不然的话，未形成的健康自我就没有空间成长和摆脱内在批判者，而其健康的自我意识会继续被禁锢在过强的超我霸权之下。

然而，这并不意味着治疗师退至极端的倾听中会对来访者有益。大多数来访者若能从治疗师那里听到真实或"私人"的对话，哪怕是第一次面谈，也能从中受益。这有助于帮助来访者克服在"来访者在明（被看），治疗师在暗（隐形）"这一状态中可能产生的羞耻感：当一方展现出脆弱而另一方没有时，非常容易让自我表露的那一方产生羞耻感。这也可能会使来访者困在闪回中，重现童年时的情景——脆弱的孩子被看似毫不脆弱的父母一再地拒绝。因此，我的许多同事认为团体治疗对治愈羞耻感特别有效，因为它通过创造出"不只是一个人在冒险展现脆弱"的环境，来纠正这种不平衡。

在这方面，值得一提的是大约15年前针对加州治疗师的一项大型调查。该调查是关于这些治疗师的治疗偏好的，超过90%的人强调，他们不想成为一个"空白屏幕"式的治疗师，而是想要做一个偶尔提供观点和建议的治疗师。

25年来，我会在第一次面谈时例行询问来访者："根据你以前接受治疗的经验，你希望我们在治疗过程中做些什么、不做什么？"来访者的回答常常与治疗师在调查中的回答一致。

此外，来访者还经常给出的答案是"我不想要一直说个不停的治疗师"。许多人的原话是："我完全插不上话！"有许多已经取得治疗师资格的自恋者，把已经患有关系依赖症的来访者变成了自己的倾听接收器。我多么希望我们的资格测试能够识别出这些人，并取消他们的执照。这些人是"空白屏幕"治疗师阴暗的极端对立面。

对话性中的心理教育

经验告诉我，遭受童年创伤的幸存者通常会从有关CPTSD的心理教育中受益。当幸存者了解了CPTSD疗愈过程的全貌，他们会更积极地参与到疗愈的自助实践中。这也在总体上增强了他们的希望，使他们全面地投入到治疗过程中。我有时会想，**教练指导**（Coaching）变得越来越流行，是否是为了应对各种传统形式的"治疗性忽视"？

最糟糕的"治疗性忽视"类型之一，是治疗师未能注意到，或未能挑战来访者对自己持续的、憎恨式的谩骂。我认为，这相当于默许了这种谩骂，默默地与来访者的内在批判者串通一气。

也许治疗时有所保留和节制的习惯来源于西方家庭常见的"父亲缺席"现象。可能传统的心理治疗过分强调倾听和无条件的爱这些母爱原则，而忽视了鼓励和指导这些父爱原则，而这些恰是教练所擅长的。

当然，过度的教练指导就和过多的倾听一样，会起到反作用，造成治疗关系的不平衡。它会干扰来访者的自我探索和自我发现过程，甚至可能诱使治疗师陷入自恋的陷阱，爱上自说自话。

如果使用得当的话，教练般的指导就会是一种不可或缺的治疗工具。就像养育一个平衡发展的孩子同时需要父爱和母爱一样，要满足依恋缺失来访者的发展需求，也同时需要父爱原则和母爱原则。

成熟的治疗师懂得重视这两方面，并根据来访者当下的发展需要，凭直觉在这两者之间切换。有时候，我们会用心理教育、治疗性的自我表露，以及主动的积极关注来引导来访者，而大多数时候，我们会用接纳的态度培养来访者逐渐学会自发的自我表达和口头宣泄。

再次强调，我认为在早期治疗和许多后续治疗阶段，倾听通常需要占主导地位。在我进行的大多数治疗中，我大约有90%的时间是在倾听。

最后，我常常发现，治疗的最后阶段往往会显现出越来越高的对话性，即倾诉和倾听之间更具有一种平衡的流动性。这种对话的互惠是健康亲密关系的关键特征。此外，成功的治疗会提高来访者的互动能力，帮助来访者在外部世界建立更健康的关系。

对话性与4F反应类型

由于童年被遗弃的经历和后来在关系中的强迫性重复，许多幸存者都极度渴望被倾听。然而，不同4F反应类型的人在治疗过程中的对话性需求区别很大。

讨好（关系依赖）类型的人在童年时的求生方式是成为父母倾诉时的垃圾桶或哭泣时的肩膀。在治疗过程中，他们可能会使用倾听性防御来鼓励治疗师说很多话，甚至可能让粗心大意的治疗师开启自恋的独白。

僵（解离）类型的人很早就学会了在沉默的伪装中寻求安全，他们往往需要大量的鼓励来发掘和谈论自己的内在经验。心理教育可以帮他们了解到，自己健康的自恋表达需求从未在家庭中得到满足。

此外，僵类型的人在努力学习如何谈论自己的过程中，很容易迷失在肤浅的、几乎无关的自由联想中。刚开始时这当然需要被接纳，但最终我们必须帮他意识到，通过阐述无尽的幻想和梦境来逃离当下的真实感受，是解离性防御的主要表现。

僵类型的人需要了解，情感疏离的谈话是一种始于童年的旧习惯，培养这种习惯是为了能够使自己悬浮在未被处理的痛苦之上。正因为如此，我们必须反复引导他们感受自己的内心，学会表达最重要的困扰。

战（自恋）类型的人在开始治疗时往往习惯于占据舞台的中心，通常会用谈话性防御来回避真正的亲密关系。对于这类人来说，谈话治疗实际上是适得其反的，因为在谈话治疗中滔滔不绝会加剧他们的特权感。如果治疗师一直配合扮演倾听者的角色，就会加强他们过度控制谈话的防御机制，而这种防御会破坏亲密关系。作为治疗师，我们或早或晚都必须把自己置入这段关系中，帮助他们学会倾听。

写到这里，我想起了自己在实习时遇到的一位来访者哈里。我在谈话治疗中长达50分钟的不间断倾听成了他在关系中的新标准和新期望。于是，他本来对妻子仅存的些许倾听能力都消失了。后来我从他妻子的语音留言中得知，治疗让他变得更加恶劣，让她更加难以忍受，我为此感到很内疚。然而，几年后另一位来访者告诉我，哈里的妻子最终对这种"治疗性"的变化感到高兴，这使我感到了一些宽慰。原来，她的丈夫越来越以自我为中心，而这对她来说是最后一根稻草，让她终于如释重负地甩掉了他。

———

如果治疗师自己属于讨好类型的人，那他可能会躲在倾听或引导对方说话的防御中，以避免一项可怕的工作，即逐渐深入到关系中并促使其发展出对话性。如果我们不推动来访者进行互动，来访者就不会康复。关于如何处理这个问题，请看下一节。

逃（强迫）类型的人有时会表现得比其他类型更具对话性。然而，就像僵类型的人一样，他们可能会执着于"安全"的抽象问题，而与自己深层次的问题相去甚远。因此，治疗师要引导他们进入更深层次的、基于情绪的问题，以帮助他们学习进行更能增进亲密关系的对话。否则，逃类型的人可能会一直受困并挣扎于对表面忧虑的纠结中，而这些忧虑不过是一种左脑解离，想要远离自身被压抑的痛苦。

需要注意的是，所有4F反应类型的人都使用左脑解离或右脑解离来避免感受自己内心的情绪和哀悼他们的童年损失。建立对话性可以帮他们发现自己未被哀悼的伤痛，并进行口头和情绪宣泄。

合作型关系的修复

合作型关系的修复是通过成功解决冲突，使关系恢复并变得更加紧密的过程。每一段实质的关系都必然会出现不和谐和不满意的时期。当分歧暂时破坏了安全联结的感觉时，我们需要学习如何恢复亲密关系。

我相信大多数人仔细想一想，都会意识到他们最好的朋友是那些与他们发生过冲突并找到方法化解的人。一旦友谊经受住了伤人的不和谐，通常就意味着它已经度过了"酒肉朋友"的关系阶段。

在我写这一章时，我儿子一反常态地在学校发生了冲突。在三年级的课间休息时，他的两个好朋友一反常态地开始取笑他，我儿子在他们说个没完时推了他俩。最后他们三个都被带到了校长办公室。校长是一位严格但特别睿智、和善的女士。我儿子通过武力解决冲突的违纪行为，被判定为严重违反学校纪律，但他的朋友们也要为自己的行为负责，并接受了不能取笑他人的教育。

我儿子之前很少被惩罚，因此大哭了一场。后来他认同了处罚的公平性，利用一天的课间休息时间，给他的朋友们写了道歉信。两天后，我问他现在和那两个朋友之间的关系怎么样了。他带着惊讶和喜悦的表情告诉我："爸爸，这真的很好笑。现在我们的关系比以前更好了。"

———

关系修复可能是治疗师所能示范的最具改变性、最有助于建立亲密关系的过程。我指导这一过程所采取的视角是，认识到任何误解或冲突通常都是双方共同造成的。因此，修复关系通常需要一个相互尊重的对话过程。但也有例外情况，包括霸凌型自恋者挑起的不愉快，及其寻找替罪羊的行为。在这些情况下，自恋者是完全的过错方。有些关系依赖型来访者会向霸凌的父母道歉，好像是他们让父母虐待了自己一样，我经常为他们感到非常难过。

在较为常见的矛盾中，我经常通过两个连续的干预措施来启动修复过程。首先，我会指出矛盾（比如我会说"我觉得我可能误解你了"）。

其次，我会描述我认为自己对于这次误解的责任，以此来示范如何展示自己的脆弱。

一个简短的例子是："我觉得我刚才可能有些说教、累了、不专心、不耐烦或被我自己的移情触发了闪回。"承担起自己在冲突中的责任，能表明关系中出现失望是正常现象，还有助于解构外在批判者的一种观念，即关系必须是完美的。同时，这也示范了一个建设性的冲突解决方法，渐渐地会使大多数来访者有兴趣探索自己在冲突中的责任。这是一项宝贵的技能，他们之后可以把这一技能运用到治疗以外的关系中。

不难预料，战类型的人是4F反应类型中最难以合作的，也是最不可能在冲突中承担责任的人群。基于这一原因，极端的战类型（如被诊断为自恋型人格障碍）的人长期以来在传统精神分析中被认为是无法治愈的。

至于那些不那么极端的战类型，我有时能成功地对他们进行心理教育，使他们了解自己是如何习得控制性防御的。然后我会试图帮助他们看到自己为控制欲付出了多少代价。最重要的代价是**亲密关系饥渴**（Intimacy-Starvation）。无论他们是否能意识到，他们都渴望得到他人的温暖，但他们无法从被他们控制的人那里得到这种温暖。这是因为战类型的受害者们太害怕他们，因而无法放松地给战类型的人带去真正温暖的感觉。

———

最后，我认为来访者过早终止治疗的一个最常见原因，是他们在治疗中逐渐积累了很多不满情绪，但没有足够的安全感来提出或谈论这些不满。由于个人或伴侣双方无法安全地解决分歧和冲突，致使各种有前景的关系枯萎和死亡，这是多么遗憾的事情啊。如果你确有此类困扰，请参阅第十六章的四号工具箱，其中列出了许多实用的化解冲突的工具。

从遗弃到亲密：一个案例研究

我遇到过一位可爱的僵－讨好类型的来访者，名叫弗兰克。他在童年时遭受了严重的情感遗弃。他的父母都是工作狂，在家庭中极其缺位。作为五个孩子中最小的一个，弗兰克在和兄弟姐妹竞争父母仅有的些许照顾时，总是居于末位。不幸的是，他的成年生活重演了他童年时的关系贫乏。

童年的创伤使弗兰克极易被触发至退缩或自我孤立的状态。他从来没有体验过长久的关系。然而，由于我们在治疗过程中的长期合作，他变得更有动力去寻求一段关系，最后成功地交往了一位健康且能够陪伴他的伴侣。在他们关系的头六个月，我的指导和伴侣的善良天性使他能更多地展示自己，而他在与和她的关系中越来越多地感到放松和舒适。然而，当他接受她的同居要求后，他又开始焦虑，并且难以隐藏自己反复出现的情绪闪回。他比从前更加确信，他的恐惧、羞耻和抑郁的感觉是他众多缺陷中最致命的。

当我们在治疗中处理他的这个认知时，他回想起小时候有很多次，他最微小的低落都会引发他母亲躲到书房里。他发现，他母亲少有的陪他的时间，是他偶尔能让母亲高兴的时候。于是他坚信，只有他能让别人愉快时，他才能被社会接纳。他伤感又尴尬地承认："皮特，这对我来说很难，我不是一个有意思的人。"

他的内心深处被灌输了一种关系依赖型的防御，即永远保持愉快和可亲。他无法摆脱这种恐惧，即如果他不够积极向上，他的新伴侣就会厌恶并抛弃他。他说他在家中的闪回次数增加了。有时他感到亟须隔离和躲藏。他的僵反应常常被激活，以致他越来越多地对伴侣有所保留，陷入沉默。他知道自己太过逃避，沉溺于玩电脑、过度睡眠，以及看电视体育节目，但他停不下来。

在闪回最为强烈的时期，他的恐惧和自我厌恶变得非常强烈，以致他找了各种借口来离开家。他被困在再次单身的想法和幻想中，他的内在批判者正在赢得这场战斗。弗兰克确信伴侣会像母亲一样对他的情绪感到厌恶。他几乎真的要逃跑了。他准备搬出去，就像他在前几段关系的短暂热恋期结束时开始疏远对方一样。

我们通过了很多次的面谈来处理这些让他回到最初遗弃经历的情绪闪回。他更深刻地理解到，沉默和保留是正在经历闪回的迹象。于是他决定在这些时刻重读并使用闪回管理的十三个步骤。

在我的鼓励和温和的推动下，他比以往任何时候都更深刻地哀悼了自己最初的被遗弃经历。他一次又一次地对抗着内在批判者，不让它把母亲的影子投射到伴侣身上。

同时，我鼓励弗兰克更多地向伴侣展现脆弱，并在与我进行的角色扮演中加以练习。在所有这些治疗的鼓励下，他开始与伴侣谈论自己的CPTSD。她是一个心地善良的人，以同情和支持回应了他。这最终促使他表露了自己的情绪，他觉得展现脆弱的谈话使他感到更加恐惧和羞耻。但令他感到释然的是，她不仅能与他共情，而且很感谢他向自己展现了脆弱。她告诉他，他的脆弱使她更有安全感去分享她自己更深层的脆弱。他告诉我这些进展时，流下了感恩的泪水，我也同情地眼含欣慰的泪水。

弗兰克在几个月后取得了疗愈过程中的最大成就，他终于鼓足勇气告诉伴侣自己在抑郁时的体验。这一突破进一步增强了他们的亲密感，他们的爱发展成为更有深度的亲密关系。只有当人们感到足够安全，可以无话不谈时，才能拥有这种亲密感。

随着弗兰克越来越善于展现脆弱，他成功与伴侣建立了不可替代的亲密关系，这种亲密关系来自相互同情。在接下来的一年里，他和未来将成为他妻子的女友成了彼此可以口头宣泄的可靠对象，弗兰克甚至不再需要我的治疗了。

赢得的安全型依恋

在治疗中，来访者若能学会在感到痛苦的同时进行交流，保持人际接触，那就能取得更大的收获。这会逐渐让他明白，无论他感受或体验到了什么，他都是能被接纳且有价值的。

随着幸存者更深刻地认识到闪回是对不健全童年的正常反应，他们的羞耻感就会开始消解，而这会缓解他们担心自己被别人视为有缺陷的人的恐惧。同时，他们也会减少在闪回时孤立自己或拒绝他人的习惯。

赢得的安全型依恋是一种近年才被认识到的健康依恋类别。许多依恋治疗师认为，有效的治疗可以帮助患者"赢得"至少一段真正的亲密关系。赢得的安全型依恋属于本书中所讨论的那种足够好且具有丰富亲密感的依恋。

———

我认为本章所论述的原则是构建赢得的安全型依恋的关键。良好的治疗可以成为一种亲密关系的范本，促使我们在行动上倾向于采用能建立亲密关系的行为，并加以练习。来访者与治疗师的联结可以成为一种**过渡性的赢得的安全型依恋**，而这会让来访者在治疗之外与他人也能建立赢得的安全型依恋。我曾多次在康复的来访者身上看到这种效果，同时我非常感恩地告诉大家，我自己的治疗最后也取得了这样的效果。

将患者从内在批判者手中拯救出来

在许多心理治疗团体（如戒酒团体、关系依赖症团体、酗酒者成年子女康复协会）中，"拯救"这个词及其所代表的内容已成为禁忌。"拯救"一词经常被非黑即白地使用，以致任何类型的积极帮助都被病态化。但我认为，帮助幸存者走出情绪闪回的深渊是一种必要的拯救。

实践健康拯救的关键在于对抗内在批判者。在我看来，当我把来访者从内在批判者（内化的父母）那里"拯救"出来的时候，我是在帮来访者满足童年时未被满足的被拯救需求。这是一个从没有人满足过的需求。这个孩子没能从伤害他的父亲（或母亲）那里被拯救出来，这意味着他的母亲（或父亲）亲戚、邻居或老师的可怕忽视，他们忽视了这个孩子被虐待至"枯萎"的迹象。

几十年的创伤治疗工作，使我的内心无法在别人遭到内在批判者攻击时保持沉默。在我看来，沉默就等同于默许。当来访者用内化的父母的声音虐待自己时，我无法静静地坐着而不进行干预。

由于我自己第一次接受长期精神分析治疗的经历非常失败，所以我更有动力去挑战来访者的内在批判者。我的"空白屏幕"式治疗师任由我不断用自我憎恨和自我厌恶来攻击自己，从未指出我可以而且应该挑战这种"反自我"的行为。加州大学旧金山分校的创伤专家哈维·佩斯金（Harvey Peskin）称这是对儿童创伤的失败见证。

我现在会大声挑战内在批判者的谎言和诽谤，并试图帮助来访者走出被内在批判者推入的恐惧和羞耻的深渊。

我花了一段时间才突破了早期训练灌输给我的关于"拯救"的不健康的内疚感。不过，现在的我有时仍会感到内疚，但这是因为我的退缩让内在批判者偶尔占据了上风，虐待了我的朋友或患者。这种内疚感实际上是健康的情绪智力，它来自我的同理心，是挑战内在批判者的正确判断。在这种时候，如果我不提醒对方注意他在用父母的霸凌伤害自己，我就会觉得自己是一个失职的人和治疗师。

许多成年人在孩子的成长过程中没有意识到自己在与孩子内化的批判性父母共谋，而值得庆幸的是，我不会再那样了。如果一个成年人在目睹孩子受到破坏性的批评时不提出抗议，他就成了沉默的帮凶。孩子会被迫认为蔑视是正常的、是可以接受的。而目睹这一切的成年人放弃了自己的社会责任，未能保护孩子不受父母虐待。

我指出幸存者父母的伤害行为其实是在唤醒他发展停滞的自我保护需求。我向他示范，他应该受到保护，而且他现在可以拒绝在心理层面效仿父母的虐待。这最终鼓励了大多数患者摆脱内在批判者，并削弱了将攻击性的父母内化为内在批判者的过程。

我还注意到，如果童年时有人帮助幸存者意识到遭受创伤不是他们的错，那么情况会大有不同。如果有一个成年见证者充分谴责幸存者所经历的伤害，大多数人就不会发展出如此严重的、自我毁灭性的内在批判者。通常这样的人物是父母温柔的那一方、开明的兄长或姐姐、亲戚、老师或和善的邻居。

而我自己的情况是，小时候祖母住在我家，我能感受到她对我的爱，但她未能使我明白，错的是我那刻薄愤怒的父母，而不是我。这样的情况持续了将近20年。现在回想起来，她的忽视让我相信自己活该受到虐待，并将父母的蔑视演变成了自我厌恶。

寻找治疗师

在寻找治疗师之前，请先阅读以下关于面试治疗师的建议。

与治疗师面谈的目的，是确认备选的治疗师是否接受过规范化训练，并且愿意在你描述的层面上开展治疗工作。如果可能的话，我建议至少与三位治疗师进行试谈，以确定他们的治疗取向是否与我之前描述的方法足够兼容。

一个合适的治疗师会非常乐意回答你关于他们治疗取向的问题，并通常愿意在安排会面之前与你在电话中大致交谈至少5分钟。如果治疗师以冷漠、批评或羞辱的方式回应你，我建议你立即把他从名单上划掉，接着寻找其他治疗师。

最后需要注意的是，虽然有许多治疗师有心理治疗的执业证书，但自己没有接受过治疗（或督导），而我的经验是，这类治疗师很少能指导来访者进行深度的CPTSD康复。我认为询问备选的治疗师自己是否接受过治疗（或督导）是合适的。我希望他至少能回答"接受过"，并且认为有帮助。最理想的情况是，治疗师愿意透露他们也曾处理过自己的原生家庭问题。

——

如果你居住的城市不算特别小，并且你坚持寻找，那么我想你找到一位"足够好"的治疗师的机会是很大的。祝你成功找到合适的治疗师。

寻找线上或线下支持团体

负担不起或找不到足够有帮助的心理治疗师也没关系，有许多类型的自助团体是免费的，而且也具有良好的治疗效果。此外，如果你正在接受治疗，参加相关的团体治疗活动可能也会加强你的疗愈效果。

找到一个足够安全的线上或线下团体的重要准则是：如果你发现有领导者或成员通过自恋的行为过度主导团体（如滔滔不绝的自言自语、用大量私人信息占据时间、用他人不需要的建议压迫他人或以任何方式羞辱他人），请离开并尝试寻找其他团体。

互助咨询

如果你找不到或负担不起一位"足够好"的治疗师，或想要补充现有的治疗（我和妻子就经常互相帮助），你可以寻找一位让你有安全感的、愿意与你合作的伙伴，一起发展互助咨询关系。

互助咨询的形式多种多样。我和妻子约定了一个简单的模式，用以建立安全和治愈的互助咨询关系。我们已经使用这种模式很多年了，并从中受益匪浅。在此之前，我也与两个好朋友尝试过互助咨询，并受益颇多。当然，请随意调整这个模式，以适应你们自己的共同需求和协议。以下模式可供参考。

• 每周见面，相互提供30 ~ 60分钟的咨询。

• 先由被咨询者谈论自己的所有困扰，咨询者除了积极倾听（Active Listening）外，不进行任何干预。

积极倾听有助于被咨询者进行充分的口头宣泄，它是基于一种无条件积极关注的态度。咨询者可以使用非直接、非侵入性的言语反馈，让被咨询者知道你在关注他。

积极倾听包括使用诸如"嗯""是"等回应，以及**镜像模仿**的方法。初级的镜像模仿是指重复对方所说的关键词或短语，让他们知道我们在专注地倾听。而进阶的镜像模仿是指用自己的话复述所听到的内容。不过，这只有在复述准确的情况下才有帮助。

• 最后，提出**开放式的问题**也是一种积极倾听的技巧，例如，"你能再进一步谈一谈吗？""还发生了什么？""你对此还有其他想法和感受吗?"这类问题可能非常有帮助。

　　开放式的问题与有指向性的问题截然相反,后者会限制或塑造被咨询者的回答方式。"你对此有什么想法或感觉?"比起"你对此感到不安吗?"能让人有更大的内在探索空间,因为后者可能会被认为是一种陈述,而不是一个问题,听起来像是你在告诉对方应该有什么感觉。

　　此外,不同的人需要不同程度的积极倾听。请以开放的心态给予并接受反馈,彼此了解需要多少积极倾听。

　　为了建立安全感和信任感,除了做到积极倾听外,咨询者还要承诺不提供建议、批评或任何形式的主动反馈。如果被咨询者渴望得到反馈,最好让他来决定反馈的时机、类型和数量。反馈最好的给予方式是由对方自由决定接受与否。

　　除非被咨询者有明确要求,否则不要给予任何反馈。被咨询者往往会明确说明所希望得到的反馈类型,或希望不要有任何反馈,例如,被咨询者可能会说:"我只想要口头宣泄一下我的关系问题,但除了积极倾听之外,我不希望得到任何反馈。"而在另一个时刻,被咨询者可能会说:"关于这件事我想得到一些反馈。我想知道我是否清楚地理解了老板的意思。"

　　当有了足够的感恩之心、运气、尊重、练习和同情心,咨询者和被咨询者最终会对彼此产生足够的信任,以致双方都同意改变模式,允许在咨询过程中的某些时刻自发地给予反馈。但双方不要急于达到这种程度,并且应该始终保留权利,要求对方在咨询中随时或就特定议题开启无反馈模式。比如,我和妻子可能会对对方说:"我今天只希望你积极倾听。我想自由倾诉,探索我心中的这种焦虑感,而不需要得到任何有关它的意见。"

最后，咨询双方必须对治疗进行保密，不向他人透露咨询面谈中所说的内容。

我还建议双方在开启互助咨询关系之前，了解第十六章的四号工具箱，以及前文所介绍的关系型疗愈的四个关键品质。

第十四章

原谅：从自己开始

本章内容改写自我于1991年11月发表在《康复》(*Recovering*)杂志上的一篇文章。我之所以写这篇文章，是因为震惊于来访者们受到"要原谅并忘记"这一观念的巨大压力。他们中的许多人会因此再度否认自己所承受的创伤，或将其"最小化"。于是，他们的内在批判者继而也再度诋毁他们是如此不宽容，而他们的疗愈之旅则戛然而止。

———

在疗愈社群和许多疗愈学说中，有很多具有羞辱性、危险性而且不准确的关于原谅的"指导"，它们教导人们必须做到彻底而永久的原谅才能康复。许多创伤性家庭的幸存者就被这种简单化的、非黑即白的建议伤害了。

不幸的是，有些人接受了这一建议，去原谅那些他们还没有充分哀悼的虐待行为、那些仍在发生的虐待行为，以及那些永远不该被原谅的令人发指的虐待行为，这些人往往会发现自己的疗愈工作毫无进展。

事实上，当人过早地在认知层面决定原谅时，通常就无法实现真正的原谅。因为过早的原谅是在模仿否认和"最小化"的防御机制，让人意识不到这是对未被处理的创伤的愤怒和痛苦。

真正的原谅

真正的原谅与过早的原谅全然不同。真正的原谅大多是有效哀悼的结果，如果不进行大量的情绪疗愈工作，再多的想法、再强的意图或信念都不能实现真正的原谅。另外，那些不相信原谅的信念系统有时会阻碍我们获得原谅的感觉，即便在这种感觉出现时也是如此。

关于原谅，最健康的认知态度可能是：一边进行大量的哀悼，一边允许原谅自然地出现。这种态度若要发挥出最佳的效果，必须符合一个条件：不强迫或假借原谅的感觉，来掩盖未被解决的伤害或愤怒。

同时，我们需要明白，某些虐待行为非常极端，对受害者造成了严重的伤害，因此根本不应得到原谅。例如：反社会行为、有意的残害，以及以多种形式寻找替罪羊的行为。

——

真实的原谅会在心里产生清晰的感觉，而且通常是同情的延展。虽然同情并不总是与原谅相同，但是同情通常产生与原谅相似的体验。当我们在充分哀悼了童年的损失之后，偶尔会思考那些导致父母忽视或虐待我们的情有可原之处，此时我们心中会产生与同情相似的原谅的感觉。

最常见的情有可原之处体现在以下两方面。

其一，我们的父母往往会盲目地复制他们自己被养育的方式，并用这样的方式养育我们；

其二，他们病态的养育方式往往受到他们那个时代的社会规范和价值观的影响。

然而需要再次强调的至关重要的一点是：在充分消除由父母的虐待和遗弃造成的创伤性影响之前，我们不要急于替他们辩解。

———

在考虑父母情有可原之处时，我们有时会"明白"父母在很大程度上也是受害者，因此我们可能会为他们感到难过。当这种对父母的同情变得足够深刻时，我们会理解他们的童年也和我们的一样糟糕和不公。这种对父母基于感受的理解有时会演变为对他们的原谅。

然而，这种对父母的原谅如果不是以自我同情为基础的，那么它就只是一种空洞的思维运动，甚至更糟的是，它可能会极大地阻碍疗愈所需的基本愤怒训练。

过早的原谅会使我们无法告诉自己的内在小孩，他有权利为父母无情的遗弃感到愤怒，还会阻止我们帮助内在小孩表达和释放那些旧时的愤怒情绪。

过早的原谅也会阻碍我们与自我保护本能的重新联结。幸存者可能永远不会知道，在必要的情况下，现在的自己可以利用愤怒来阻止当下的不公。

真正的原谅是一种感受，它和其他所有感觉一样，都是短暂的。原谅的感觉从来不是完整的，也不是永恒的，更不是一成不变的。

原谅是由人类感受的**动态性**决定的。我们的情绪体验是一个经常变化、无法选择且不可预测的心理过程，没有一种情绪状态可以永久持续。尽管这很可悲，尽管我们很想否认这一点，尽管这一直让我们感到沮丧，尽管我们受到外界的压力想要控制并选择自己的情绪，但动态性仍然是一种人性的必然，不以我们的意志为转移。

原谅是一种爱的感觉

原谅就像爱一样，是一种暂时的感觉体验。然而，当我们彻底宣泄出对过去的愤怒时，我们就更容易感受到原谅。当我们学会通过哀悼把自己带离被遗弃的闪回时，我们就会重新获得对世界的归属感和对世界的爱。随着我们的情绪弹性变得更成熟，失去的爱和原谅的感觉便会踏踏实实地回归，成为我们自主选择的价值观。

因此，当我偶尔感到被亲密的对象伤害时，我可能无法立即唤起对他们的爱或原谅，但我知道，只要经过充分的沟通和非虐待性的宣泄，我最终会重新欣赏他们。

———

我能原谅自己多少，就能原谅别人多少。我对别人的原谅之处，就是我自己以前感到的痛苦之处。多年来，我因自我憎恶而感到脆弱，但现在我爱它、接纳它，对待它像对待一只折翼的鸟。羞耻感和自我憎恶不是因我开始的，但我由衷地希望它们终结于此。我希望别人如何对待我，我就先如何对待自己。

———

卡罗尔·露丝·诺克斯（Carol Ruth Knox）写过一首诗来描述爱的感受，以及它与我们玩的捉迷藏游戏。

它来了又走，不是吗？
有时与人们有关，
与人们对待我们的方式有关，
而有时又与之无关；
有时
与月亮有关，
与个人财务有关，
与人生的问题有关，
与虚无有关，
与一切有关，
与季节、时间有关，
与我们所吃的食物有关，
与……

爱的艺术似乎不在于你爱与否（我们都以自己当下的方式去爱），

而在于你是否相信，爱的离开是有原因的，而且它会重新回来。

总是如此。

我们人类天生是爱的乐器。

（整个宇宙也是如此！）

当爱的风吹拂过我们时，

我们自然会唱起情歌。

而当没有爱的风吹来时，

虽然它让我们感到陌生

如同柳树，

爱已经到了一个空旷的地方，

再次吹满了它的风帆

它就会回来，

再一次吹过我们这些渴望已久的乐器。

我们在等待时应该做什么？

我们当然应该哭泣，

哭泣和爱一样可爱，

离开后会留下一个空洞。

我们要把爱记在心里，

当我们在疑问和怀疑中徘徊时，

我们要温柔地、慈悲地等待，

直到我们记住，

"爱总会回来。"

第十五章
阅读疗法与图书社群

阅读疗法是一个术语，它指的是一个非常真实的过程，即从你阅读的内容中得到积极的、治疗性的影响。如前所述，阅读疗法在效果最佳时也相当于一种关系型疗愈。它可以将你从常见的CPTSD感受（绝望的自我孤立和疏离）中解救出来。

阅读疗法在促进CPTSD的康复方面可以发挥巨大的作用。我经常发现，那些取得较大疗愈进展的来访者会通过阅读（自己选择书籍或由我推荐）来强化心理咨询治疗的效果。那些记录自己对所读内容的认知和情绪反应，并以此进一步强化阅读效果的人，他们的疗愈进展尤其明显。我认为，记录心境有助于建立新的大脑神经元回路——这是当我们有效地满足了自己发展停滞的童年需求时就会出现的情况。

阅读疗法对在危险的社会环境中长大的人特别有帮助，这样的环境中充斥着只会批评、恐吓和厌恶孩子的成年人。而对于那些在童年时缺乏成年人的安全支持和指导的人来说，阅读疗法同样有效。

在我接受了几年团体和个人治疗后，我才意识到，我的疗愈之旅实际上在我接受正式治疗前几十年就已经开始了，它始于我出于直觉进行的所有治疗性阅读和写作。我本能地被许多灵性和心理自助书籍吸引，并不自觉地在其中寻求帮助。

虽然当时没有真正读懂这些书，但我获得了许多宝贵的洞见，了解了如何改善对待自己和他人的方式。同样重要的是，我从潜意识中觉察到，世上有许多善良、安全、智慧和乐于助人的成年人，他们值得被信任，能给我许多智慧和友善的指导。

我记得第一次进入**图书社群**时的深刻情感体验。当时我在图书馆里不情愿地浏览诗歌区的图书，想找一本用来辅助完成高中英语作业的书。但是，我一直查找到 W 排也没找到让我有丝毫兴趣的书。这时，我看到了一本诗歌选集，书的封面上有一个看起来非常引人注目的老人，沃尔特·惠特曼！他史诗般的《自己之歌》(*Song of Myself*) 和《大路之歌》，让我激动不已，并改变了我的生活。他成了我的英雄，也是第一个我视为榜样的成年人，他教会了我一些有用并且重要的东西。他的思想成为我人生的支点，给了我一个充满希望的计划，让我知道当我最终脱离家庭时，我想要做什么。

渐渐地，我的图书社群中的作者们就像一群长者，我想象着自己如果遇到他们，他们一定会与我共情。最终，当这种意识到达某个临界点时，我迈出了巨大的一步：开始冒险接受心理治疗。我很幸运地找到了一位足够好的治疗师，她帮助我进行了单凭自己无法开展的疗愈。

下面列举了一些作者和他们的作品，这些作者对我的疗愈之旅特别有帮助。他们对我来说就像智慧的长辈，扮演了我原生家庭中缺失的角色。

推荐阅读

爱丽丝·米勒 《天才儿童的悲剧》	这是一本很好的书，能帮助人克服对创伤的否认，让人理解成长过程中糟糕抚育方式对孩子的深刻影响，对讨好类型的人非常有帮助。
朱莉·D.鲍登（Julie D. Bowden）、赫伯特·L.格拉维茨（Herbert L. Gravitz） 《康复指南》（Guide to Recovery）	这本书是一本非常出色简短有力的疗愈概述。它主要面向父母酗酒的人，但是对被父母伤害过的人也非常有帮助。如果你只想读一本书，那就读这本吧。
艾伦·巴斯（Ellen Bass），劳拉·戴维斯（Laura Davis） 《治愈的勇气》（The Courage to Heal）	这本书是关于如何从性虐待创伤中康复的经典之作。
杰克·康菲尔德（Jack Kornfield） 《踏上心灵幽径》（A Path with Heart）	这本书讲述了如何利用冥想来提升自我同情。
斯蒂芬·莱文 《生死之歌》	这是一本关于正念和完全的自我接纳的经典书籍。
苏·约翰逊（Sue Johnson） 《依恋与亲密关系》（Hold Me Tight）	这本书解答了现实中的夫妇如何利用情感脆弱面来发展真正的亲密关系和健康依恋的问题。
约翰·布雷萧 《治愈束缚你的羞耻感》	这是一本讲述如何从毒性羞耻感中疗愈以及在不健全家庭中成长的精彩书籍。
朱迪思·赫尔曼（Judith Herman） 《创伤与复原》（Trauma and Recovery）	赫尔曼在这本书中提出了"复杂性创伤后应激障碍"这一术语。该书的后半部分与疗愈更为相关。
苏珊·安德森（Susan Anderson） 《从遗弃到治愈的旅程》（The Journey from Abandonment to Healing）	这本书主要阐述从离婚伤痛中康复的方法，但与CPTSD的康复过程非常相关。

简·米德尔顿-莫兹（Jane Middelton-Moz）《创伤儿童》（Children of Trauma）	这是一本关于疗愈的很全面的优秀书籍。
贝弗莉·恩格尔《治愈你的情绪自我》	这是一本主张对内在批判者表达愤怒的书籍。
西奥多·I. 鲁宾（Theodore I. Rubin）《同情与自我厌恶》（Compassion and Self-Hoote）	本书是对自我同情的精彩呼吁。
苏珊·福沃德（Susan Forward）《纯真的背叛》（Betrayel of Innocence）	这是一本关于整体疗愈的优秀书籍。
拜伦·布朗（Byron Brown）《没有羞耻的灵魂》（Soul without Shame）	本书讲解了如何通过对内在批判者表达愤怒和进行正念来缩减内在批判者。
苏珊·沃恩《谈话治疗》（The Talking Cure）	本书用非常易于理解的语言阐述了神经科学成果和具有启迪性的治疗观点，介绍了心理治疗和关系型治疗是如何运作的。
托马斯·刘易斯、法拉利·阿米尼（Fari Amini）《爱在大脑深处》（A General Theory of Love）	本书用通俗易懂的语言，诗意而科学地论证了人类对爱和依恋的需要。
帕特里夏·勒沃（Patricia Love）《情感乱伦综合征》（The Emotional Incest Syndrome）	这是一本讲述关于从自恋型母亲的依赖性禁锢中得到治愈的好书。
罗宾·诺伍德（Robin Norwood）《爱得太多的女人》（Women Who Love Too Much）	这是关于关系依赖症的早期经典之作。
盖伊·汉德瑞克（Gay Hendricks）《学习如何爱自己》（Learning to Love Yourself）	这是一本关于学会自爱的优秀作品。

露西娅·卡帕基奥内（Lucia Capacc-hione） 《愿你被内在父母温暖相待》（*Recovery of Your Inner Child*）	这是一本关于日记疗法的好书。
谢里·胡伯（Cheri Huber） 《你没有错》（*There Is Nothing Wrong with You*）	这是一本关于克服羞耻感和培养自我同情心的好书。
克里斯蒂·安·罗森（Christine Ann Lawson） 《超越让你备受折磨的母女关系：理解边缘型母亲》（*Understanding The Borderline Mother*）	本书讲述了在被边缘型或自恋型母亲伤害后如何疗愈自己，深入探讨了五种不同的母亲类型。
埃兰·格伦布（Elan Golomb） 《困于镜中》（*Trapped in The Mirror*）	本书讲述了从自恋父母的伤害中恢复的方法。
约翰·戈特曼 《幸福的婚姻》（*The Seven Principles of Making Marriage Work*）	这是一本非常实用的婚姻指南，戈特曼博士在书中总结了使婚姻免于破裂的7个法则。

第十六章

自助工具

本章包含六个工具箱，每个工具箱中都有一套针对不同疗愈问题的工具。我至今仍然非常重视这些工具，并把它们视为我自己疗愈过程中不可或缺的辅助。我经常在来访者的疗愈之旅中适时地把这些工具列表发给他们，还会把它们分享给参加我课程的学生。我收到了大量的正向反馈，大家都认为这些工具对疗愈有很大的帮助。

我那些疗愈进展较快的朋友和来访者都会通过自助活动来进行补充治疗。有些人会把这些工具列表打印出来，随身携带或张贴在显眼的地方，直到牢记于心，这些人似乎在疗愈方面有了质的飞跃。

我希望你能够充分地使用这些工具，也希望你能像我所见的许多其他人一样，从中获得疗愈的支持。

———

下面是一首我在某面涂鸦墙上发现的诗。它的署名是"汉克"，也就是查尔斯·布考斯基（Charles Bukowski）的昵称。

你的人生就是你的人生，

不要让它陷入困境。

留心注意。

总会有出路。

某处，总会有一道光。

也许，它没有太多的光亮，但是

它足以打败黑暗。

留心注意。

诸神会给你许多机会。

了解它们，抓住它们。

你无法战胜死亡，但是

有时，你却能战胜生命中的绝望。

你越是不断尝试

就有越多的光明到来。

你的人生就是你的人生。

当你拥有，你才会明白。

你是如此了不起，

诸神也等待着

为你欢欣。

总结

总而言之，在处于以下情况时，就意味着你应当已经逐渐取得了疗愈进展，治愈了部分来自CPTSD的多重伤害：

1. 正念增加了，无意识的反应性4F行为减少了；

2. 内在批判者缩减了；

3. 大脑对自我更加友好；

4. 能够在哀悼童年的损伤的同时，培养情绪智力；

5. 身体放松，心理变得更加平和了；

6. 健康的自我（Ego）成长为了健康的自我意识；

7. 人生叙事中变得具有自我怜悯和自我肯定了；

8. 用情绪脆弱面建立起了真诚的亲密体验；

9. 获得了"足够好"的安全关系。

再次强调，康复不是一个"全或无"的状态，这条路并非一帆风顺。它是一个循序渐进的过程，体现为在上述方面不断获得成长，尤其是闪回频率、强度的降低和持续时间的减少。

——

我希望你很快就能看到第四章所描述的"黑暗中的曙光"。我希望你能感觉到自己的发展停滞问题正在得到解决。我希望你会注意到你对自己越来越友善，并为自己美丽的独特性而感到自豪。我希望你能如自己所需要的那样对自己忠诚，以感到自己安全地归属于这个世界。我还希望情绪智力的提高能给你带来至少一段亲密关系，让你可以从中不断发现安全且多维度的关系的益处。

一号工具箱：康复意图建议

这里列举了一些正常和安全的愿望和需求，它们是用来提升精神、心灵、情绪和身体能量的。请关注最吸引你的那些方面，跳过那些对你来说不合适或者你还没有准备好的方面。

1. 我想与自己建立一种更加持续的、充满爱和接纳的关系；我想增强自我接纳能力。

2. 我想学着做自己最好的朋友。

3. 我想在生活中建立基于爱、尊重、公平和相互支持的关系。

4. 我想实现完全的、不受约束的自我表达。

5. 我想尽可能保持身体健康。

6. 我想实现热情与平静的平衡。

7. 我想吸引有爱的朋友和社群。

8. 我想逐渐摆脱毒性羞耻感。

9. 我想摆脱不必要的恐惧。

10. 我想做有回报且充实的工作。

11. 我想要思想、精神、灵魂和身体获得充分的平静。

12. 我想提升玩乐和享受的能力。

13. 我想在生活中为欣赏美和自然留出足够的空间。

14. 我希望有足够的物质和金钱。

15. 我希望得到足够的帮助（来自自己或他人），以获得我需要的东西。

16. 我希望感受到来自大自然的爱、馈赠和祝福。

17. 我希望在工作、休息和娱乐之间取得平衡。

18. 我希望在稳定和变化之间取得平衡。

19. 我希望在有爱的互动和健康的自给自足之间取得平衡。

20. 我想要笑与泪平衡的、完整的情感表达。

21. 我想获得意义感和成就感。

22. 我想通过有效且非虐待性的方式来处理愤怒。

23. 我希望所有人都能获得这一切。

二号工具箱：公平与亲密的指导原则

1. 我有权受到尊重。

2. 我有权说不。

3. 我有权犯错。

4. 我有权拒绝不请自来的忠告或反馈。

5. 我有权为寻求改变而协商。

6. 我有权改变我的想法或计划。

7. 我有权改变我的状况或行动方案。

8. 我有权拥有自己的感受、信仰、观点、喜好等。

9. 我有权反抗讽刺、破坏性的批评或不公平的待遇。

10. 我有权感到愤怒，并以非虐待性的方式来表达愤怒。

11. 我有权拒绝为别人的问题承担责任。

12. 我有权拒绝为任何人的不良行为承担责任。

13. 我有权感到矛盾，并且偶尔表现得不一致。

14. 我有权玩耍、浪费时间，不总是追求高效。

15. 我有权偶尔像个孩子，表现得不成熟。

16. 我有权抱怨生活中的不公平和不公正。

17. 我有权偶尔在安全的前提下不理智。

18. 我有权寻求健康和相互支持的关系。

19. 我有权向朋友寻求适度的帮助和情感支持。

20. 我有权适度地抱怨和口头宣泄。

21. 我有权成长、进步和成功。

三号工具箱：针对内在批判者常见攻击的内在反击建议

内在批判者的攻击往往无法被自我意识察觉。我们必须学会识别它们，否则就会受它们的摆布，无法进一步缩减内在批判者。一旦我们学会识别内在批判者的攻击，简单的思维阻断或思维替换就能成为反击内在批判者的有力工具。

内在批判者的攻击分为两类。一类是**完美主义型**攻击，这种攻击由毒性耻辱感推波助澜，会导致长期的自我憎恶和自我鞭笞。第二类是**设想危害型**攻击，由恐惧推波助澜，导致长期的过度警觉和焦虑。

完美主义型攻击

1.完美主义

【思维纠正】我追求完美主义是为了在危险的家庭中获得安全和支持。完美是一种自我迫害的幻想。我现在不需要完美就能获得安全和爱。我会放弃那些要求我做到完美的关系。我有权犯错。犯错并不会使我成为一个"错误"。每个错误或意外都是一个机会，让我在未得到爱的方面练习爱自己。

2."全或无"和非黑即白思维

【思维纠正】我拒绝极端化或过于笼统的描述、判断或批评。一个意外的负面事件并不意味着我会永远失败。用"总是"或"从不"这类语言描述我通常都有失偏颇。

3.自我憎恨、自我厌恶和毒性羞耻感

【思维纠正】我会忠于自己，站在自己这一边。我是一个足够好的人。我拒绝谩骂自己。我会把羞耻感转变为责备和厌恶，回击给那些羞辱我正常情感和缺点的人。只要我没有伤害任何人，就要拒绝因正常的情绪反应（如愤怒、悲伤、恐惧和抑郁）而受羞辱。此外，我尤其拒绝因难以完全消除自我憎恨的习惯而攻击自己。

4.微观管理、担忧、执念、循环、过度忧虑未来

【思维纠正】我不会一遍遍地重复检查细节，不会直接下负面的结论，也不会无休止地怀疑自己。我无法改变过去，所以我原谅自己过去犯下的所有错误。我无法保证未来完全安全，所以我不再担忧未来可能会犯错。我不会试图控制无法控制的事情。我不会对自己或他人进行微观管理。我会以一种"足够好"的方式工作，并接受"努力未必总有成效"这一现实。

"请赐予我平静，去接受我无法改变的；给予我勇气，去改变我能改变的；赐予我智慧，分辨这两者的区别。"——尼布尔的祈祷文

5.与他人或自己最完美的时刻进行不公平或贬低性的比较

【思维纠正】我拒绝将自己与他人无端进行比较。我不会将"我的内在与他们的外在"进行比较。我不会因为自己没有一直处于最佳状态而批判自己。在这个迫使我们一直表现出快乐的社会中，我不会因为心情不好而对自己失望。

6.内疚

【思维纠正】感到内疚并不意味着我有过错。我拒绝出于内疚而做出决定和选择。有时我需要在感到内疚的同时依然照常行事。当我不可避免地无意伤害了某人时，我会道歉、做出补偿，并停止内疚。我不会一次又一次地道歉。我不再是一

个受害者。我不会接受不公平的指责。内疚有时是伪装的恐惧，请对自己说："我感到内疚和害怕，但我并没有错，也没有危险。"

7."应该"

【思维纠正】我会用"想要"这个词来代替"应该"，并且只在我觉得想要这样做时才遵循这一点，除非我有法律、伦理或道德上的义务。

8.精力过于旺盛、停不下来、工作狂

【思维纠正】人不是为了工作而存在的。我不需要永远保持高效。从长远来看，当我在工作与休闲娱乐之间实现平衡时，我的效率会更高。我不会试图一直保持全力工作的状态。我认为效率有高低波动是正常的。

9.对自己或他人进行苛刻评判、人身攻击

【思维纠正】我不会认同童年时的霸凌者和内在批判者，我不会让他们得逞。我拒绝攻击自己或虐待他人。应该受到批评和指责的是我那糟糕的父母，我不会把这些批评和指责转嫁给我自己或身边的人。

"我关爱自己。我越是孤独，越是没有朋友，越是没有支持，我就得越尊重我自己。"——《简·爱》

设想危害型攻击

10.极端化、灾难化、疑病症

【思维纠正】我虽然感到害怕，但身边其实并不存在危险。父母并没有要惩罚我。我不会把事情夸大。我拒绝用生活会每况愈下的设想来吓唬自己。我不会再自己构想恐怖电影场景和灾难片情节。我不会把每一次疼痛都想象成自己快要死了。我一切安好。

11.负面关注

【思维纠正】我不会再过度注意和纠结于自己的缺点或生活中可能出现的问题。我不会轻视或忽视自己的品性。现在我会关注、设想和列举自己的成就、才能和品质，以及珍视生活给予我的许多礼物，例如自然、音乐、电影、美食、色彩、朋友、宠物等。

12.时间紧迫感

【思维纠正】我没有危险，不需要赶时间。除非是真正紧急的情况，否则我不会着急。我正在学习享受以轻松的节奏进行日常活动。

13.让人失能的表现焦虑

【思维纠正】我会提醒自己不接受任何人不公正的批评或完美主义式的期望。我不会因为害怕批评或失败而拖延时间。

我不会让恐惧左右自己的决定。

14.总觉得自己要被攻击

【思维纠正】除非有明显的危险迹象，否则我将使用思维阻断，停止将过去的霸凌者或内在批判者投射到别人身上。生活中的大部分人都是平和友善的。如果被少数有敌意的人威胁，法律会保护我们。我会想起朋友的爱和支持。

四号工具箱：有爱地化解冲突

以下列举的是我多年来收集的技巧和观点，以帮助伴侣们尽可能有爱地化解冲突。我把这个工具列表分享给前来咨询的伴侣们，要求他们在家里花时间一起大声朗读，并尽可能多地对每一项进行讨论，看看是否能将其作为处理冲突的准则。

11年前，当我刚和妻子在一起时，我们在周末旅行中花了相当多的时间逐一讨论这些准则。我们提出了关于使用这些准则的担忧、热情、注意事项和保留意见。在随后的几年里，我们对使用方法进行了改进，并发展出了一种针对冲突的沟通方式，帮助我们保持亲密关系的健康和不断增进。

1.将不可避免的冲突正常化，并为其建立一个安全的讨论平台。尽可能多地讨论和同意这些指导准则中有用的部分。

2.目标是为了传达信息和协商改变，而非惩罚。惩罚会破坏信任。爱可以打开彼此的心灵。

3.想象一下如何表达不满才最容易让对方听得进去，并用这种方式表达。

4.在抱怨之前，先肯定对方的优点和你们之间的关系。

5.不要指责、挖苦和人身攻击。

6.不分析对方或读心。

7.不打断或阻碍对方发言。

8.要有对话性。进行短小精悍的陈述，让对方能够给予反应并转述关键点，确认自己的观点已被对方准确听取。

9.不剥夺对方在上述二号工具箱中所列的权利。

10.分歧往往不是对与错的问题：两个人都可能是对的，只是意见不同而已。能接受有时的"和而不同"。

11.避免说"你如何如何"，而要说"我如何如何"，表达出你在遭遇不公时的感受和体验。

12.用具体的行为，一次解决一个问题。问问自己什么让你最受伤，从而尝试找到最主要的不满。

13.坚持只讨论一个议题，直到两人都觉得自己的意见被充分听取。之后再轮流提出议题。

14.尽可能用有爱且平静的方式提出抱怨。

15.暂停。如果讨论变得激烈，任何一方都可以要求暂停

（1分钟到24小时），只要这一方能指定一个时间继续（具体见后文）。

16.及时、尽可能地释放不满，不将它们积压在心中。

17.对因没有及时探讨而累积的愤怒负责。

18.对因其他伤害而累积的不满负责（具体见后文）。

19.努力理解自己的不满多大程度上来自童年的虐待和忽视。

20.努力通过有效地识别、哀悼和追回童年的损失来促进疗愈。

21.不带有羞耻感地道歉，并尽可能地补偿。表明日后改正的意愿，解释自己的情有可原之处（但不是找借口），证明自己并不想伤害对方。

关于"暂停"（第15条）

关系破裂的两个最常见的原因是不可调和的分歧和不可弥补的伤害。如果伴侣双方知道如何明智地使用"暂停"，就可以在很多情况下避免伤害对方。

这一点尤其适用于战类型的幸存者，他们在闪回时很容易对外在批判者失去控制，说出破坏亲密关系的话。幸存者有必要学会识别过度反应的迹象，从而采取暂停措施，停止批判者们的疯狂伤害。

在闪回中所说的话可能会深深地伤害对方，并削弱对方内心的信任感。如果伴侣双方都同意，那么每当他们觉得自己的情绪被激发到无法带着爱进行交流，或者感受到对方在闪回中具有过度的攻击性时，他们中的任何一方都可以要求暂停，这样就可以避免不必要的对亲密关系的破坏。

暂停时间可以从1分钟到24小时不等，这取决于任何一方或双方需要多长时间才能实现足够好的闪回管理。若要达到最佳效果，要求暂停的人应指定暂停结束的时间，这样暂停就不会成为躲避问题的借口。

暂停也可以用来让自己独自释放累积的不满情绪。

关于移情（第18、19条）

在使用这个工具列表帮助伴侣们的时候，我注意到那些在解决冲突方面特别熟练的人，是那些精于第18、19条的人。这两条与学习如何处理移情有关。

对于创伤幸存者来说，移情往往是一种闪回，我们会对伴侣做出无意识的反应，好像他们就是我们童年时期糟糕的照料者一样。当这种情况发生时，我们会将大量未解决的童年痛苦转移到他们身上。

一个常见的例子是，伴侣中一方轻微且合理的抱怨会引发另一方剧烈的愤怒、恐惧或羞耻，这些情绪其实源自几十年来父母大量的拒绝和批评。另一个例子是，当一方没有说出另一方希望听到的话时，就会激起后者的痛苦，这种痛苦来自其父母几十年的冷漠与疏远。

我在治疗过程中见到的大多数冲突，其中90%是重新经历了过去的痛苦，10%是实际的当前的痛苦。哈维尔·亨德里克斯（Harville

Hendrix）的书籍《获得你想要的爱》（*Getting The Love You Want*）是一本很好的指南，可以帮助读者治愈童年创伤，解决生活中的冲突，同时增强亲密关系。

根据我的经验，在绝大多数成年人之间的冲突中，双方都对爱的联结的中断负有责任。真正有疗愈效果的冲突解决方案，通常需要双方承担起各自的责任并道歉。而更深层次的解决方案通常还需要幸存者为自己的移情而道歉。一个好的道歉大致是这样的："我很抱歉，我在表达不满时说了这么多指责你的话。虽然我认为我有理由不满，但我表达得太激烈了。我很抱歉，我与你说话的时候把你当成了我那总是拒绝我的母亲。"

五号工具箱：感恩

感激自己

以下表格是一项建立自尊的练习，幸存者最好能反复练习。试着为每个类别想出12个答案以抵制内在批判者的"全或无"思维。如果某个答案大致上是真实的，那就把它列出来。不过，不要在情绪闪回时做这项练习。请找一个你信任的人协助你完成这项练习。

成就

特点

善行

巅峰体验

人生中的享受

目标打算

好习惯

完成的工作

学习过的科目

克服过的困难

感恩的事

温暖的回忆

感激他人

以下表格是一项破解外在批判者的练习，拒绝笼统地把所有人都想象成伤害过我们的危险的照料者。以下表格的使用方法与上面的表格相同。

朋友（过去的和当下的）

有启发性的人

有启发性的作者

学生时代的朋友（无论现在是否还有联系）

朋友圈（过去的和当下的）

童年朋友（无论现在是否还有联系）

老师

陌生人的善意

宠物和动物

职场的朋友（过去的和当下的）

参与过的团体（过去的和当下的）

温暖的回忆

六号工具箱：CPTSD疗愈最基本的原则

作为本书的结尾，我将再一次列出CPTSD疗愈最基本的原则，即管理情绪闪回的13个实用步骤。请重读这些步骤，让它们深植于内心。试着体会一下，现在读到它们是否比在第八章中第一次读到它们时更能引起你的回响？

以下列举的13个实用步骤可以帮你管理情绪闪回。（在陷入情绪闪回时请专注于**加粗**部分）

1. 告诉自己："我正在经历闪回。" 闪回会把你带入一种超越时间的心理感受，使你重新感受到童年时的无助、无望与危险。这时你要提醒自己，你所经历的感受和体验只是过去的记忆，它们现在已经无法伤害你了。

2. 提醒自己："虽然感到害怕，但我身边没有危险。此时此刻我很安全。" 记住你现在很安全，已经远离了过去的危险。

3. 你需要，并且有权利设定界限。 提醒自己不必容忍他人的虐待。你可以自由地离开危险的环境，并抗议不公平的行为。

4. 安慰你的内在小孩。 你的内在小孩需要知道你是无条件地爱着他的，当他感到失落和恐惧时，可以寻求你的安慰和保护。

5. 破除"闪回无休无止"的观念。 你会在闪回中体验到童年时期的恐惧和遗弃感，会觉得永无宁日，根本想象不出一个更安全的未来。但是请记住，闪回总会过去的。

6.提醒自己现在已经拥有了成年人的身体，还有童年时不曾拥有的盟友、技能和资源，能够保护自己（感觉渺小和脆弱是闪回的迹象）。

7.慢慢回到身体里。恐惧会使你产生"上头"的忧虑、麻木和放空的感觉，你需要温和地重新回到自己的身体里。

①**柔和地引导身体放松**：感受身体的每一个主要肌肉群，柔和地使它们放松下来（紧张的肌肉会向大脑发送错误的危险信号）。

②**慢慢地深呼吸**：屏住呼吸也会向大脑传送危险信号。

③**放慢速度**：冲动与急躁会按下大脑的逃跑反应按钮。

④**找一个安全的地方放松并舒缓自己**：裹着毯子，抱着枕头或毛绒玩具，躺在床上或衣柜里，或者洗个澡，小憩一会。

⑤**感受身体中的恐惧，但不做出反应**：恐惧只是你身体中的一种能量。如果你不逃避它，它就无法伤害你。

8.抵制内在批判者极端化、灾难化的思维。

①**运用思维阻断**制止内在批判者，停止其无休止地夸大危险和试图控制不可控事情的行为。拒绝羞辱、仇恨或遗弃自己。把自我攻击的愤怒转化为对不公平的自我批判说"不"。

②**运用思维替换和思维纠正的方法**，记往自己的一系列优点和成就，用来替换消极思维。

9.允许自己哀悼。闪回是释放过去被压抑的恐惧、伤害和遗弃感的机会。请肯定并抚慰你内在小孩曾经的那些无助无望的感受。健康的哀悼可以把你的眼泪变成自我同情，把你的愤怒变成自我保护。

10. 培养安全的关系并寻求支持。想要独处时，可以给自己一些独处的时间，但不要因为羞耻感而孤立自己。感觉羞耻并不意味着你是可耻的。让你的亲密对象了解什么是闪回，并请他们通过交谈和分享感受来帮你度过闪回阶段。

11. 学会识别触发闪回的诱因。远离那些让你感到不安全的人、地方、活动，以及可能触发闪回的心理过程。如果诱因无法避免，可以通过练习这些管理闪回的步骤进行预防。

12. 弄清闪回的根源。闪回是一次机会，可以让你发现、验证和治愈你过往遭受的虐待或遗弃所带来的伤害。闪回也表明了你仍未充分满足自己的发展需求，并为你提供动力来满足这些需求。

13. 对缓慢的康复过程要有耐心。此刻你需要时间来代谢肾上腺素，之后也需要相当长的时间来逐渐减少闪回的强度、持续时间和次数。真正的康复是一个循序渐进的过程（往往是前进两步就又后退一步），而非一蹴而就的救赎幻想，所以不要因为出现闪回而自责。

致　谢

感谢我所有可爱的来访者们。在过去的30年中，他们勇敢地向我展露了自己的脆弱和真诚，我倍感荣幸。他们的故事表明，糟糕的养育方式是普遍存在的；而他们鼓舞人心的努力也证明，那些不良影响在很大程度上是能够被克服的。

我还要感谢在我网站上留言的人，他们宽容的反馈在很大程度上帮助我缓解了表现焦虑，让我有勇气写一本书，将我的文字置于更广泛公众的视野中。我曾担心我的文字会成为别人攻击我的武器，因为我童年时就常有这样的经历，而读者们盛情的支持帮我减少了这种恐惧。

感谢我的好朋友比尔·奥布莱恩（Bill O'Brien），他在本书英文版本的文字编辑润色方面给了我极大的帮助。

感谢在文献书目中列出的以及那些没有列出的作者，他们的理念启发了我，帮助我写出了这本书。

感谢那些在疗愈过程中与我互相慰藉的朋友们，我们在疗愈的旅程中给予了彼此巨大的帮助。

参考文献

Abrams, Jeremiah (ed). Reclaiming The Inner Child, Los Angeles: Jeremy P. Tarcher, Inc., 1990.

Anderson, Susan. The Journey from Abandonment to Healing, New York: Berkley Books, 2000.

Bach, George and Goldberg, Herb. Creative Aggression, New York: Avon, 1975.

Bass, E.& Davis, L. The Courage to Heal, New York: Harper&Row, 1988.

Beaver, Daniel. Beyond The Marriage Fantasy, New York: Harper & Row, 1982.

Bender, Sheila. Love from The Coastal Route, Seattle: Puckabush Press, 1991.

Bettelheim, Bruno. A Good Enough Parent, New York: A. Knopf, 1987.

Boon, Suzette. Coping with Trauma-related Dissociation, New York: W. W. Norton, 2011.

Bradshaw, John. Healing The Shame That Binds You, Deerfield Beach, Florida: Health Communications, Inc., 1988.

_____. Bradshaw On: The Family, Deerfield Beach, Fla: Health Communications, 1988.

Branden, Nathaniel. How to Raise Your Self-Esteem, New York: Bantam, 1987.

Briggs, Dorothy Corkville. Your Child's Self-Esteem, New York: Dolphin, 1975.

Brooks, C. The Secret Everyone Knows, San Diego: Kroc Foundation, 1980.

Brown, Brene. The Gifts of Imperfection, Minnesota: Hazelden, 2010.

Brown, Byron. Soul without Shame, Boston: Shambala, 1999.

Cameron, Julia. The Artist's Way, New York: Putnam's, 1992.

Campbell, Susan. The Couple's Journey, San Luis Obispo, California: Impact Publishers, 1981.

Covitz, Joel. Emotional Child Abuse: The Family Curse, Boston: Sigo Press, 1986.

Engel, Beverly. Healing Your Emotional Self, New Jersey: Wiley, 2006.

Faber, Adelle and Mazlish, Elaine. How to Talk So Kids Will Listen & Listen So Kids Will Talk, New York: Rawson, Wade Publishers, 1980.

Forward, Susan. Betrayal of Innocence, New York: Penguin, 1970.

Frey, William H., II, Ph.D., Crying: The Mystery of Tears, New York: Harper & Row, 1987.

Fromm, Erich. The Art of Loving, New York: Bantam, 1962.

Fromm-Reichmann, F. Principles of Intensive Psychotherapy, Chicago: University of Chicago Press, 1950.

Glendenning, Chellis. My Name Is Chellis & I'm Recovering from Western Civilization, Boston: Shambala, 1994

Golomb, Elan. Trapped in The Mirror, New York: Quill, 1992

Gottman, John. The Seven Principles of Making Marriage Work, New York: Three Rivers Press, 1999.

Gravitz, Herbert and Bowden, Julie. Recovery: A Guide for Adult Children of Alcoholics, New York: Simon & Schuster, 1985.

Guntrip, H. Psychoanalytic Theory, Therapy, and The Self, New York: Basic Books, 1971.

Hazelden. Hazelden's Meditations, San Francisco: Hazelden, 1985.

Hazelton, Lesley. The Right to Feel Bad, Garden City, New York: The Dial Press, 1984

Hendrix, Gay. Learning to Love Yourself, New York: Prentice Hall Press, 1987.

Herman, Judith. Trauma and Recovery, New York: Basic Books,1997.

Hoffman, Bob. Getting Divorced from Mother & Dad, New York: E.P. Dutton, 1976.

Huber, Cheri. There Is Nothing Wrong with You, Chicago: Keep It Simple Books, 2000.

Jeffers, Susan. Feel The Fear and Do It Anyway, San Diego: Harcourt Brace Jovanovich, 1987.

Jung, Carl. Memories, Dreams, and Reflections, Edited by Aniela Jaffe. New York: Random House, 1961.

Kabat–Zinn, Jon. Mindfulness for Beginners, Boulder: Sounds True, 2012.

Kalsched, Donald. The Inner World of Trauma, New York: Routledge, 1999.

Katherine, Anne. Where to Draw The Line, New York: Simon & Schuster, 2000.

Kopp, Sheldon. If You Meet The Buddha On The Road, Kill Him, New York: Bantam, 1981.

Kornfield, Jack. A Path with Heart, New York: Bantam, 1993.

Kubler–Ross, Elizabeth. On Death and Dying, London: Collier–Macmillan, 1969.

Laing, R. D. The Voice of Experience, New York: Pantheon Books, 1982.

Lawson, Christine. Understanding The Borderline Mother, Oxford: Jason Aronson, 2000.

Leech, Peter and Singer, Zeva. Acknowledgement: Opening to The Grief of Unacceptable Loss, Missoula, Montana: Zeva Singer, 1988.

Levine, Stephen. Who Dies, Garden City, New York: Anchor Press, 1982.

_____. Meetings at The Edge, Garden City, New York: Anchor Press, 1984.

Lewis, T., Amini, F., Lannon, R. A General Theory of Love, New York: Vintage, 2000.

Love, Patricia. The Emotional Incest Syndrome, New York: Bantam, 1990.

Lowen, Alexander. Bioenergetics, New York: Coward, McCann, 1970.

Marris, Peter. Loss and Change, Garden City, New York: Anchor, 1975.

May, Rollo. Love and Will, New York: W.W. Norton, 1969.

McClelland, W. Robert. God Our Loving Enemy, Nashville: Abingdon, 1982

Meade, Michael, Robert Bly and James Hillman. The Rag and Bone Shop of The Heart, New York: Harper, 1992.

Middleton-Moz, Jane. After The Tears: Reclaiming The Personal Losses of Childhood, Deerfield Beach, Florida: Health Communications, Inc., 1986.

Miller, Alice. For Your Own Good, Toronto: Collins Publishers, 1984.

_____. Thou Shalt Not Be Aware: Society's Betrayal of The Child, New York: Farrar, Strauss, & Giroux, 1984.

_____. The Drama of The Gifted Child (Original Title Prisoners of Childhood) , New York: Basic Books, 1981.

Mitchell, Stephen. The Enlightened Heart, New York: Harper, 1989.

Missildine, W. Hugh. Your Inner Child of The Past, New York: Simon and Schuster, 1963.

Monroe, Herbie. Wisdoms of a Dog Scholar, Sydney: Unpublished, 1982.

Moore, Thomas. Care of The Soul, New York: Harper Collins, 1992.

Norwood, Robin. Women Who Love Too Much, New York: Pocket Books, 1985.

Peck, M. Scott. The Road Less Traveled, New York: Simon and Schuster, Touchstone, 1978.

Real, Terrence. I Don't Want to Talk About It, New York: Fireside, 1997.

Roth, Geneen. Breaking Free of Compulsive Eating, London: Grafton, 1986.

Roth, S. Psychotherapy: The Art of Wooing Nature, Northvale, New Jersey: Jason Aronson, 1987.

Rubin, Theodore. Compassion and Self-Hate, New York: Macmillan, Collier, 1975.

_____. The Angry Book, New York: Macmillan, Collier, 1976.

Rubin, Theodore. Compassion & Self-Hate, New York: Ballantine, 1975.

Satir, Virginia. Conjoint Family Therapy, Palo Alto, California: Science and Behavior Books, 1983.

Schatzman, M. Soul Murder: Persecution in The Family, New York: Jason Aronson, 1973.

Schaef, Anne Wilson. When Society Becomes An Addict, San Francisco: Harper & Row, 1987.

Schutz, Will. Profound Simplicity, New York: Bantam, 1979.

Semrad, E. Semrad, The Heart of A Therapist, ed. S. Rako and H. Mazer. New York: Jason Aronson, 1980.

Shain, M. Hearts That We Broke A Long Time Ago, New York: Bantam, 1982.

Smalley, Stuart. I'm Good Enough, I'm Smart Enough, and Doggone It, People Like Me, New York: Dell, 1992.

Smith, Manuel. When I Say No, I Feel Guilty, New York: Bantam, 1975.

Short, Susanne. "Understanding Our Childhood: The Hidden Secret." Psychological Perspectives, Fall, 1989.

Stein, Robert M. Incest and Human Love: The Betrayal of The Soul, Dallas: Spring Publications, 1973.

Stone, Hal and Sidra. Embracing Your Inner Critic, San Francisco: Harper, 1991.

Vachss, Andrew. "You Carry The Cure in Your Heart", Parade, Aug. 28, 1994.

Viorst, Judith. Necessary Losses, New York: Fawcett Gold Medal, 1986.

Walker, Alice. Her Blue Body Everything We Know, New York: Harcourt Brace Jovanovich, 1991.

Walker, Pete. The Tao of Fully Feeling, Lafayette, California: Azure Coyote, 1995.

Walker, Pete. The Tao of Existential–Transpersonal Psychology, Oakland: Unpublished Thesis, 1985.

Watts, Alan. In My Own Way, New York: Random House, 1972.

Whitman, Walt. Leaves of Grass, New York: Signet, 1958.

Woodman, Marion. The Pregnant Virgin: A Process of Psychological Transformation, Toronto: Inner City Books, 1985.

Yalom, Irvin. Existential Psychotherapy, New York: Basic Books, 1980.